뇌의 탄생

A Brain Is Born

뇌의 탄생

초판1쇄 발행 | 2007. 4. 15.
초판1쇄 인쇄 | 2007. 4. 20.
지은이 | 존 어플레저
옮긴이 | 김선애
펴낸이 | 오웅근
펴낸곳 | 지문사
등록번호 | 제 2-201호(1980. 1. 9)
주소 | 서울시 마포구 신수동 448-6
전화 | (02)715-2305 · 8304
팩스 | (02)718-9387

책값은 뒤표지에 있습니다.
ISBN 978-89-7211-378-2 03510

뇌의 탄생

— 중추신경계의 탄생과 성장에 관한 탐구

존 어플레저 지음 | 김선애 옮김

지 문 사

자연과 그녀의 천재성에 바친다

| 저자 어플레저 박사의 서문 |

《뇌의 탄생》은 1970년대 후반, 내가 미시간 주립대학에서 뇌기능장애아들을 위한 병원을 개설하면서 시작된 책이다. 병원 초창기에 발견한 사실은 어린 환자들의 부모님들이 문제의 본질을 이해하지 못해 필요 이상으로 정신적 고통에 시달린다는 것이었다. 문제의 본질을 이해하지 못하는 부모들은 대부분 혹시 자신들의 잘못으로 인해 아이에게 문제가 생긴 것은 아닌가 하면서 죄책감에 시달리게 된다. 이러한 부모들에게 아이에게 무슨 일이 일어났는지를 설명하기 위해 우리들은 몇 시간씩을 할애하고는 했다. 그 후에 앤 브룩스 수녀(현 정골 의사)와 내가 46쪽짜리 《당신 아이의 뇌》라고 명명된 책자를 쓰게 되었다.

대학을 떠나 플로리다로 돌아와 개업했을 때, 환자의 범위가 아이들에게서 전체 연령대의 두뇌와 척수기능장애 환자들에게로 확대되었다. 뇌기능장애와 그 원인, 대처법들의 더욱 정확하고 세부적인 이해가 필요해졌다. 부모와 다른 가까운 사람들의 죄책감 역시 더욱 명확해졌다. 이 죄책감을 해결할 방도 역시 더욱 명백해졌다. 친지들의 죄책감을 덜어주기 위해서는 이 환자들의 뇌와 척수에서 어떤 일이 일어났는지 일어나지 않았는지를 설명해 줄 필요가 있었다.

1993년에 나는 《뇌의 탄생》이라는 제목으로 자궁내에서의 뇌와 척수의 발달, 그리고 출생 후 이들의 역할을 주제로 한 비디오를 제작하게 되었다. 이 비디오는 현재 어플레저 기관을 통해 보급되고 있다. 이 비디오를 보면서 함께 볼 책이 있다면 이 비디오의 가치가 더욱 높아지리라는 것을 깨달았다. 이 정보들은 환자들의 부모, 친지, 보호자 그리고 치료사들 모두에게 도움을 줄 것이다.

그리하여 나는 이 '간단한' 책을 쓰기 시작했다. 그리고 2년 후 당신이 지금 들고 있는 이 《뇌의 탄생》이 태어났다. 유전학, 발생학, 신경학은 물론 신경생리학, 생물물리학 등의 연구는 활발히 이루어지고 있다. 비디오에 딸린 간단한 지침서로 시작한 이 책이 2년이 걸리는 작업으로 변했다. 《뇌의 탄생》은 사랑의 결과물이다. 1995년대 중반으로서는 최신의 지식을 소장하고 있다. 이 책은 여러 분야를 넘나들고 있으며 '당신의 내부의사' (국내번역 《인체와의 대화(-김선애 옮김/지문사)》) 발간 이후 일반 대중들도 이해할 수 있고, 보건과학에 종사하는 사람들에게도 도움이 될만한 내용을 담고 있다.

이 책은 뇌와 척수 장애에 대한 잘못된 관념을 바로잡으려 한 노력의 열매이다. 이 책의 목표는 관심있는 사람들에게 뇌와 척수장애의 문제를 상식선에서 이해시키고, 그에 따른 죄책감을 벗어 던질 수 있게 도와주는 일이다.

이 책을 읽으면서 즐거움과 읽을 만한 책이었다고 느끼기를 바란다.

존 어플레저

| 의학박사 제임스 고든의 서문 |

의학의 본질은 균형이다. 의학의 역할은 전체성(wholeness)을 재정립하고 비정상적으로 작동하는 부분을 다시 전체와 조화를 이루도록 도와주는 일이다. 의학의 경지에 이르려면 기술과 예술, 과학과 창조적 직관이 균형을 이루어야 한다. 위대하고 천재적인 의사들은 언제나 이것을 이해하고 있다.

저자인 존 어플레저 박사는 이 사실을 알고 실천한다. 존은 다른 정골의사들과 마찬가지로, 임상의사로서 손을 이용해 몸의 조직을 연구하기 시작했다. 그는 미시간 주립대학의 생체역학 교수이자 연구원이 되었다. 그는 두개천골계의 해부학과 생리학을 연구하고 뇌척수액의 이동과 생성, 저장, 흡수하는 세포조직을 연구했다. 그의 연구 결과는 그를 다시금 사고와 질병으로 고생하는 환자들과 함께 일하게 만들었다. 그 후 그는 환자들의 몸을 연구한 결과로 몸, 정신, 감정과 영혼의 연결고리를 찾아내게 된다. 그는 두개천골 치료법과 해소법을 개발하여 환자들의 기억을 되찾는 것과 경직된 근육, 제한된 뇌신경 기능장애를 해소하는 데 도움을 주었다. 환자들에게 몸과 정신과 영혼의 균형을 찾아준 것이다.

《뇌의 탄생》은 존이 이룬 업적의 일부분이다. 환자들을 도와주려는 노력이자, 전문가들의 지식과 도움을 청하러 오는 사람들의 불안감을 해소해 주려는 것이다. 그는 이 책이 뇌기능장애 개선과 중추신경계에 이상이 있는 자녀를 둔 부모들을 위한 안내서가 되기를 원했다. 이 책은 발생학의 복잡한 과정과 두뇌 발달의 복잡한 해부도를 대중에게 알리기 위한 노력이다. 또한 이 책은 부모와 치료사들이 왜 가끔 자신이 실수를 하는지, 그리고 어째서 특정한 아이들에게만 영향이 끼치는가를 이해하는 데 도움을 주는 책이다. 또한 두개천골 치료사가 뒤틀린 자연이 다시 균형을 이루도록 복원하고 찾아내어야 할 창조적인 지식의 지도인 것이다.

이 책은 쉬운 책이 아니다. 뇌가 발달하는 과정은 복잡하다. 하지만 존은 이 과정을 최대한 쉽게 설명해 놓았다. 삽화들도 잘 되어 있고 쉬운 문장들이 글의 이해를 돕는다. 저자는 우리가 이 생명과학을 이해할 수 있을 것이라고 안심시켜 준다. 자연에 대한 약간의 신비도 가미되어 있다. 자연은 성장과 발육을 가능하게 하며 또한 기쁨이게 한다. 우리는 이 책을 읽으면서 과학이 치유의 기술에 도움을 줄 수 있다고 믿게 된다.

이 책은 의사, 치료사, 보통 사람들, 특히 부모들을 위한 책이다. 또한 이 책은 두개천골 치료법을 시술하는 사람들을 위한 책이기도 하며, 우리와 환자들의 성장과 발육에 대한 경외감을 잊어버린 사람들에게 생명의 탄생과 자연의 성스러움을 다시금 상기시켜 주는 책이다.

제임스 고든

| 샤론 와이젤피쉬 박사의 서문 |

존 어플레저의 보건의료, 테크닉, 프로토콜, 논문, 그리고 생체역학 연구원 특유의 철학들은 뇌신경 치료 분야의 기초이다. 그가 보건의료에 기여한 업적은 골병증, 물리치료, 작업요법, 신경계 재생, 지압과 치과학에 걸쳐 있다. 이 책은 국제적으로 뇌신경계를 공부하는 데 쓰인다. 예를 들면, 두개천골 치료법, 신경계 골병증, 천골-두개기술 외에 중추신경계를 자극하는 요법들을 수록하고 있다. 그의 기술은 오늘날의 의사들을 비롯해서 환자를 돌보는 모든 분야에 큰 영향을 끼치고 있다. 두개천골 치료법은 두통, 요통, 좌골신경통, 주관절 통증, 안면통증, 턱관절 통증 등, 여러 분야에서 어플레저 박사의 요법이, 완쾌를 위해 반드시 필요하다는 이해하에 사용되고 있다.

《뇌의 탄생》은 두뇌의 성장과 발달이라는 수수께끼에 대한 존 어플레저 박사만의 독특하고도 자세한 설명이, 독자들에게 인간 두뇌의 치유가능성을 일깨워 주고 있다.

과연 두뇌가 치유될 수 있을까? 이 책에 설명된 두뇌의 형성성이 신경계질환 환자들의 뇌를 복원시킬 수 있을까? 뇌졸중 환자, 정신적 충격을 받은 환자, 그리고 뇌성마비에 걸린 아이들이 두개천골 치료법과 다른 수기요법을 통해 나을 수 있을까? 대답은 '예' 이다. 이 사실이 널리 알려져 있을까? 저명한 신경과학자들은 동의한다. 두뇌는 치유될 수 있다. 뉴런의 재생은, 전 연령대에 걸쳐 가능하고 모든 환자들이 뉴런의 재생을 통해 보상과 대처보다 더 좋은 삶을 살아갈 수 있다.

그렇다면 우리는 10년 안에 신경계 재생 분야의 변화를 볼 수 있을 것인가? 그렇다! 존의 지식과 혜안, 이해하기 쉬운 설명들이 의사들을 새로운 영역으로 인도하고 있다. 특히 신경계 환자의 회복에 대한 존 박사의 기여는 그의 요법들이 사용되고 철학이 받아들여지고, 《뇌의 탄생》을 읽어가면서 더욱 명백해질 것이다.

나는 아직 독자들에게 두개천골 치료법의 결과에 대한 충분한 지식을 알려줄 수는 없지만 《뇌의 탄생》을 읽는 것이 우리 몸의 발생학적 성장중에 나타나는 무한한 가능성, 중추신경계의 성장과 발달 등을 알려줄 것이다. 이 무한한 가능성은 두뇌가 탄생하는 과정에 잘 드러나 있다. 당신의 환자, 가족, 친구들 그리고 의사이자 연구자인 당신까지 이러한 무한한 가능성을 가지고 있다.

내가 이 책을 읽었을 때만큼 독자들도 희열을 느끼기를 바란다. 이 책의 삽화를 통해서 당신은 21세기의 정보, 기술은 물론 이 치료법을 받을 당신의 환자들이나 신경계질환이 있는 소중한 사람들의 치료 결과를 미리 볼 수 있을 것이다.

신이시여, 저희에게 일생 동안 뜻을 이루게 해주소서. 존 어플레저 문하에서 함께 공부한 모두를 대표해 그의 업적에 감사드린다.

샤론 와이젤피쉬

| 신경학 박사 더글러스 울프의 서문 |

인간의 구조를 밝히는 것은 가장 천재적인 일 중의 하나이다. 젤리 한 방울로부터 우리는 복잡한 뇌의 회로를 연결하기 시작한다. 정교한 뇌신경 전달물질의 릴레이인 것이다. 정자와 난자가 만나 세포의 이동과 탄생, 그리고 성장의 청사진이 만들어진다.

그 모든 과정을 안에서 관찰함으로써 어플레저는 우리에게 다른 차원의 이해를 가능하게 한다. 두개천골계 관점에서 보는 것은 치료의 전략을 수립할 수 있게 해준다. 자연의 무한한 자원을 사용하여 잠재적인 문제를 중재할 수 있게 해준다.

예를 들면 수두증, 주의력 결핍 장애, 발작 등이 있다.

행동변화, 운동장애, 신경내분비장애 등의 복잡한 의학적인 현상을 목격하고 신경 해부학, 신경화학, 세포구축과 무의미한 감정, 에너지 등의 관계를 밝히려고 고찰해 본 사람들은 무한에 다가간 것을 느끼고 숙연해진다. 또한 이는 구조/기능의 관계를 느낄 수 있게 해준다.

발생학적인 성장을 따라가 보며 어플레저는 공통된 병에 이르는 여러 가지 병리를 보여주었다. 《뇌의 탄생》은 인간의 중추신경계의 모든 발달과정과 두개천골 치료법의 통합이다. 이 책이 전달하는 명확한 메시지는 자연이 제일 잘 안다는 사실이다.

이 생산적인 뇌신경계 치료분야의 연구에 동참하게 된 것은 큰 영광이다.

더글러스 울프

차례 Contents

제5장 | 중추신경계를 이루는 것들

제6장 | 신생아 검사

제7장 | 선천성 기형

제8장 | 삼위일체의 뇌 폴 맥린의 모델

제9장 | 전체는 부분의 합보다 크다

제10장 | 두뇌와 척수의 치료

1

사전에 알아야 할 지식

The Preliminaries

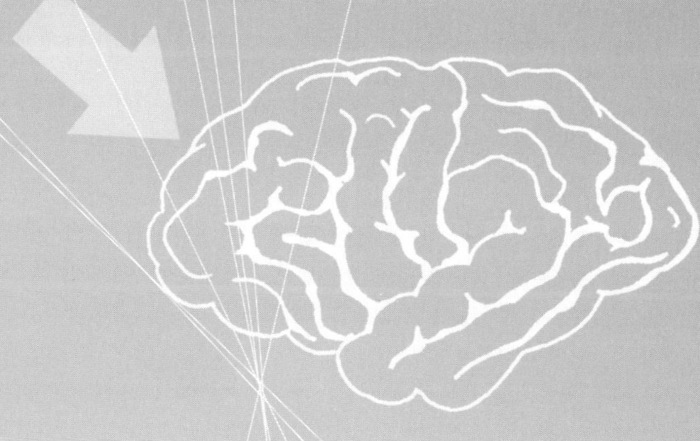

1_ 난자
The Ovum

난자는 성적 결합시(그림 1-1) 여성으로부터 공급된다. 남성은 정자를 공급한다. 성적 결합이 일어나려면 정자는 여러 가지 난관을 헤쳐나가야 하는데 먼저 정자는 난자를 찾아야 하고, 그 후 난자의 보호막을 뚫고 들어가 난자의 핵과 결합을 해야 한다. 수정이 이루어지는 순간

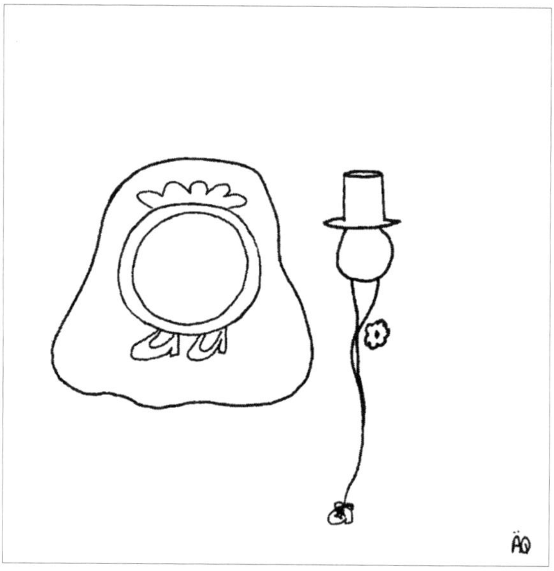

(그림 1-1) 난자와 정자의 결합

우리는 자연의 또 다른 기적을 볼 것이다.

잠시 난자에 대해 조금 더 살펴보자. 여성은 첫 월경 때 폐경까지의 평생 동안 배출할 난자를 모두 난소 조직 안에 가지고 있다. 이 난자들은 보통 한 달 간격으로 두 개의 난소에서 번갈아가며 배출된다. 한 난소가 두 달에 한번씩 난자를 배출하는 셈이다.

보통 난자의 지름은 0.14밀리미터이다. 난자는 투명하고 질긴 보호막 속에 싸여 있다. 이 보호막은 12미크론의 두께를 가진 투명대(그림 1-2)를 감싸고 있다. 난자 자체도 절구 모양의 핵과 그를 감싸고 있는 세포질로 되어 있다. 핵과 세포질내에는 눈에 보이는 구조가 있다.

난자의 핵은 핵막에 둘러싸여 있다. 또한 이 핵은 소기관, 핵소체, 염색질, 핵형질 등을 포함하고 있다.

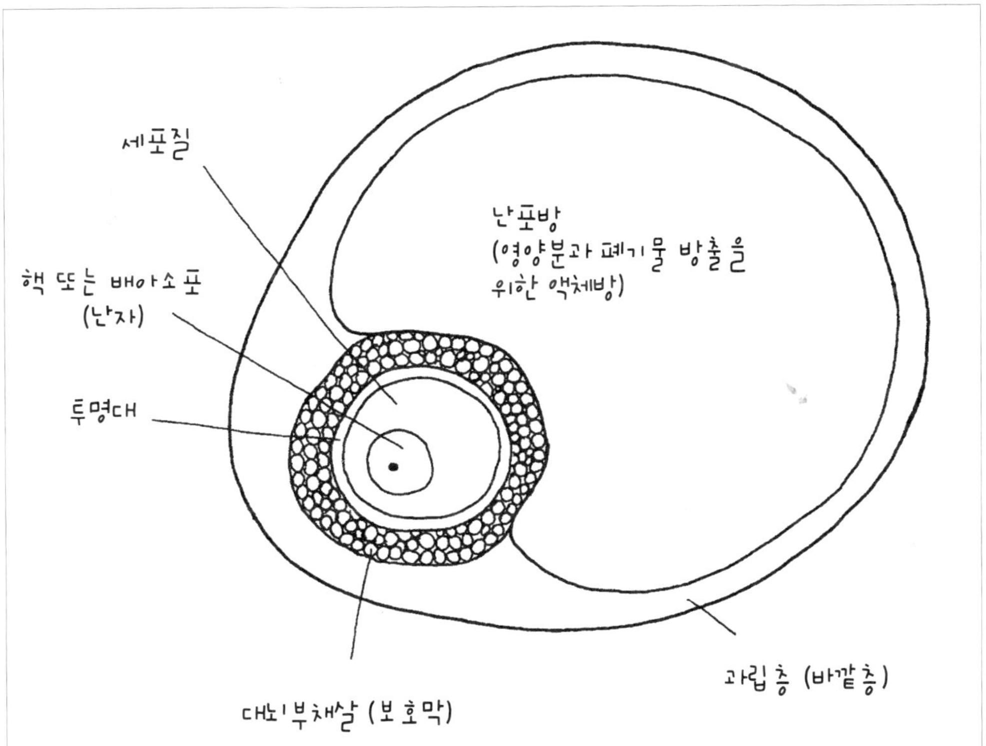

(그림 1-2) 성숙난포와 난자

이 그림은 월경 전에 난소 안의 난포를 보여주고 있다.
난자는 난포 속의 여러 가지 부분들로 잘 보호되고 있다소기관은 특정한 일을 수행하는 기관이다. 소기관들은 난자의 핵과 세포질 안에 위치해 있다. 소기관이란 사립체, 골지 복합체, 용해소체, 세포질그물, 리보솜, 중심소체 등 여러 가지 미세한 조직들을 포함하는 말이다(그림 1-3).

핵소체는 동그란 굴절반사소체이다. 굴절반사소체라 함은 빛의 진행방향이 핵에 의해 바뀐다는 뜻이다. 난자의 핵 안에 있는 핵소체는 RNA(리보핵산)가 만들어지는 곳이다. RNA는 생명에 꼭 필요한 단백질을 만드는 데 기여하는 복잡한 화합물이다.

염색질이란 염색체를 만드는 데 쓰이는 물질이다. 염색체는 DNA(디옥시리보핵산)를 가지고 있다. DNA는 이중나선형 구조로 유명해진 화합물이다. 이 DNA라는 물질이 부모로부터 자식에게 유전적 정보를 전달해 주는 역할을 한다.

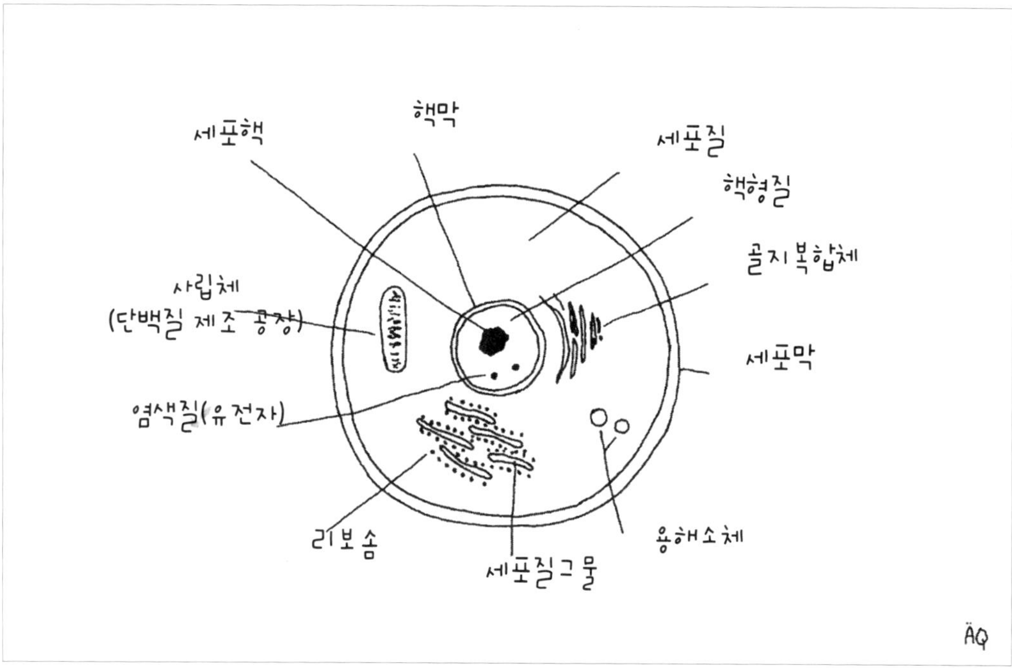

(그림 1-3) 세포 해부도

이 그림은 살아 있는 세포 안에 있는 미세한 조직들을 보여주고 있다.

어머니의 염색질은 수정 전에는 한 세트의 염색체를 가지고 있다. 이것을 단배수체 세트라고 한다. 아버지의 정자가 다른 단배수체 세트를 제공한다. 수정이 되는 순간에 어머니의 난자는 아버지의 단배수체를 받아 자신의 단배수체와 결합시켜 한 세트의 염색체를 만들어낸다. 이를 복배수체라고 한다. 복배수체 세트는 세포분열이 일어나기 위해 필수적이다. 생식에

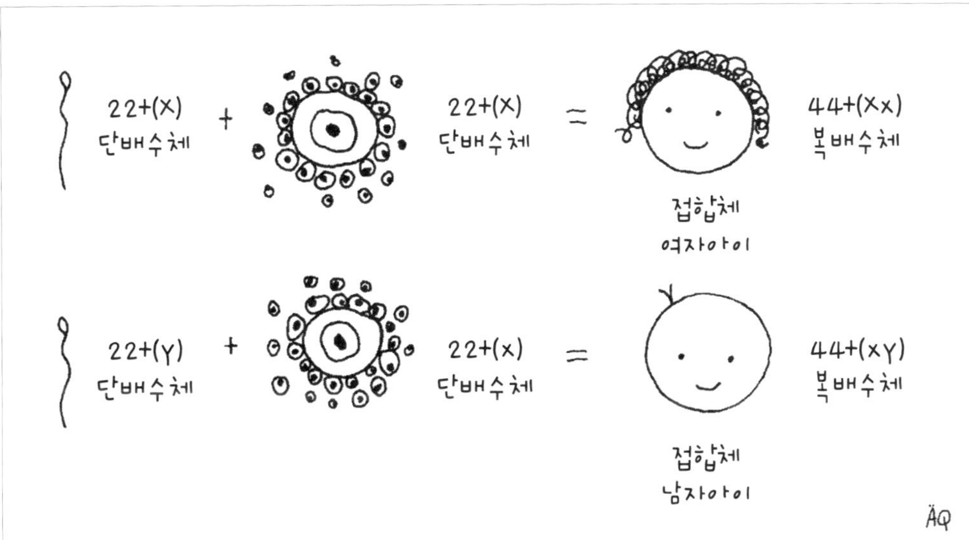

(그림 1-4) 염색체 통합

이 과정을 통해 아기의 성이 결정된다. 제어요소는 아직 밝혀지지 않았지만 Y 염색체가 하나일 때는 남자아이가 된다.

사용되지 않는 다른 모든 세포는 복배수체 염색체 세트를 가지고 있다(그림 1-4).

핵형질이란 원형질의 한 부분으로 세포핵 안에 존재한다. 세포질은 원형질의 또 다른 부분으로 세포핵 밖에서 발견된다. 원형질은 끈적끈적한 젤 같은 물질로서 생명에 필요한 빛을 투과시키는 역할을 한다.

난자의 세포질(난자핵 밖에 있는 원형질)은 세포중심, 사립체, 여러 가지 과립, 지방과립, 골지 복합체, 난황물질 등을 포함하고 있다.

세포중심은 특화된 농축 세포질로 두 개의 중심소체를 포함하고 있다. 중심소체는 세포분열에서 중요한 역할을 한다. 세포중심과 중심소체에 관해서는 나중에 더 자세하게 설명

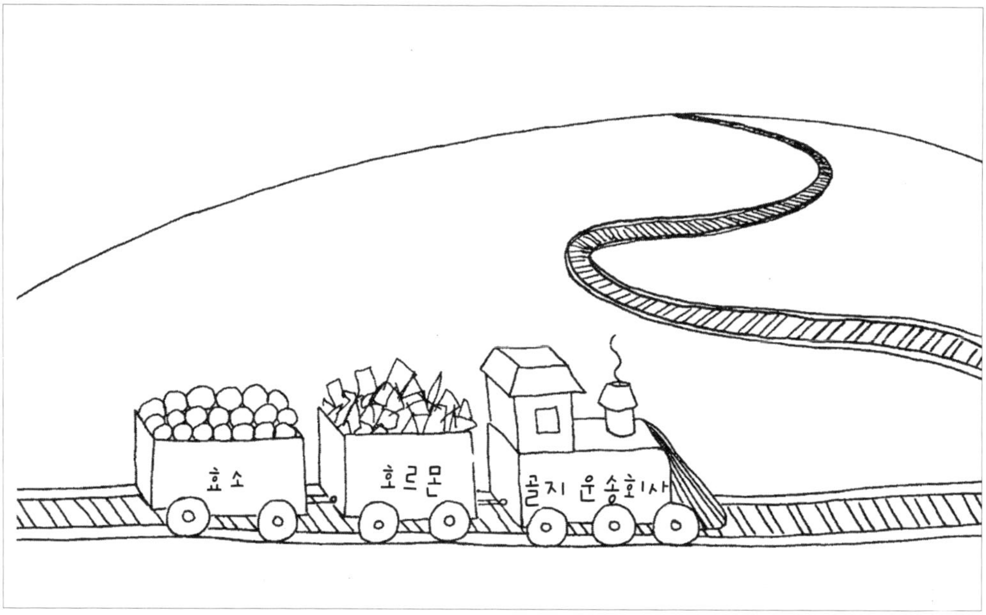

(그림 1-5) 골지복합체

골지복합체는 세포분열에 관여하는 효소와 호르몬의 운송을 담당하고 있다.

하겠다.

사립체란 동식물의 세포 내에서 산소가 필요한 대사를 하는 조직이다. 크렙스회로와 전자전달 사슬이 일어나는 곳이기도 하다. 난자 내의 과립들은 여러 가지 기능을 하는데 주로 난자의 대사에 필요한 여러 가지 물질을 배출하고 있다.

지방과립은 세포질 안에 위치하고 있다. 이 방울들은 대사시 연료로 쓰일 수도 있고 미지의 용도로 쓰일 수도 있다. 생화학이 발전할수록 지방분자들의 새로운 용도가 계속 밝혀지고 있으므로 세포내의 지방과립도 다른 용도가 충분히 있을 수 있다.

골지복합체는 세포질 내에 존재하는 수포와 막들로 이루어졌다. 이들 골지복합체들은 생화학적 물질인 효소나 호르몬을 저장하고 운송하는 기능을 한다. 골지복합체는 대부분 세포벽을 구축하는 데 사용되기도 한다. 난자의 경우에는 세포분열에 기여하는 것으로 추정된다(그림 1-5).

난황물질이란 세포질에 축적된 배아의 음식이다. 이는 주로 단백질과 지방으로 구성되어 있으며 탄수화물은 아주 약간이거나 존재하지 않는다(그림 1-6).

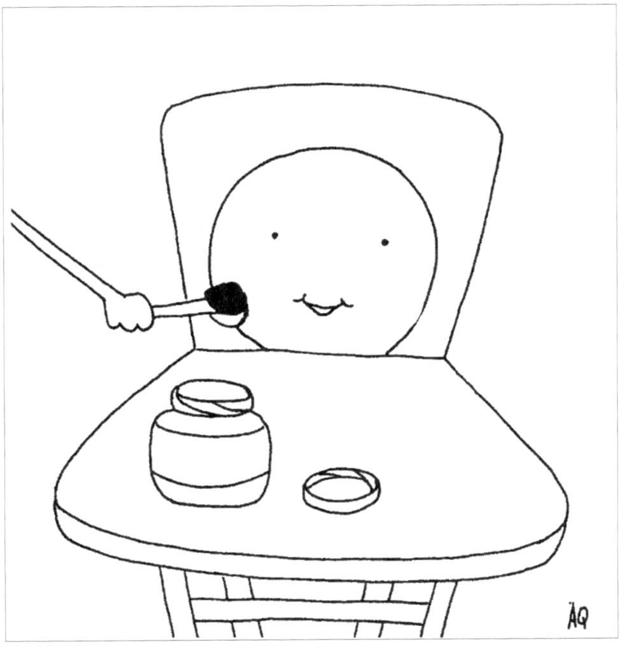

(그림 1-6) 배아

난황은 세포질에 저장되어 있다. 주로 단백질과 지방으로 이루어져 있으며 탄수화물은 별로 없다. 배아의 발달과정에서 영양분으로 쓰인다.

자궁관을 통해 나갈 준비가 끝난 난자는 난소 안의 포에 담겨 있다. 이 포의 지름은 대략 1센티미터이고 성숙난포라 불린다. 월경에 대해 살펴보고 배란에 대하여 논의하도록 하겠다.

2_ 월경 주기

The Menstrual Cycle

월경주기는 뇌하수체 전엽과 연결되어 있는 시상하부에서 시작된다. 시상하부의 무게는 두

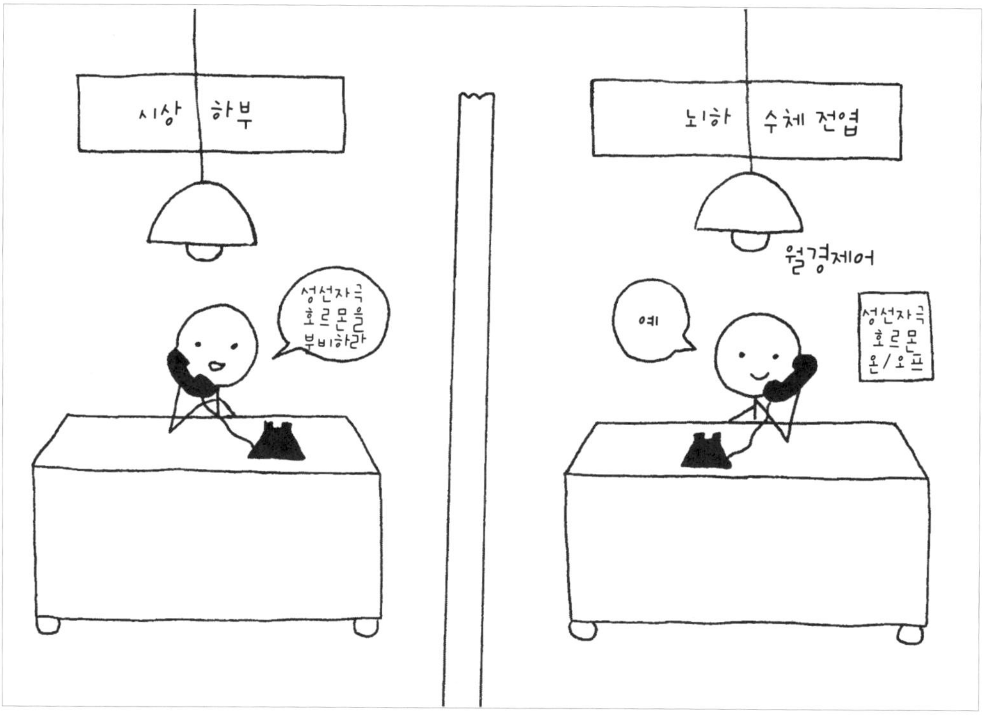

(그림 1-7) 월경제어 시스템

시상하부는 월경을 조정하는 가장 높은 기관이다. 시상하부는 뇌하수체 전엽과 신경자극과 호르몬을 통해 연결되어 있다.
이 연락망의 주된 역할을 하는 호르몬은 성선자극호르몬이다.
그 후 연락을 받은 뇌하수체 전엽이 난소와 자궁에 언제 무엇을 할지 알려준다.

뇌 전체 무게의 300분의 1밖에 안 되는 작은 부분이다. 이렇게 작은 부분치고는 시상하부는 놀라울 정도로 많은 역할을 수행한다. 시상하부는 눈썹이 만나는 곳(미간)에서 머릿속으로 2.5~3인치 정도 들어간 곳인 뇌하수체 전엽 위에 위치해 있다.

시상하부는 뇌하수체 전엽과 연결되어 있는 독자적인 연락망을 가지고 있다. 이 연결망은 신경관과 혈액공급 시스템 두 가지로 이루어져 있다. 이 시스템을 통해 시상하부는 뇌하수체 전엽에게 언제 월경을 시작할 것인지 말해 준다(그림 1-7).

현재로서는 시상하부가 정확히 어떠한 과정으로 여성의 첫 월경에 관여하는지 알려져 있지 않다. 그러나 시상하부는 배고픔, 포만감, 공격적 성향, 쾌락 등 여러 가지 감정을 관장하고

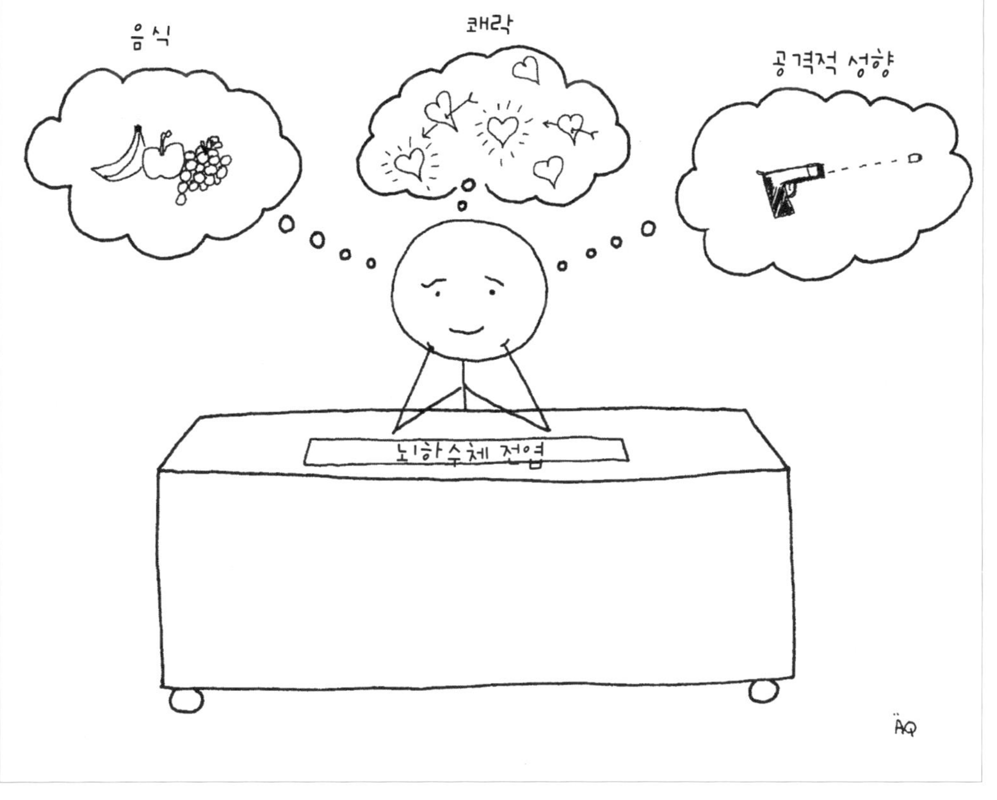

(그림 1-8) 뇌하수체의 기능들

뇌하수체 전엽은 작지만 여러 가지 강력한 기능들을 가지고 있다. 이것은 식욕, 쾌락, 공격적 성향 등 거의 모든 감정을 지배한다.

있다(그림 1-8). 그러므로 감정적인 상태가 첫 월경을 시작하게 한다는 설도 일리가 있어 보인다. 또한 시상하부는 몸의 얼마만큼이 지방인지를 정확히 알고 있는 듯하다. 몸의 지방 함량이 어느 정도를 넘어서면 시상하부는 첫 월경을 시작하라는 메시지를 보낸다.

1971년에 앤드류 쉘리는, 시상하부가 뇌하수체 전엽과 특화된 핏줄 연락망을 통해 호르몬을 분비하고 그 호르몬이 각 월경을 시작하는 것을 밝혀냈다. 이 호르몬은 성선분비호르몬(gonadotropic releasing hormone, GRH)이라 명명되었다. 남성과 여성 모두 뇌하수체 전엽에서 이 호르몬을 분비하는데 여성은 두 개의 난소를, 남성은 두 개의 고환을 활성화시킨다. 쉘리는 1977년도에 이 분야의 업적으로 노벨상을 수상했다.

여성의 뇌하수체 전엽은 성선분비호르몬에 반응하여 두 가지의 호르몬을 난소와 연결된 혈관으로 배출한다. 이 두 가지 호르몬은 난포자극호르몬(FSH)과 황체형성호르몬(LIT)이다.

난포자극호르몬이 난소에 도달하면 하나의 난자 주위에 난포를 형성한다. 첫 월경 때 여자는 평생 배출할 난자를 모두 소장하고 있다는 것을 기억해 보라. 이 중의 하나가 난포자극호

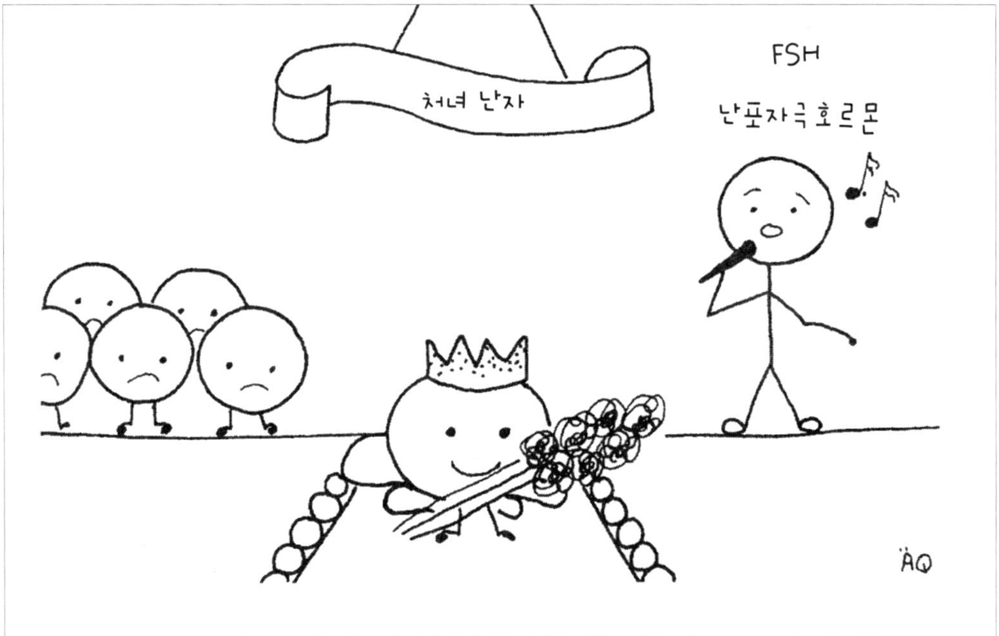

(그림 1-9) 난자 선택

월경 때에 어떤 난자가 어떠한 방식으로 선택되는지는 알려져 있지 않으나 이 선택은 이루어진다. 첫 월경 전에 여성이 평생 배출할 난자가 모두 난소 내에 존재한다. 가끔씩 두 개 이상의 난자가 한꺼번에 배출되기도 하는데 이는 다산으로 이어진다.

르몬의 영향을 받아 주변에 난포를 생성한다. 이 선택이 어떻게 이루어지는지는 아직 밝혀지지 않았다. 그러나 나는 자연이 하는 일은 모두 목적과 방법이 있다고 믿는다. 따라서 이 난자가 마구잡이로 선택되었다고는 믿지 않는다(그림 1-9).

난포가 생성된 후에 에스트로겐이 생성된다. 에스트로겐은 혈관 속으로 방출되어 뇌하수체 전엽에게 난포가 생성되었음을 알려준다. 난포가 생성된 후에는 더 이상 난포를 생성할 필요가 없어지기 때문에 뇌하수체 전엽은 난포자극호르몬의 분비를 중단한다. 만약 연락망에 이상이 생겨 난포가 생성되었다는 메시지가 전달되지 않으면 더욱 많은 난포가 생성될 것이다. 이렇게 된다면 두 개 이상의 난자가 난소에서 배출되고 이는 다산으로 이어질 가능성이 있다.

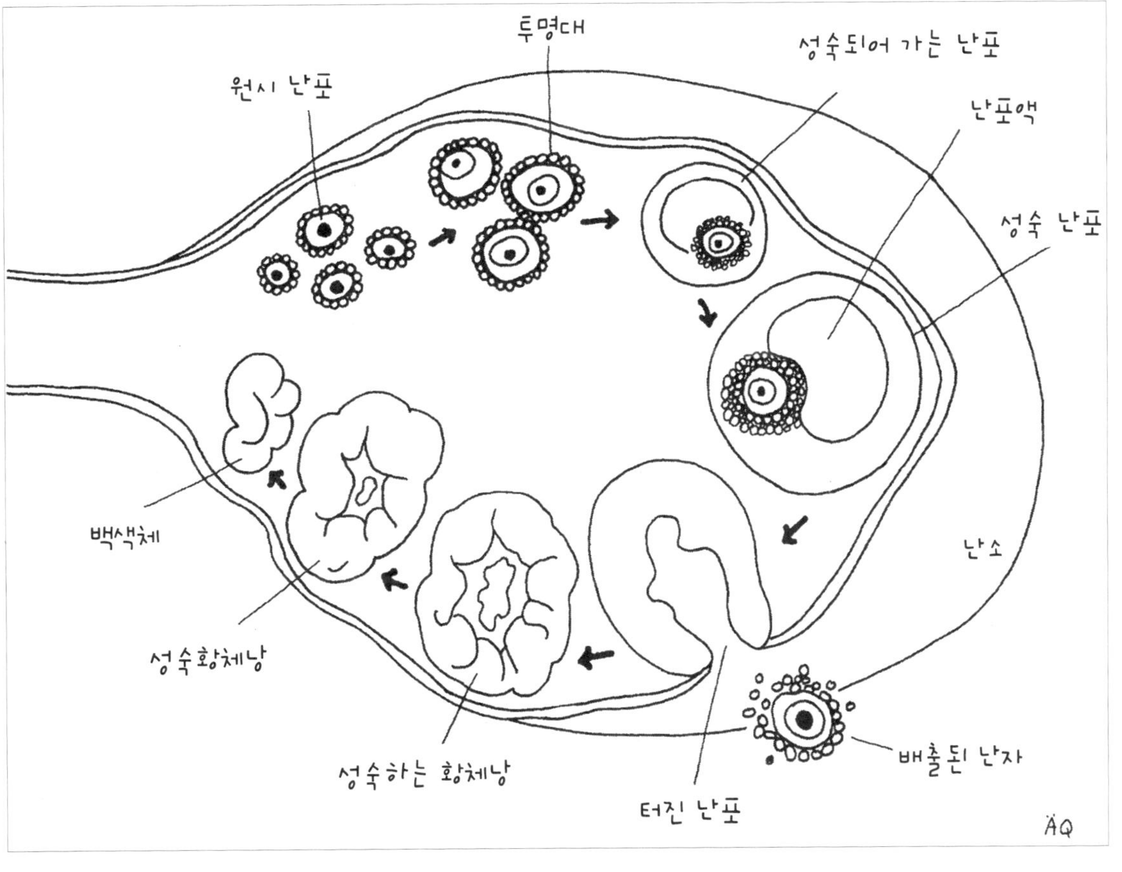

(그림 1-10) 난소 주기

원시난포에서 시작해 시계방향으로 돌면 난소 안에서, 월경 전, 월경, 월경 후를 볼 수 있다.

배란에 관하여는 나중에 자세하게 고찰해 보기로 한다. 난포에 의해 만들어진 에스트로겐은 뇌하수체 전엽에 도달해 황체형성호르몬의 분비를 촉진시킨다.

뇌하수체 전엽에서 분비된 황체형성호르몬은 난포를 파열시키고 난자를 난소에서 배출하게 한다. 이 파열은 난포가 난소 벽과 난소를 둘러싸고 있는 막을 뚫을 수 있을 만큼 난소의 변두리에 가까울 때 일어난다(그림 1-10). 만약 난소의 막이 너무 두껍다면 크기가 커진 난포는 난소 안에 갇히게 된다. 이를 난소낭이라 한다. 이는 많은 고통을 동반하고 충수염과 혼동되기도 하며 대부분 수술이 필요하다. 만약 난소막이 너무 두꺼워서 난자들이 뚫고 나가기가 너무 어렵다면 난소낭이 여러 개 생기기도 한다. 이를 다낭난소라고 하는데 불임을 유발하며 수술이 필요할 수도 있고 대부분 이는 스테인-레벤탈 증후군으로 나타난다.

보통 배란은 난자 주위에 난포가 형성된 10~14일 후에 일어난다. 배란 당시 이 난자는 여성

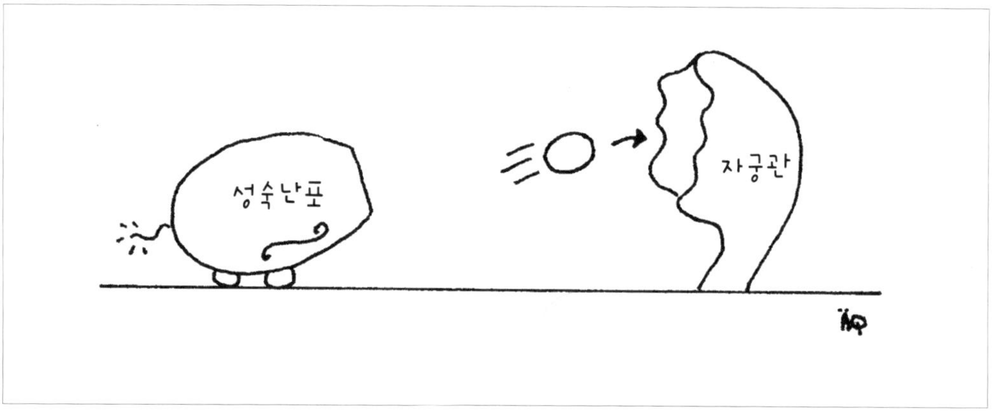

(그림 1-11) 배란
난자는 자궁관을 따라 자궁으로 배출된다. 자연은 그 여정에서 정자에 의해 수정이 되기를 바란다.

의 복강으로 배출된다(그림 1-11). 근처에 있는 자궁관이 깔때기 모양의 입구 옆에 난 촉수로 난자를 받아들인다. 만약에 난자가 자궁관 속으로 들어가지 못한다면 여성의 복강 속에 머물게 된다. 이때 정자가 자궁관을 통해 나와 이 난자를 수정시키면 여성의 복강 안에 착상할 수 있는데 이를 복강임신이라고 한다. 이 경우 대부분 수술해야 한다.

배란 후에 난자를 감싸고 있던 난포는 황체로 변한다. 황체는 난소 안의 노란 선같은 물체

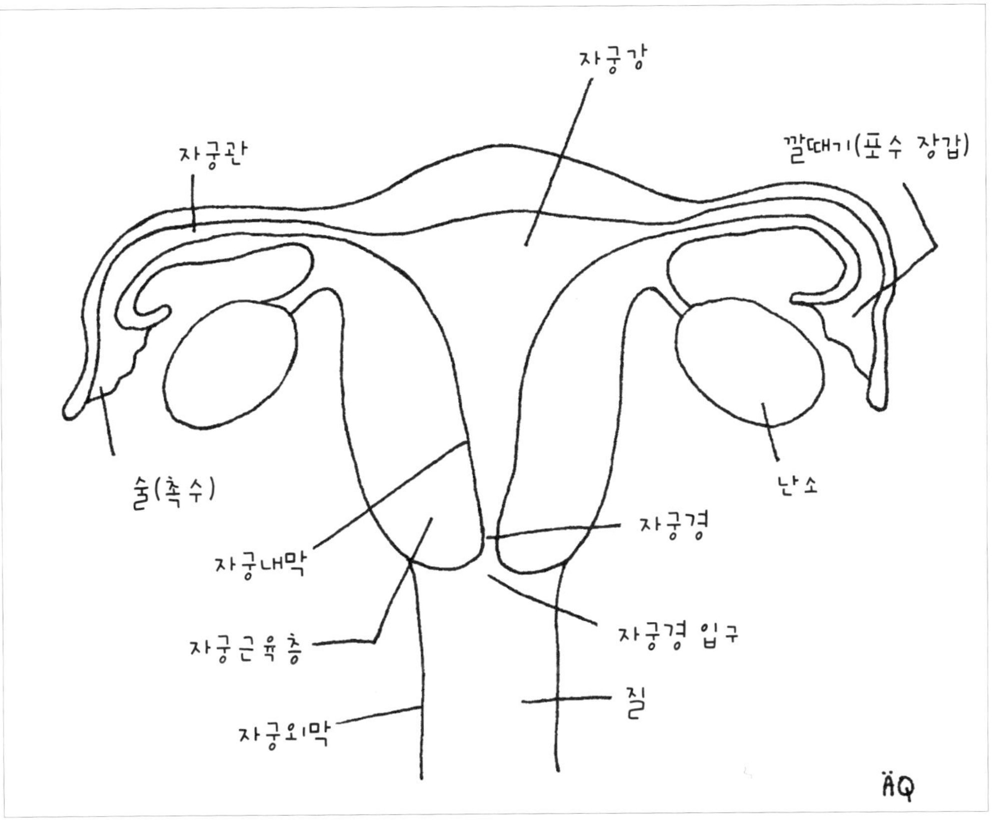

(그림 1-12) 여성 생식기관

만약 모든 일이 순리대로 풀린다면, 난소에서 나온 난자는 자궁관의 깔때기에 빨려 들어가 자궁관을 통과하는 사이에 수정이 되고 자궁벽에 착상될 것이다. 만약 제대로 착상되었다면 배아가 자랄 것이다.

이다. 뇌하수체 전엽에서 분비된 황체형성호르몬이 황체로 하여금 황체호르몬을 분비하게 한다. 황체호르몬은 자궁 내벽을 두꺼워지게 하고 혈액 공급을 늘려준다. 황체호르몬이 난자가 수정될 경우에 대비하여 자궁을 준비시키는 것이다. 또한 황체호르몬은 혈관을 따라 시상하부에 도달해 황체형성호르몬 분비를 중지시키는 역할도 한다.

만약에 수정된 난자가 자궁벽에 착상하지 않으면 황체는 수축한다. 황체호르몬 수치가 낮아지며 수정란을 받아들이기 위해 두꺼워진 자궁벽이 떨어진다. 이것이 여성들이 임신하지 않았을 때 매달 겪는 월경인 것이다(그림 1-13).

자연의 효율성을 보여주는 에스트로겐과 황체호르몬에 대한 재미있는 사실은 에스트로겐

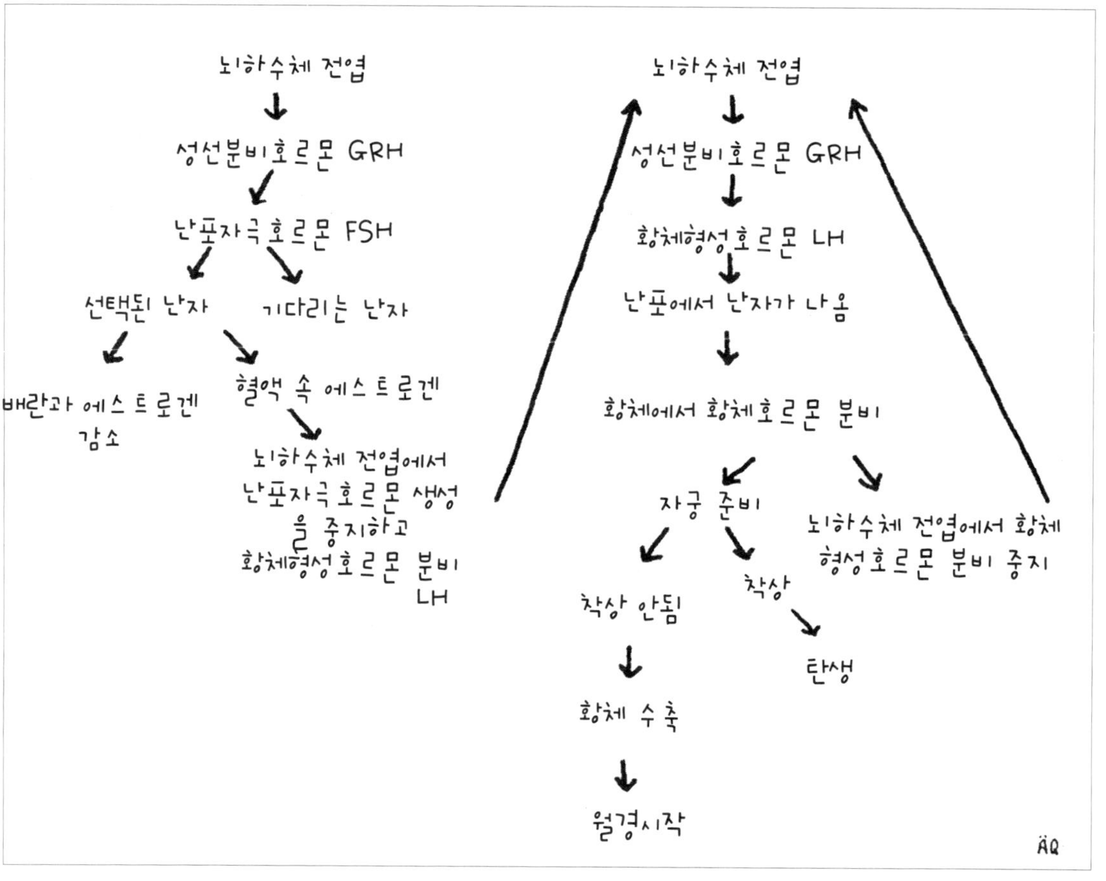

(그림 1-13) 여성 호르몬

이 도표는 호르몬의 상호작용과 월경주기의 제어의 복잡함과 효율성을 보여주고 있다.

이 여성의 성욕을 돋군다는 사실이다. 에스트로겐 수치는 월경 후부터 배란 직전까지 가장 높아진다. 황체호르몬은 배란 후부터 월경 직전까지 분비되며 여성의 성욕을 낮추는 역할을 한다. 에스트로겐은 가임기간 동안 여성의 성욕을 부추기고, 황체호르몬은 가임기간이 지난 후에 여성의 성욕을 떨어뜨린다. 다시 말하자면 난자가 수정될 수 있는 기간이 지나면 황체염색체가 여성의 성욕을 억제한다는 것이다(그림 1-14).

배란 직후 난자는 24시간 동안 살아 있어 수정이 가능하다. 배란 직전, 도중, 그리고 직후에 여성의 체온이 섭씨 0.5도 정도 올라간다. 이 체온의 상승은 2일 정도 지속된다.

난자가 난소로부터 배출되고 난 후에 정상이라면 자궁관으로 진입할 것이고 자궁관을 지나

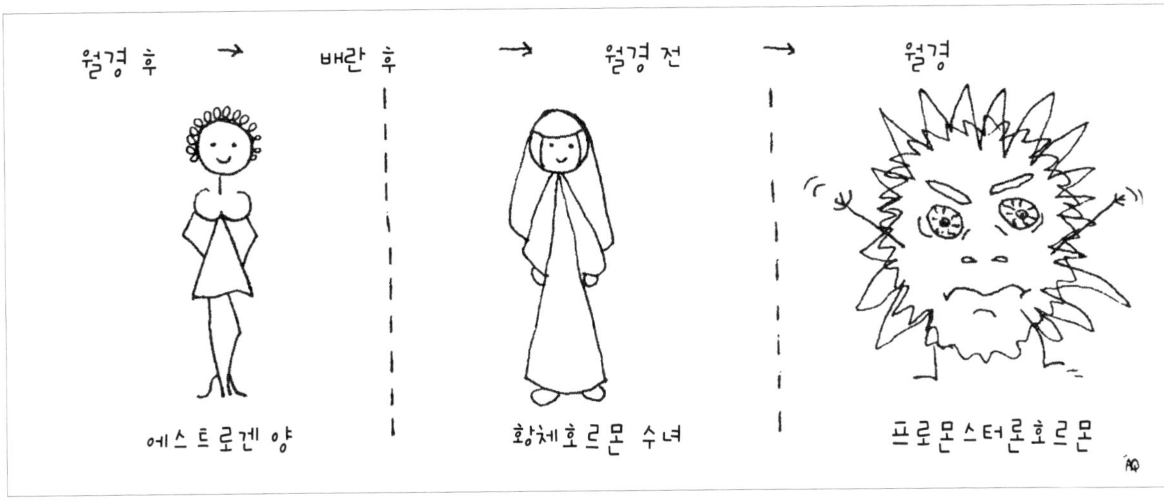

(그림 1-14) 호르몬과 성욕

에스트로겐은 여성의 성욕을 돋군다. 그러므로 수정이 가능할 때 그 수치가 가장 높다. 황체호르몬은 성욕을 낮춘다. 그러므로 황체호르몬 수치는 수정 가능기간이 지나고 착상이 가장 중요할 때에 가장 높아진다. 만약 착상이 이루어지지 않는다면 호르몬의 교체가 월경전증후군으로 이어질 때가 많다(PMS).

면서 24시간 동안 살 것이다. 보통 난자는 자궁관 안에서 정자를 만나 수정을 하게 된다. 만약 정자가 난자를 24시간 이후에 만난다면 대부분의 경우 난자는 이미 죽어 있을 것이고 수정을

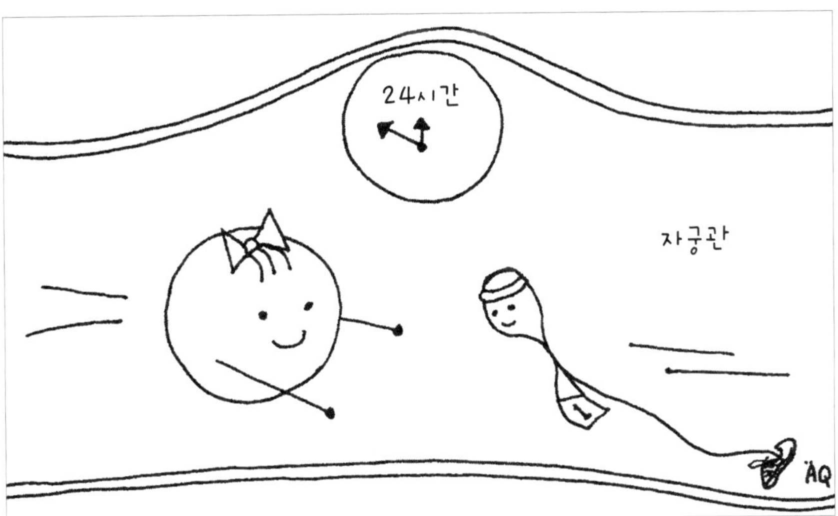

(그림 1-15) 모든 것은 타이밍이다

난자는 자궁관에 들어선 후 24시간 정도 산다. 정자는 사정 후 24~48시간 정도 산다. 정상적인 임신을 위해서는 정자는 난자를 자궁관 안에서 수정시켜야 한다.

할 수 없을 것이다. 그러므로 자궁착상 역시 불가능하다. 그 결과로 자궁벽이 떨어져 나가고 월경이 시작된다. 정자는 사정 후 24~48시간 정도를 산다. 그러므로 임신을 하기 위해서는 정확한 타이밍이 필요하다(그림 1-15).

이제 난자가 수정 가능한 상태까지를 살펴 보았다. 수정 후에 무슨 일이 일어나는지 알아보기 전에 정자의 삶을 한번 알아보자.

3_ 정자
The Sperm

정자는 남성의 고환에서 생산된다. 보통 성인남성은 약 1억 개 정도의 정자를 매일 만들어낸다. 그러나 연령이 높을수록 정자수는 점점 떨어지며 떨어지는 수치는 사람마다 다르다. 일생에 걸쳐 성인남성은 약 4천억 개의 정자를 생산한다. 1회 사정시 배출되는 정자수는 평균 2억 개이다. 그러므로 매일 사정하면 정자수를 감소시킬 수밖에 없다.

고환은 몸에서 약간 떨어진 상태로 늘어져 있는데 그 역할을 제대로 수행하기 위해서는 낮은 온도가 필요하기 때문이다. 뇌하수체 전엽의 명령에 따라 남성호르몬을 생산하는 세포들

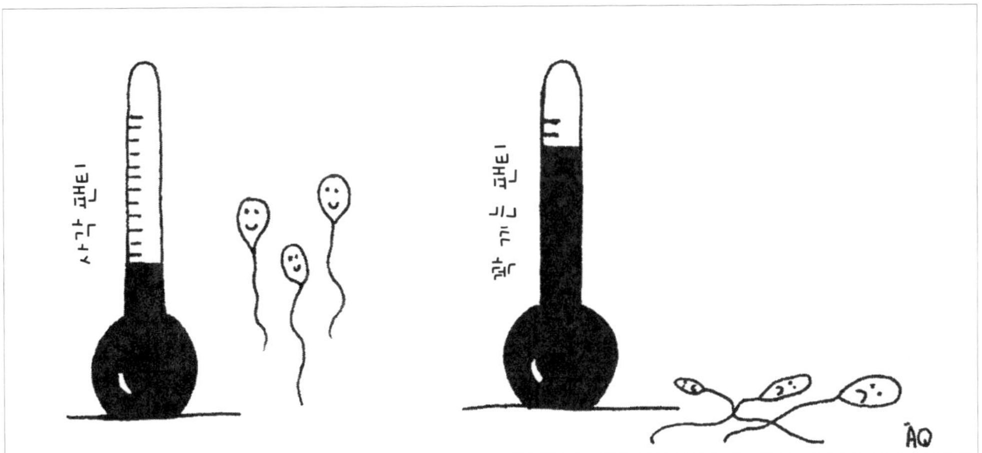

(그림 1-16) 열은 죽인다

음낭에 온도가 올라가면 정자수가 떨어진다. 그러므로 만약 당신이 아버지가 되고 싶다면 음낭을 차갑게 유지하라.

은 높은 온도(체온)에서도 정상적으로 역할을 수행한다. 그러나 정자를 생산하는 세포들은 그보다 조금 낮은 온도를 필요로 한다. 만약 온도가 올라가면 정자의 숫자는 줄어든다. 아버지가 되고 싶다면 뜨거운 목욕이나 꽉 끼는 팬티는 삼가야 할 것이다(그림 1-16).

정자는 정세관에서 세포분열을 통해 만들어진다. 성인 남성은 매분 20만 개 정도의 정자를 만들어낸다. 초당 3,000개 정도다. 정상적인 정자는 타원형의 머리, 중간 그리고 꼬리부분을 가지고 있다. 머리는 한 세트의 염색체(단배수체)를 가지고 있는 핵을 가지고 있다(그림 1-17). 아니면 보기에 따라서 반 세트라고 할 수도 있다. 이 염색체는 남자가 아기에게 물려주는 DNA를 가지고 있다. 수정된 난자는 두 세트(복배수체)의 염색체가 필요하다는 것을 기억해 보라. 다른 한 세트는 어머니로부터 물려받는다. 또한 정자의 머리에는 첨단체라는 컵 모양의 막이 있다. 이 막은 난자의 보호막을 용해시키는 효소를 가지고 있다. 정자의 중간부분에는 사립체라는 소형의 에너지 제조공장이 있다. 꼬리를 움직여 가고자 하는 곳까지 가는 데는 많

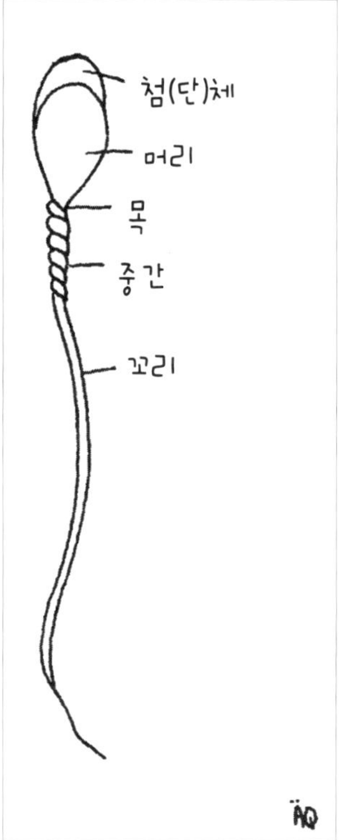

(그림 1-17) 정자의 해부도
정자는 머리부위에 첨단체라는 난자의 보호막을 뚫는 효소를 분비하는 조직이 있다. 머리부위에 염색체가 있다. 꼬리부위는 정자를 원하는 장소까지 이동시켜준다. 정자의 중간부위에 위치한 사립체(미토콘드리아)는 소형 에너지제조공장으로 정자에게 에너지를 제공한다.

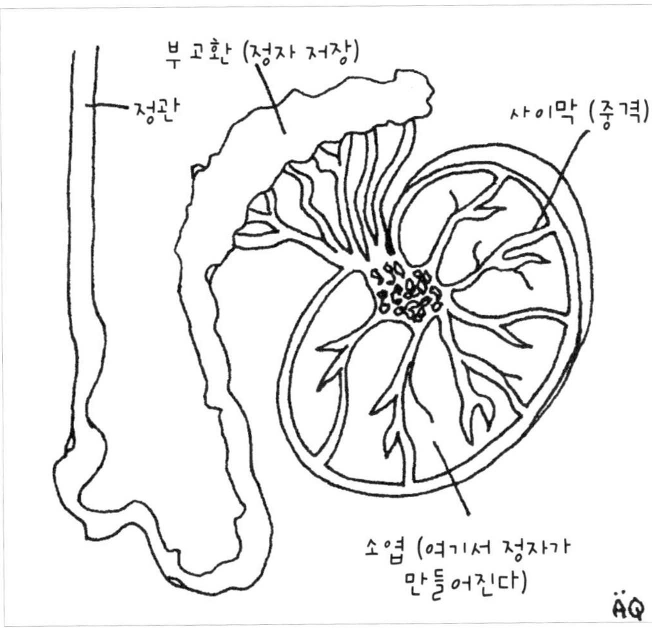

(그림 1-18) 정자의 탄생지

정자는 고환 내에서 생성되어 부고환에 저장되었다가 사정을 위해 정관을 따라 올라간다.

은 에너지가 소요되기 때문이다.

정자는 소엽 내에서 만들어져 부고환에 저장된다. 부고환이란 고환에 부착되어 있는 조직으로 정세관과 정관을 연결한다. 정관은 정삭의 일부로서 음낭을 통해 올라가 반대편에서 오는 정관과 만나 전립샘 안에 있는 정낭과 연결되어 사정관을 이룬다. 부고환에서 방출되지 않은 정자는 약 2주 후 다시 흡수된다. 부고환 안에서 모든 정자는 각각의 '보호자' 세포가 있다. 이 '보호자' 세포는 사정 때까지 정자를 보호하고 돌보는 역할을 한다(그림 1-19).

성적인 흥분과 성교는, 부고환에서 나온 정자를 전립샘과 사정관으로 통하는, 돌돌 꼬인 정관으로 들어가게 한다. 전립샘 안에서는 정자가 살아가는데 필요한 알칼리성의 정액이 생산된다. 보통 질은 산성을 띠고 있는데 이 산성은 정액에 의해 약간 중화된다. 그 곳에는 카우퍼샘이라는 곳도 있어서 정자에게 필요한 당분(과당)을 공급해 준다(그림 1-20).

앞서 말했듯이 한번 사정에 2억 개 정도의 정자가 분출된다. 그러나 장애물이 너무 험난해 여성의 자궁관에 있는 난자까지 도달하는 정자는 40~50 개에 불과하다. 남성의 몸을 떠난 정

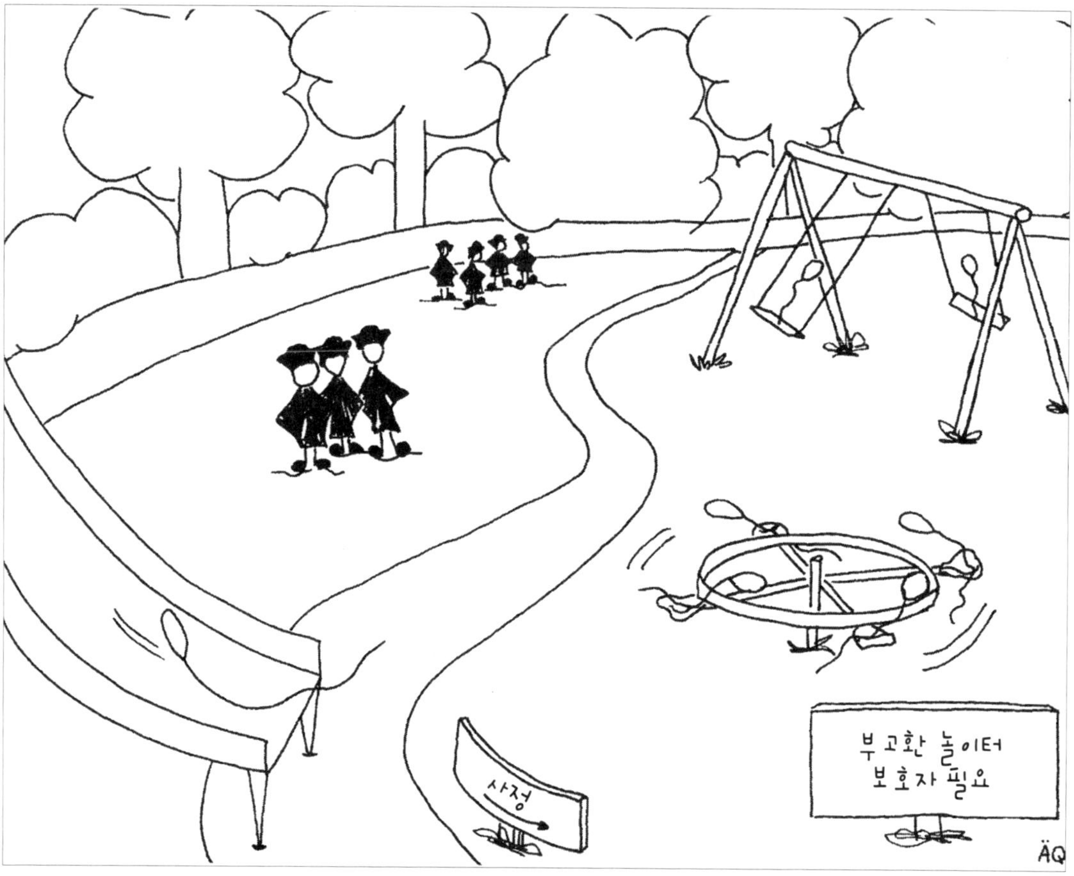

(그림 1-19) 성숙하는 정자와 '보호자' 세포
정자는 부고환에서 사정을 기다릴 때 각각의 '보호자'가 있다.

자는 24~48 시간 정도 산다.

정자가 사정 전에 겪어야 하는 준비과정은 여행가에게 험준한 산맥을 넘게 하는 것과 비슷하다. 그들에게 물자를 주고 행운을 빌어주고 떠나 보낸다. 정자의 임무는 난자를 만나 자신이 가지고 있는 DNA를 전달하여 수정시킴으로써 영생에 다가서는 것이다.

질내의 산성은 정자의 삶을 위협한다. 하지만 배란기의 질과 자궁경의 점액질은 정자를 산성으로부터 어느 정도 보호해 준다. 이 점액질은 정자가 수영할 수 있는 안전한 길을 마련해 준다. 정자는 질을 거쳐 자궁경을 지나 자궁에 도착한다. 그 후 정자는 두 개의 자궁관 중 하나를 선택해야 한다. 만약 정자가 잘못해서 난자가 없는 자궁관을 선택했다면 모든 일이 수

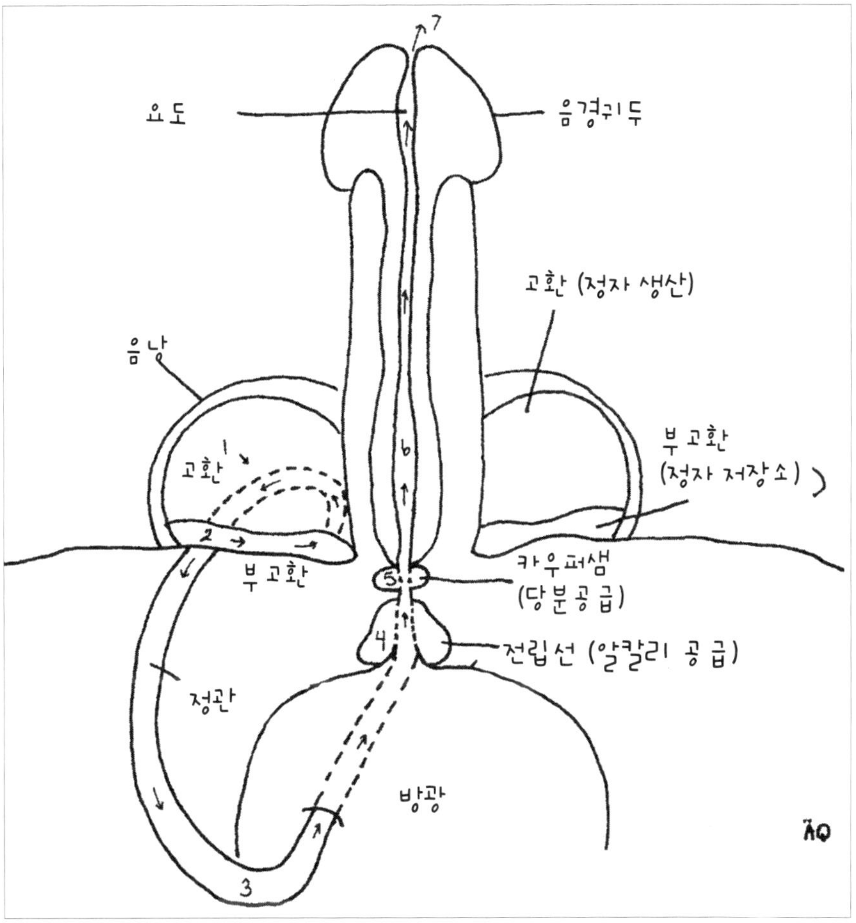

(그림 1-20) 정자의 길

정자가 난자를 만나 수정하기 위해서 나아가야 할 어려운 길을 생각해 보면
2억 개의 정자중 40~50개만이 난자에 도달하는 것을 알게 될 것이다.

포로 돌아가게 된다(그림 1-21).

정자가 자궁관 중 하나를 선택했으면 파도를 거슬러 올라가야 한다. 자궁관에는 난자의 이동을 돕기 위해 섬모가 파도를 치고 있다. 정자는 산란을 위해 물길을 거슬러 올라가는 연어에 비유될 수 있을 것이다. 이는 달리 보면 가장 힘센 정자를 선택하기 위한 과정이라고 볼 수도 있다. 아직도 왜 2억 개중에 40~50개의 정자만이 영생의 꿈을 안고 난자를 만나는지 궁금한가?

40~50개의 정자가 난자를 만난 후에 여러 마리가 보호막을 뚫고 들어가려 할 것이다. 그러

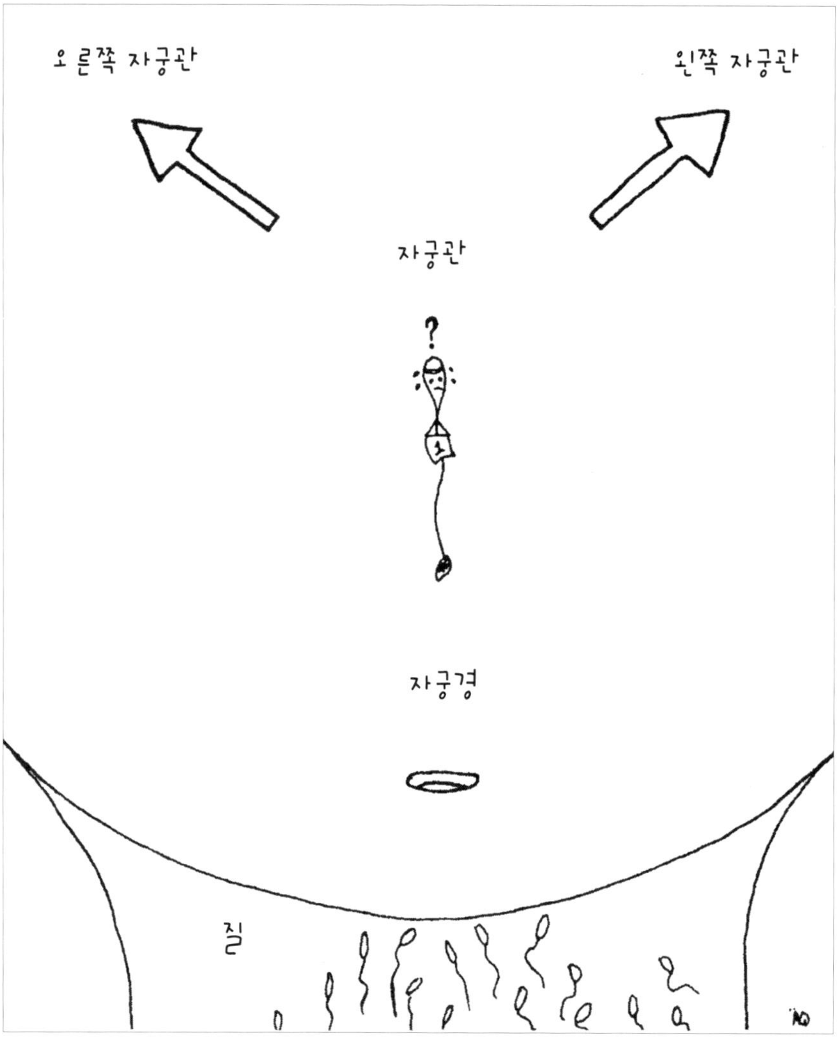

(그림 1-21) 일생일대의 기회
가장 힘센 정자들이 장애물을 헤치고 나오면 어느 자궁관에 난자가 있는지를 추측해야 한다. 확률은 반반이다.

나 가장 처음에 도착한 정자만이 난자 안으로 들어간다. 하나의 정자가 첨단체의 효소를 사용해 난자의 보호막을 뚫고 들어간 후에 다른 정자들은 보호막을 뚫고 들어올 수 없다. 가장 처음 도달한 정자는 안으로 들어가고 다른 정자들은 추방된다. 가끔 두 번째 정자가 보호막을 뚫고 들어가기도 하는데 이것이 일란성 쌍둥이이다.

임신은 정자가 난자 안으로 들어가는 순간 시작된다.

2

수태와 임신

Conception and Gestation

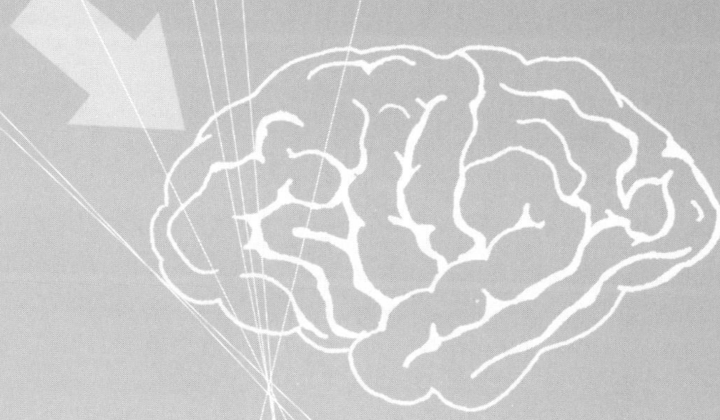

4_ 수정, 유사분열과 자궁 착상

Fertilization, Cell Division and Implantation

수정

수정은 정자가 난자 안으로 들어갔을 때를 말한다. 배아의 나이는 임신나이라고 불린다. 배

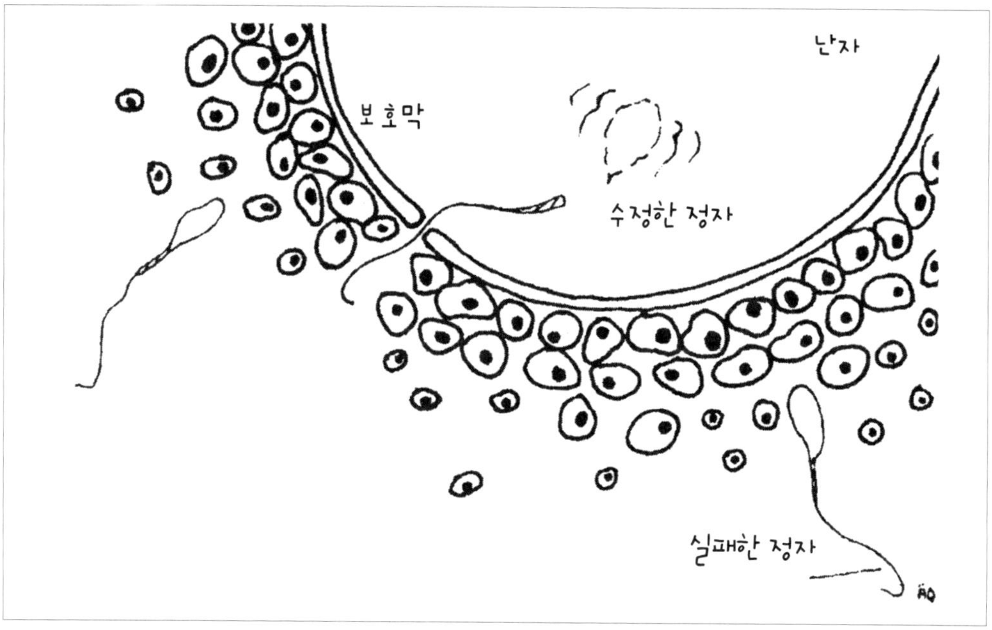

(그림 2-1) 수정

난자 안에 들어선 정자는 꼬리부분이 떨어져 나가고 머리부분이 파열된다. 머리부분이 파열되면 23개의 염색체를 가진 핵이 떨어져 나온다. 이 23개의 염색체가 아버지가 아이에게 물려주는 유전자이다.

아의 나이는 수정이 이루어지는 순간부터 계산된다. 보통 수정부터 출산까지 40주가 걸린다. 38~42주가 보통이다.

난자 안에 도달하면 정자는 꼬리가 떨어져 나가며(그림 2-1) 머리부분은 부풀어 오르고 터진다. 머리부분이 파열된 후에 핵이 떨어져 나온다. 정자의 핵은 23개의 염색체를 가지고 있고 지금은 난자의 세포질 안에 있다. 이 염색체들은 실과 같은 구조를 가지고 있으며 아버지의 유전자를 가지고 있다. 이 유전자는 DNA로 만들어져 있다. 이 DNA가 눈 색깔, 머리 색깔, 몸의 종류 등, 개인의 유전적 성질을 전달해주는 매개체이다.

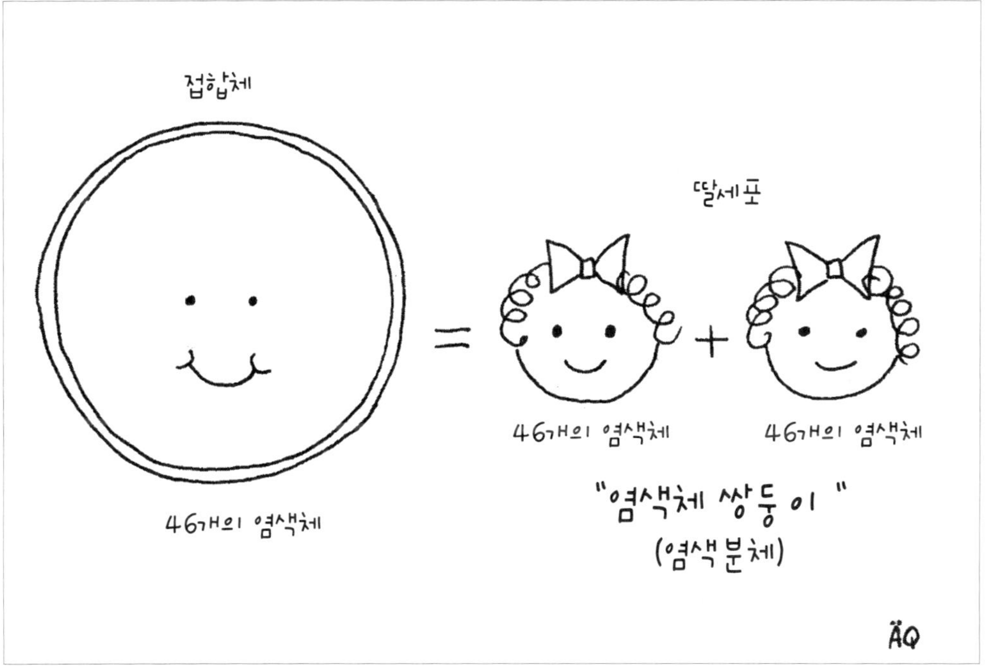

(그림 2-2) 염색분체 한 벌

접합체 내의 46개 염색체가 반으로 나뉘어 반 길이의 염색체들을 만든다. 이를 염색분체라고 한다. 이 염색분체 두 벌은 한 벌씩 딸세포에 들어간다. 그 후 염색분체는 염색체로 자라난 다음 세포분열해 다시 염색분체로 갈라지게 된다.

난자의 핵도 23개의 염색체를 가지고 있다. 난자와 정자를 제외한 다른 모든 세포들은 46개의 염색체를 지닌다. 정자의 23개 염색체가 난자의 23개 염색체와 결합해 46개의 염색체를 만들 것이다. 이렇게 아이는 부모의 성질을 동시에 물려받는 것이다. 23개의 염색체 세트는 단배수체라 한다. 두 개의 단배수체가 합쳐져 46개의 염색체를 지닌 세포를 만드는 것이다. 이를 복배수체라 한다.

정자의 머리부분이 파열되면 핵은 난자의 세포질 안을 떠돌아다니게 된다. 그러나 오래지 않아 정자의 핵과 난자의 핵은 자기적으로 서로에게 끌려 두 개의 핵이 만나면서 하나로 융합한다. 각 핵의 막은 녹아 없어지고 46개의 염색체를 가진 새로운 세포가 만들어진다. 이 세포를 접합체라고 하는데 접합체라고 불리는 시간은 그리 길지 않다. 왜냐하면 세포 분열이 일어나기 시작하면 접합체라는 이름이 맞지 않기 때문이다. 첫 세포분열은 두 핵이 복배수체로 결합하고 12시간 정도 후에 일어난다.

접합체는 유사분열을 통해 나누어지는데 유사분열이란 분열된 두 개의 세포가 모두 46개의 염색체를 가지고 있다는 것이다. 이렇게 얻어진 세포는 딸세포라 한다. 이 세포분열은 접합체의 46개 염색체를 반으로 나눔으로써 이루어진다. 이렇게 나누어진 염색체들은 원래 염색체 길이의 반이지만 아직도 46개임은 변함이 없다. 이 반토막 염색체는 염색분체라고 한다. 딸세포의 핵 안에 있는 염색분체는 한 쌍의 염색체이다. 염색체건 염색분체이건 마법의 숫자는 46이라는 것을 기억해두길 바란다(그림 2-2).

유사분열

이제 기적적인 과정인 유사분열을 살펴보도록 하자(그림 2-3). 유사분열이란 분열을 통해 얻어진 두 개의 딸세포 모두 부모세포와 같은 수의 염색체를 가지게 되는 것을 말한다. 그러므로 딸세포는 모두 부모세포, 즉 접합체와 동일하게 되고 그 후 분열되어 얻어진 딸세포들은 서로 같게 된다.

유사분열에는 네 가지 과정이 있다. 이들은 다음과 같다.

1. 전기
2. 중기
3. 후기
4. 종기

(1) 전기는 염색체에서 염색분체가 만들어지는 시간이다. 정자와 난자의 핵은 사라진다. 무색방추사 역시 사라진다. 이 섬유질은 중기에 만들어질 미세관의 전조이다. 이 미세관은 염색분체를 유사분열할 수 있는 위치로 이끌기 위해 만들어진다. 또한 전기에는 중심소체가 명확해진다. 중심소체란 무색방추사가 두 개의 중심소체 사이에 방추형 연결고리를 만들 때 걸치는 기둥이다. 전기는 대략 한 시간이 걸린다(그림 2-3).

(2) 중기는 염색체가 두 개의 중심소체 사이에 늘어서는 시기이다. 만약 지구에 비유한다면 두 개의 중심소체는 남극과 북극이다. 염색체는 적도평면 위에 늘어설 것이고 무색방추사에서 유래한 방추섬유는 경도에 해당할 것이다. 적도평면 위에 늘어선 염색체를 감성이라고 한다. 감성이 형성되고 나서 염색체는 두 개의 반 쪽으로 갈라진다. 이 염색체는 갈라짐으로써 염색분체가 된다. 이 염색분체들은 적도평면 위에서 앞뒤로 진동할 것이다. 중기는 대략 6분이 소요된다.

(3) 후기는 딸염색체(염색분체)가 방추섬유를 따라 각각의 중심소체를 향해 가는 시기이다. 이 방추섬유가 부착된 중심소체를 별이라고 한다. 두 개의 중심소체를 통틀어서 쌍별이라고 한다. 염색체가 각각의 중심소체를 향해 가면서 세포는 늘어나며 적도평면 위에 허리띠를 졸라맨듯이 보인다. 후기는 대략 3분이 걸린다.

(4) 종기는 허리띠를 졸라맨 듯한 중간부분이 점점 얇아지며 두 개의 딸세포로 나누어지는 시기를 말한다. 딸세포는 각각 부모세포의 사립체를 절반씩 가지게 된다. 사립체란 세포질 속에 있는 작은 에너지 공장이라는 것을 기억하도록 하자(그림 2-3).

세포의 실질적인 분리는 약 3분이 걸린다. 그러나 염색체를 재정리하고 딸세포의 핵과 핵막을 재정비하는 과정은 여러 시간이 걸린다. 딸세포를 재정비하는 시간에는 다른 분열이 일

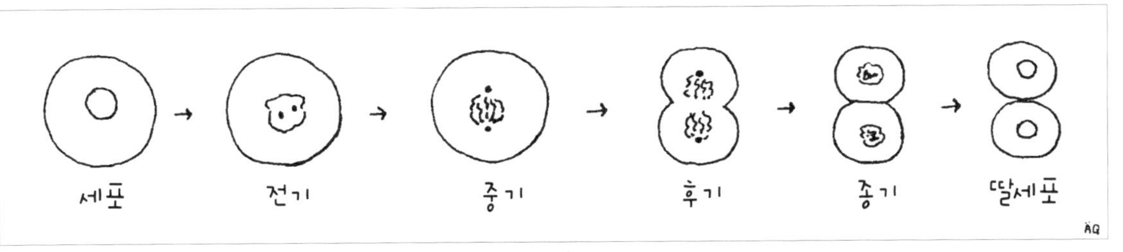

(그림 2-3) 유사분열

유사분열의 과정을 그림으로 표현한 것이다. 글에 각 과정이 자세히 설명되어 있다.

어날 수 없다. 이는 딸세포가 재정비되어 부모세포가 될 준비를 마치기까지는 분열할 수 없다는 것이다(그림 2-3).

엄밀히 말하자면 세포분열은 모든 과정을 통틀어 지칭한다. 유사분열은 세포핵의 분열만을 의미하고 세포질 분열은 부모세포의 세포질 분열을 의미한다.

첫 번째 세포 분열이 일어나고 각각의 딸세포들은 접합체인 부모세포와 같은 방식으로 분열한다. 그러므로 하나의 세포가 두 개로, 두 개의 세포가 네 개로, 네 개의 세포가 여덟 개로, 여덟 개의 세포가 16개로, 16개의 세포가 32개로 늘어난다. 하나의 접합체가 32개의 세포로 늘어나기까지 대략 5일이 걸린다(그림 2-4). 이 32개 세포의 부피는 처음 접합체의 크기보다 그리 크지 않다. 세포의 숫자는 늘어났지만 그 크기는 원래의 부모세포보다 훨씬 작은 상태로

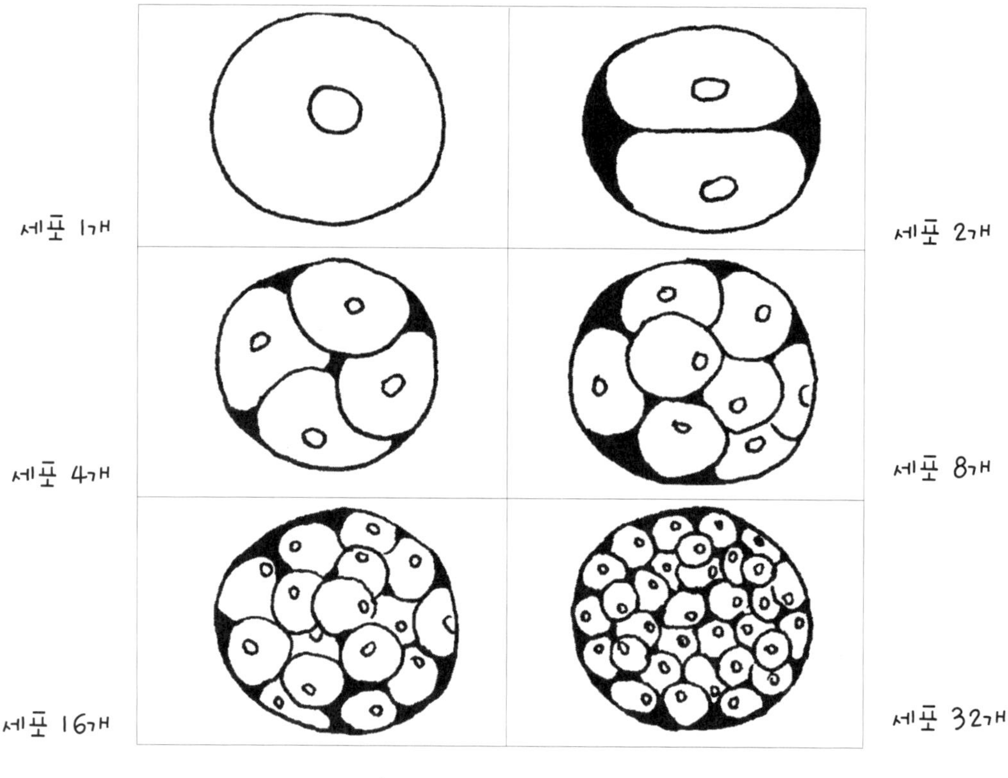

(그림 2-4) 자라나는 접합체
그림으로 표현한 접합체와 딸세포들의 분열. 세포가 32개일 때까지 계속된다.

오랜 기간 있기 때문이다.

비슷한 크기로 남아 있는 5일 동안 접합체는 자궁관을 통해 자궁으로 계속 내려간다. 자궁관에 끼이는 일이 일어나지 않도록, 자연이 32개의 세포 크기를 원래의 접합체랑 비슷하게 만들었는지 모른다. 만약 접합체가 자궁관에 끼인다면 자궁관 임신으로 발전하게 될 수도 있다. 자궁관 임신은 끝까지 갈 수가 없으면 많은 고통을 수반하고 수술이 필요할 수 도 있다(그림 2-5).

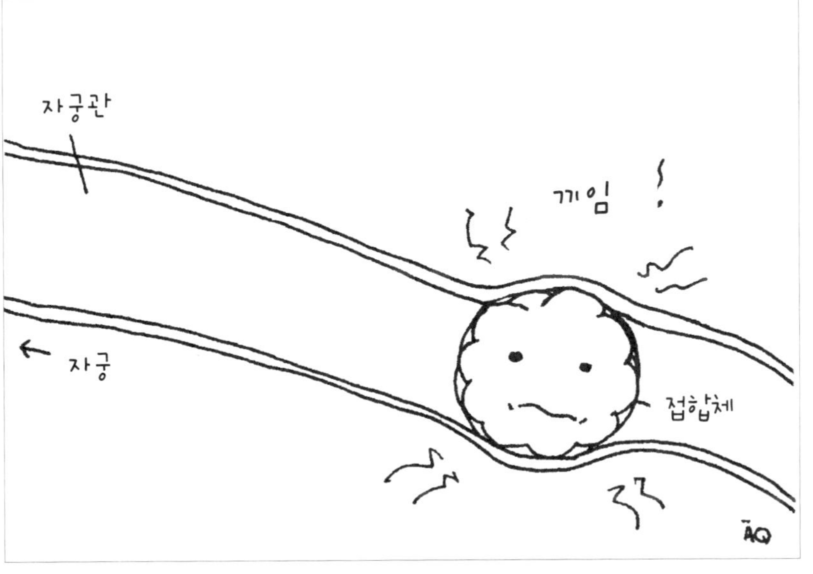

(그림 2-5) 자궁관 임신

만약 접합체가 자궁관을 지나기에 너무 크다면 자궁관 내에서 자랄 수도 있다.
이것을 자궁관 임신이라 한다. 이는 많은 고통을 수반하며 수술이 필요할 수도 있다.

이 5일은 접합체가 자궁까지 도달할 넉넉한 시간이다. 접합체는 보통 임신 3일 후 8개의 세포를 가지고 자궁에 도달하기 때문이다. 세포분열이 32개에 이르렀을 때 그 중앙에는 빈 공간이 생기는데 이를 자궁강이라 한다. 이 빈 공간이 생기면 세포덩어리는 포배라 불리게 된다(그림 2-6).

포배는 임신 5일 정도에 생성된다. 자궁에 착상하기까지 또 다른 5일이 걸린다. 10일이 지나도 자궁에 착상하지 않은 포배는 살 확률이 크게 줄어든다.

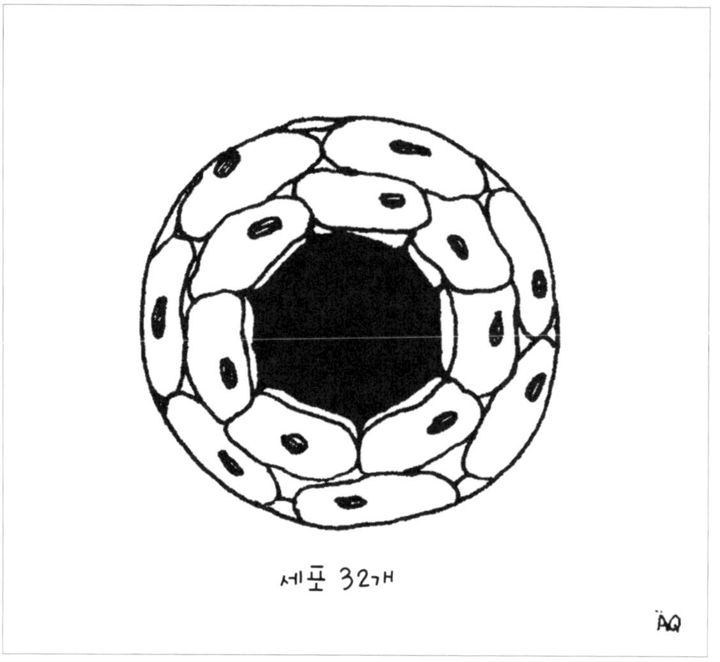

(그림 2-6) 포배 blataocyst
접합체가 세포분열을 통해 32개의 세포가 되었을 때 포배가 된다.
포배는 중앙에 공간을 가지고 있다.

여기서 내가 직접 보지 않았다면 불가능으로 치부해 버렸을 흥미로운 경우에 대해 얘기해 보기로 하겠다. 이 환자는 30대 중반의 이혼녀였다. 그녀의 문제는 사람들을 잘 믿지 못한다는 것이었다. 그녀는 사람들을 믿어보려 많은 노력을 했지만 그 의심의 씨앗을 완전히 소멸시키지는 못했다.

우리는 문제의 원인을 알아내기 위해 그녀에게 CST 기법 중에서 치료적 연상과 대화기법과 체성감성 풀어주기기법을 시술해 보기로 했다. 우리는 '그녀 안의 내부 의사' 와의 접촉에 성공했고 그녀가 그린 그림의 도움을 받았다. 그녀가 사람들을 믿지 못하게 된 시점으로 돌아가기를 요청했다. 그 시점에 관해 그녀가 그린 그림은 그녀가 16개 세포의 접합체였다는 것이었다. 그 후 그녀는 32개의 세포를 가진 포배가 되었다. 그녀는 행복했고 안전하다고 느꼈고 모든 것이 잘 될 것이라고 믿었다. 그러나 그녀가 자궁관에서 나와 자궁강의 공간에 떨어졌을 때 그녀는 겁을 집어먹었다. 그녀는 무엇을 해야 할지 몰랐던 것이다. 그녀는 그녀를 돌봐 주던 모든 것에 대한 신뢰를 잃어버렸다.

우리는 그녀의 그림을 믿었다. 우리는 그녀가 그린 그림이 이치에 합당하다고 생각했다. 그래서 우리는 치료적 연상과 대화기법, 체성감성풀어주기기법을 통해서 그녀를 어머니의 자궁관 속으로 다시 데리고 가서 안전함과 신뢰를 회복시켜 주었다. 그 후 우리는 그녀에게 자궁관의 끝에 도달하면 어떻게 될 것이라는 것을 알려주었다. 그리고 나는 그녀에게 자궁으로 들어갈 때 같이 있어주면 되겠느냐고 물었다. 그녀는 동의했다. 포배가 자궁으로 들어갈 때 나는 그녀에게 오른쪽으로 급회전을 해서 자궁벽에 착상을 하라고 말했다. 잠시후 다시 그린 그녀의 포배 그림은 누군가가 동행하여 포배를 이끌어주었기 때문에, 공포감을 전혀 느끼지 않고 있다고 말하는것 같았다. 착상이 일어난 후 그녀는 정신적으로 괜찮아졌다. 1년이 지난 후 그녀는 사람들을 믿을 수 있게 되었다. 그녀는 지금 행복하다.

세포의 의식을 반영하는 그림이 타당성을 가지고 있는지는 나에게 별로 상관없다. 중요한 것은 그녀가 어떠한 이유에서든 현재는 행복하다는 사실이다.

자궁 착상

자궁 착상은 착상이라고도 한다(그림 2-7). 착상은 포배가 자궁강에 들어서 자궁 벽에 닿았을 때 일어난다. 황체호르몬의 영향으로 자궁벽은 두꺼워져 있고 혈액공급이 활성화되어 있다는 것을 기억하자. 그러므로 자궁은 착상준비가 완료되어 있다. 포배의 바깥쪽에 있는 특화된 세포는 영양막이라 한다. 이 영양막은 자궁벽 외부를 용해시키는 능력이 있다. 영양막이 할 일을 다하고 자궁벽에 구멍이 생기면 포배는 그 안에 들어가 안착한다. 영양막은 결국 태반이 된다.

착상이 일어나고 영양막이 태반이 되면 태반이 황체호르몬을 분비한다. 태반이 형성되기 전에는 안전장치 상태로 황체낭이 황체호르몬을 분비한다. 임신은 많은 황체호르몬의 분비를 요한다. 임신 3개월에 태반이 황체호르몬 분비를 담당하고 황체낭은 수축된다. 또한 임신기간중에는 황체호르몬이 배란을 억제함으로써 첫 임신이 시작되고 나서 다시 임신이 되는 것을 방지한다. 가끔 가다 임신 후에도 배란이 있을 수 있는데 이는 황체호르몬이 부족해서 일어나는 것이다. 황체호르몬은 피임약의 주 성분이다.

착상 후에 자궁이 포배에 영양공급을 담당한다. 영양막이 태반을 이루면 임신은 안정기에

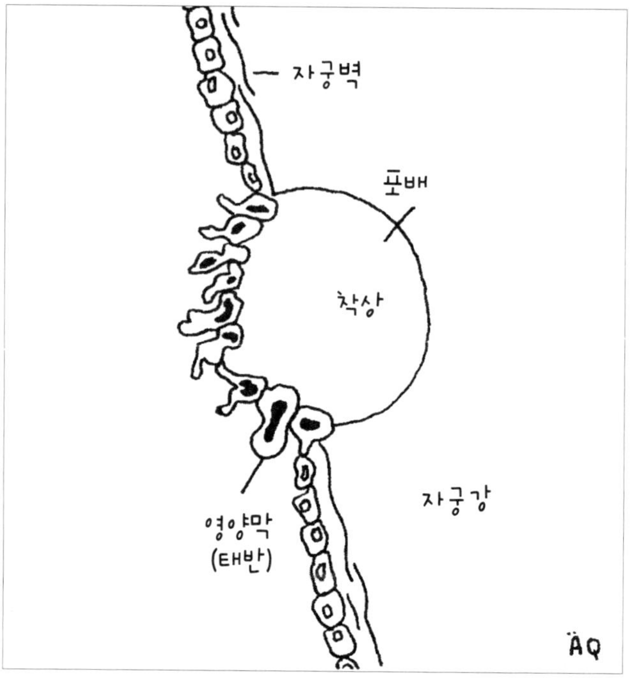

(그림 2-7) 착상

포배가 바깥쪽에 위치한 영약막의 도움으로 자궁벽을 뚫고 들어간다.
이 세포들은 자궁벽 외부를 용해시키고 포배를 자궁벽 안에 안착시킨다.
이것을 착상이라 한다.

접어든다. 간혹 자궁벽에 난 구멍이 치유되지 않는 경우도 있다. 이 때문에 임신 후에 피가 나는 경우도 있다. 이를 비정규적 출혈이라고 한다. 가끔 생리현상과 혼동되는데 이는 배아의 출산 예상시기를 한 달 정도 어긋나게 한다.

3-A

수정란

The Embryo

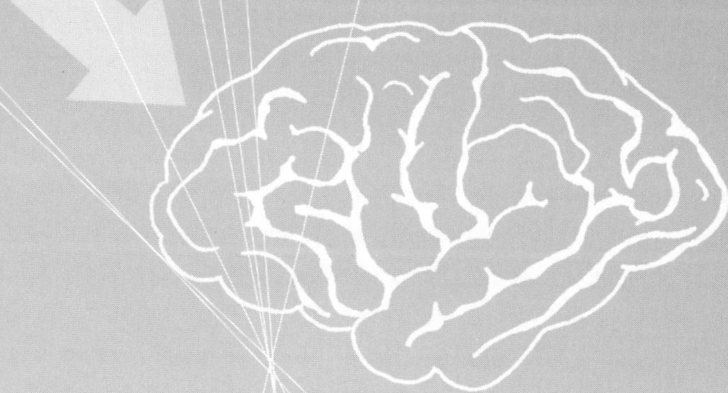

5_ 0~4주
The First Four Weeks

수정 후 첫 8주간의 임신기간은 배아기라 한다. 이 8주간이 모든 기관과 조직들이 자리를 찾아가는 시기이다. 나머지 30~34주의 임신기간은 성장과 발달, 장기들의 섬세한 정비를 위

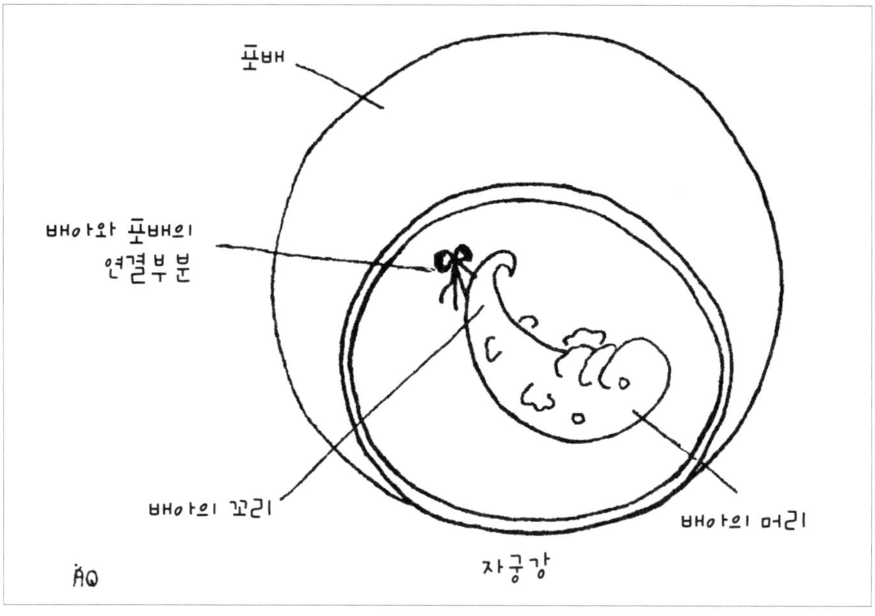

(그림 3-1) 배아원반
배아의 머리가 될 부분이 포배의 강 안으로 뻗어 있다.
배아의 꼬리가 될 부분은 포배의 벽에 붙어 있다.

한 것이다. 그러므로 만약 임신 8주 전에 문제가 일어난다면 기형아를 유발할 가능성이 높고 임신 8주 후에 문제가 발생한다면 미숙아를 유발할 가능성이 높다. 미숙아가 기형아보다 치료하기에 비교적 용이하다.

착상이 일어나고 흔적태반이 설립되면 포배의 세포 중 일부가 납작해지면서 원반을 만든다. 이것을 배아원반이라 한다. 이 원반은 처음에는 두 개의 층으로 성장하다가 세 번째 층이 그 사이에 나타난다. 이 3층 원반은 포배의 벽에서부터 그 안의 공간까지 뻗어 있다. 원반 중에서 포배의 벽에 붙어 있는 쪽은 배아의 꼬리가 되고 포배의 공간으로 뻗은 부분은 배아의 머리부분이 된다(그림 3-1).

배아원반의 두 층은 외배엽과 내배엽으로 시작했다가 중배엽이라는 세 번째 층이 만들어진다.

외배엽은 두뇌, 척수, 피부, 신경, 사기질, 수정체, 코선 등의 근원이 된다. 중배엽은 근육, 뼈, 연골 등, 여러 결합조직과 혈관계통 등의 근원이 된다. 내배엽에서는 위, 창자, 간, 폐 등의 내부장기가 발생한다(그림 3-2).

그 후 배아원반에는 줄무늬가 형성된다. 이 줄무늬는 배아의 원반과 포배의 접착부분부터 포배강 안쪽으로 뻗은 부분까지 뻗어 있다. 이 원시줄무늬는 원반에 생성된 홈에서 급성장하는 세포들의 선이다. 이 원시줄무늬 세포들의 급성장은 외배엽과 내배엽 사이에 있는 중배엽에 기여한다(그림 3-3).

원시줄무늬가 급증식하면서 배아원반의 머리부분 쪽에서 보호판이 만들어진다. 이 보호판은 척삭앞판이라 하며, 원시줄무늬 세포가 그것을 지나쳐 배아원반의 머리부분까지 가는 것을 막아준다. 또한 이 판은 입과 목의 여러 조직의 근원이 된다(그림 3-3).

임신 2주가 되면 배아는 약 2밀리미터 정도의 길이로 성장한다. 배아의 꼬리는 자궁벽과 동화된 태반에 연결되어 있다. 그리고 배아의 머리는 자궁강 안으로 삐져 나와 있는데 포배에서 나온 조직으로 둘러 쌓여 있다. 2주된 배아가 어머니 자궁강 안에서 자기 집을 가지고 있다고도 말할 수 있을 것이다.

앞에 말한 신경고랑은 아직 존재한다(그림 3-3). 이때쯤에 고체이지만 탄력 있는 세포줄기가 이 고랑 안에서 만들어진다. 이 세포줄기는 내배엽과 닿을 정도로 깊이 있지는 않다. 이 세포의 줄기는 척삭이라 부른다. 척삭은 두뇌, 척수, 척주와 관련된 근육과 인대의 형성을 촉진시킨다. 척삭은 이 형성을 촉진하는 유일한 조직이다. 두뇌와 척수, 척주의 형성이 시작되면 척삭은 그냥 사라져 버린다(그림 3-4). 그러나 중요한 점은 이 척삭이 신생아의 몸의 축을 정한다

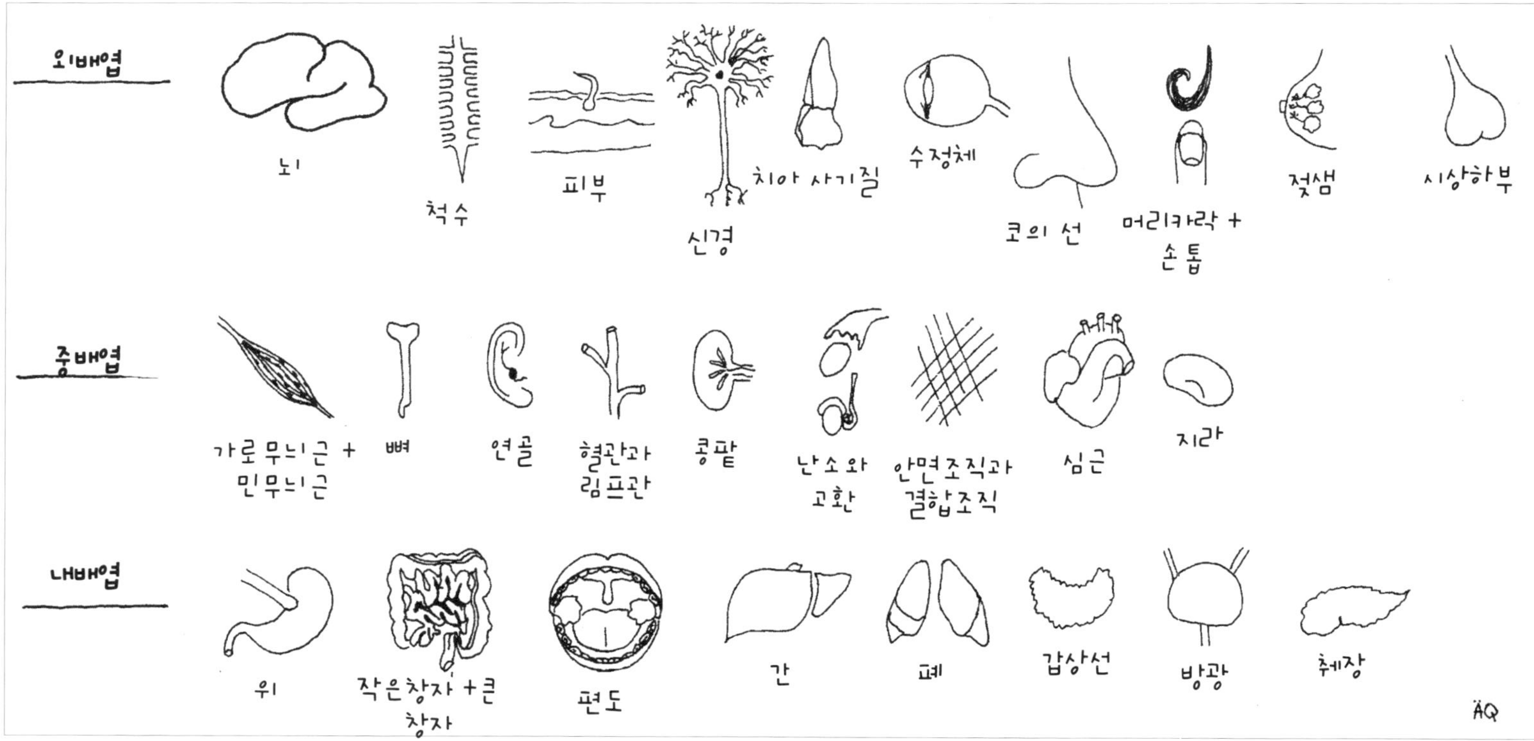

(그림 3-2) 원반의 층들 여러 가지 장기와 조직의 전조
배아 안의 여러 가지 신체장기와 조직의 근원지

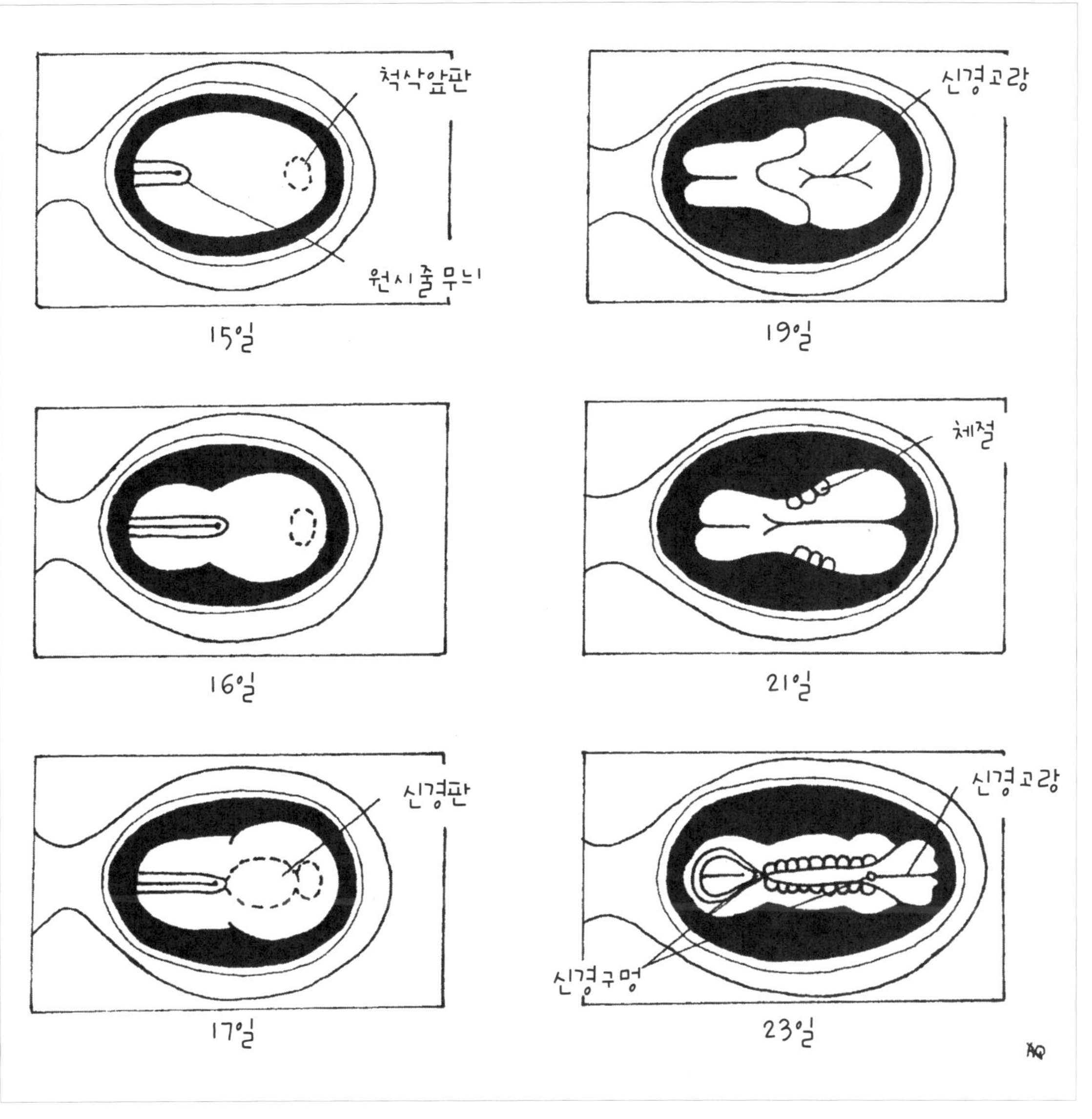

(그림 3-3) 위에서 본 배아원반의 원시줄무늬
이 그림은 임신 15~23일간의 중추신경의 급성장을 보여준다.

는 것이다. 이 척삭에 문제가 생기면 나중에 척추측만증을 유발할 수 있다고 생각된다.

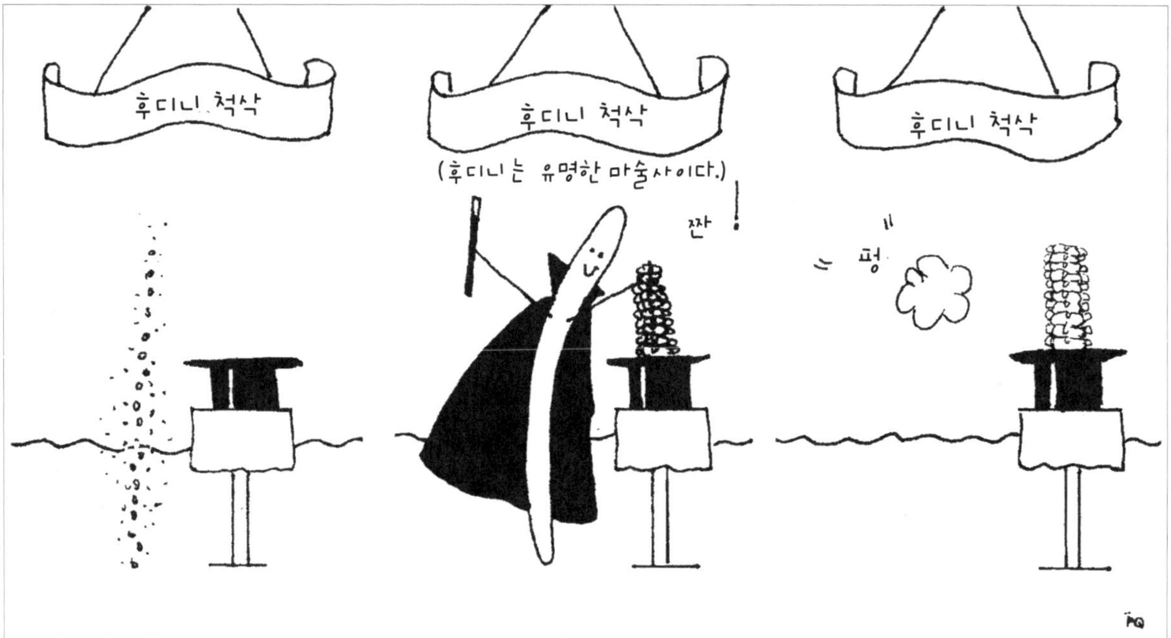

(그림 3-4) 척삭의 사라짐

척삭이 나타난다. 그것은 두뇌와 척수, 척주와 관련된 근육의 성장을 촉진한다. 이 성장이 시작되면 척삭은 그냥 사라져 버린다. 그러나 만약 척삭이 없었다면 우리는 두뇌, 척수, 척주가 모두 없을 것이다.

신경관 형성

신경고랑과 척삭얘기를 너무 빨리 앞서 나간 것 같다. 다시 돌아가 이 일들을 자세히 살펴보자. 이 과정을 신경관 형성이라 한다. 두뇌와 척수의 전조가 생성되어 그 일을 하는 것을 말한다. 처음 일어나는 일은 배아의 꼬리부터 머리까지 외배엽 세포가 굵어지는 것이다. 이것을 신경판이라고 한다. 이 신경판 안에 앞서 이야기한 신경고랑이 형성된다. 외배엽 세포로 이루어진 이 신경고랑의 바닥부분에서 원시줄무늬가 생성된다. 원시줄무늬에 의해 급성장하는 세포는 자라나면서 외배엽과 내배엽 사이에 있을 중배엽세포이다. 원시줄무늬와 외배엽 사이에 척삭이 생성된다. 신경고랑이 신경관으로 발달해 두뇌와 척수로 성장하기 위해서는 척삭의 존재가 필요한 것으로 보인다.

임신 18일째에 신경관 형성이 끝난다. 이 신경판은 배아의 머리와 꼬리를 잇는 선을 축으로

척삭(脊索)

척삭의 형성에 대해 잠시 고찰해 보자. 원시줄무늬의 머리 부분 주위에 외배엽에서 세포들이 만나는 한 점이 있다. 이 점을 헨센결절 또는 원시결절이라고 한다. 원시결절에서 외배엽과 내배엽 사이로 원시줄무늬 머리 부분까지 세포줄기가 자라난다. 이 세포줄기는 척삭앞판을 만날 때까지 뻗어 나가는데 그 후로는 앞에서 말한 대로 척삭앞판이 중배엽의 세포를 차단하기 때문에 그 앞으로는 나아가지 못한다.

척삭앞판은 원시결절에서 뻗어 나오는 세포를 차단한다. 이 세포줄기를 척삭돌기라 한다. 이는 배아의 축을 따라 성장한다. 배아의 머리쪽으로 성장할 수 없으므로 원시줄무늬는 배아의 꼬리쪽으로 성장해가기 시작한다. 이쪽으로 하는 성장은 원시결절을 동반한다. 이렇게 척삭돌기도 원시결절을 따라 배아의 꼬리부분으로 이동한다.

척삭돌기가 꼬리쪽으로 내려가면서 그 세포들도 측면으로 늘어난다. 처음에는 원반을 만들었다가 고랑을 만들고 마지막에는 관모양을 형성한다. 이 관을 척삭관이라 하는데 이 관은 바닥에 구멍을 뚫는다. 이 구멍은 배아의 난황주머니와 연결된다. 난황이란 배아의 임시 식량이다. 척삭관을 통해 이 식량은 빠르게 분열하고 있는 세포들에게 전달된다.

배아의 꼬리쪽으로 조금 더 내려간 부분에서 난황과 양막공간이 신경창자관을 만든다. 이름대로 신경과 소화관의 통신을 담당한다. 외배엽이 신경의 전조이고 내배엽이 소화관의 근원이므로 이런 원시상태에서는 신경 창자관이 외배엽과 내배엽의 소통을 담당한다.

얼마 지나지 않아 태반의 핏줄이 형성되어 배아에게 영양공급을 제대로 하게 되고 난황이 더 이상 필요없을 때 척삭관은 척삭이 된다. 양막과 양수는 배아의 발달과정에 걸쳐 남아 있는데 이는 배아의 소변을 받아주는 역할을 하기 때문이다.

척삭은 외배엽과 내배엽 사이에 생성되었으므로 중배엽으로 간주된다. 이제 척삭은 신경고랑을 만들고 신경고랑은 신경관을 거쳐 두뇌와 척수가 된다. 또한 척삭은 척주와 관련된 근육 그리고 두개골 아랫부분을 형성한다. 이 기관들이 형성되기 시작되면 척수는 그냥 사라져 버린다. 척삭의 세포들은 이러한 생성에 동참하지는 않고 그저 생성을 유발할 뿐이다.

두꺼워지기 시작하며 신경주름이 된다. 이 주름은 원시줄무늬가 배아의 꼬리쪽으로 늘어나면서 같이 늘어난다. 이 신경주름은 신경고랑을 지나 서로에게 다가가기 시작해 21일쯤 되면 신경관이 형성된다.

처음에는 신경관이 끝까지 닫히지는 않는다. 25일째까지는 구멍이 닫히지 않는다. 마지막에 닫히는 구멍은 배아의 머리쪽과 꼬리쪽에 있는데 대개 26일이나 27일쯤에 닫힌다. 신경관과 그 구멍을 닫는 것은 칼슘으로 이어진 단백질의 다리이다.

이 구멍이 닫히지 않으면 척추이분증, 수막탈출증, 수막척수탈출증, 무뇌증, 모소낭 등을 유발한다. 그러므로 임신 25, 26, 27일경에 문제가 발생하면 앞서 말한 여러 증상을 유발할 수 있다.

임신 초기 4주에 칼슘이나 단백질 부족이 요인이 될 수도 있다. 또한 척추이분증의 원인으로 알려진 아연과 엽산결핍이 있다. 이 글이 쓰인 1993년 8월, 전문가들은 빵에 엽산, 비타민 B를 첨가하여 척추이분증이나 다른 신경관과 관계된 기형을 줄여보려 하고 있다. 매년 미국에서는 2,500건 정도의 신경관 결함이 보고되고 있다. 이 문제들은 치명적일 수가 있다.

신경능선

신경능선은 신경주름의 세포가 특화되면서 만들어진다. 이 세포들은 특화되며 신경주름 위를 지나간다. 신경능선은 외배엽의 겉과 신경관 사이에 위치한다. 이 신경능선 세포들은 여러 가지 장기, 샘, 혈관근처에 위치한 신경절을 형성한다.

신경절이란 많은 신경세포들의 모임이다. 신경절은 중추신경과 몸의 감각기관들간의 중계국으로 기능한다. 신경절은 신경계가 효율적으로 역할을 수행하기에 꼭 필요하다. 내 생각으로는 몇몇 신경절들은 중추신경계까지 신경자극을 보내지 않고 스스로 결정하여 필요한 동작을 하게 만드는 것 같다.

신경능선세포들은 말이집을 형성하는 신경아교세포의 근원이 되기도 한다. 신경자극을 전달하지는 않지만 여러 가지 보조역할을 수행하는 신경아교세포로부터 피부에 멜라닌을 공급해주는 멜라닌세포까지, 신경계세포는 얼굴과 두개골의 뼈와 연골을 형성하는 데 기여한다.

체절

임신 3주가 되면 신경주름이 자라나며 어러 가지 중배엽의 세포들이 척삭과 신경주름옆에 나타난다(그림 3-5). 이렇게 중배엽이 늘어나며 외배엽 바로 밑에 신경주름과 척삭 양 옆에 가지런히 짝을 지어 늘어선다. 이 짝지어 늘어선 덩어리들은 원시몸구역이라 하고 이들을 구성하는 세포는 상피모양세포라고 한다. 결국 원시몸구역은 체절의 근원이 된다. 체절이란 신경관과 척삭 옆에 짝지어 있는 중배엽세포(상피모양세포)의 덩어리이다. 체절은 나중에 척주가 되거나 척주와 관련된 근육을 만든다.

임신 20일쯤 머쪽의 원시몸구역에 첫 체절 한 쌍이 형성되어 있을 것이다. 그 후 꼬리쪽까

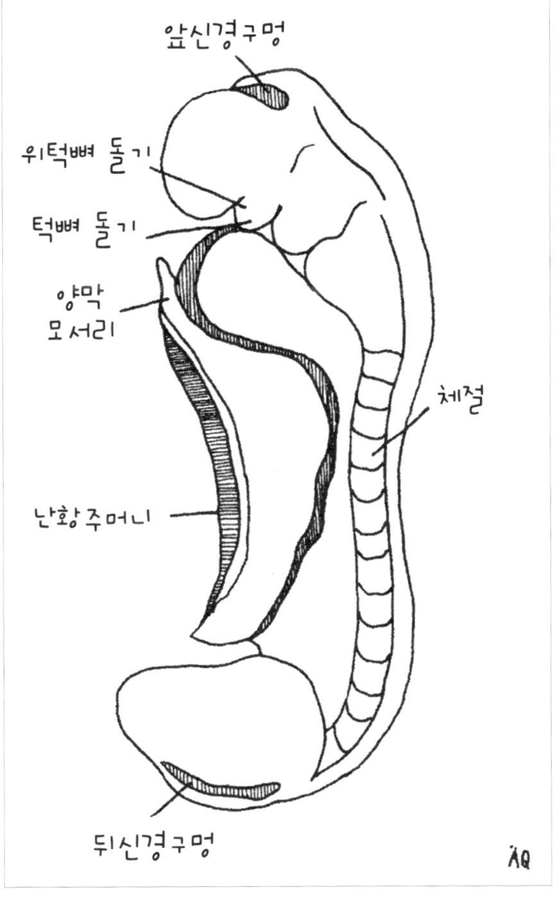

(그림 3-5) 3주 된 배아
3주 된 배아는 여러 체절을 생성한다. 배아의 머리와 꼬리는 명확하게 구분되고 이곳에는 신경구멍이 있다. 턱뼈와 얼굴이 생성되기 시작한다.

지 새로운 체절이 한쌍씩 생성된다. 이 과정은 임신 5주에 완성되어 있을 것이다. 만약 예정대로 된다면 4쌍의 후두체절, 8쌍의 경추체절, 12쌍의 흉추체절, 5쌍의 요추체절, 5쌍의 천골체절, 8~10쌍의 치골미골체절이 있을 것이다.

나중에 첫 후두체절과 마지막 3쌍의 치골미골체절은 사라지고 나머지 체절은 몸통뼈, 관련 근육 그리고 진피(피부와 여러 가지 분비샘, 소포들)를 만들 것이다.

각각의 체절은 3개의 분리된 조직을 형성한다. 체절의 구성원은 비대칭형의 장기와 관련된 구조를 빼고는 자기 짝의 좌우대칭이다. 각각의 체절이 만드는 3개의 조직은 (1) 경절 (2) 근절 (3) 피절이라 한다(그림 3-6).

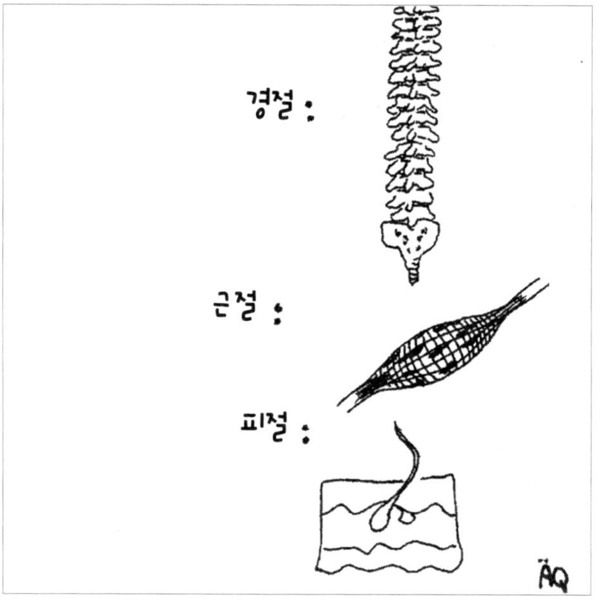

(그림 3-6) 체절의 3개의 특화된 분리
경절은 뼈, 연골 그리고 질긴 결합조직을 만든다.
근절은 뼈를 받쳐주고 움직이는 근육을 만든다. 피절은 피부를 만든다.

경절이 척주가 되고 체절의 세포가 척삭으로 이동한다. 일반 중간엽의 세포인 이들은 척삭에 의해 영향을 받는 것 같다. 이 척삭으로 인해 일반 중간엽의 세포들은 연골을 만드는 연골모세포, 뼈를 만드는 골모세포, 인대와 근막 등 질긴 결합조직을 만드는 섬유모세포로 특화된다(그림 3-7).

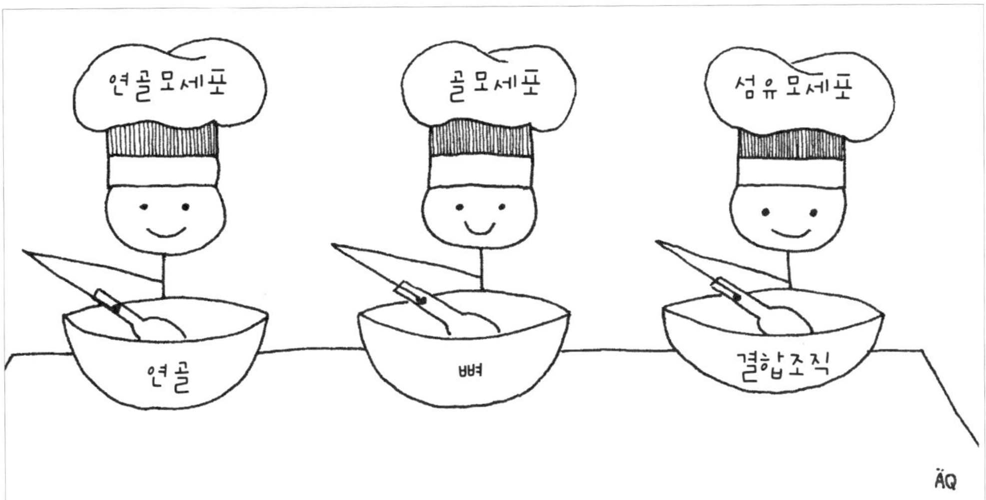

(그림 3-7) 중간엽 요리사들

우리 요리사들은 상당히 특화되어 있다.
중간엽 세포들은 연골모세포, 골모세포, 섬유모세포로 나누어져 각각 연골, 뼈, 결합조직을 만든다.

근절은 몸통뼈대를 받쳐주고 움직이는 근육을 만든다. 이 근육은 모체였던 체절이 붙어 있던 몸통뼈대로부터 신경을 부여받는다.

피절은 피부를 만든다. 이 피부는 모체였던 체절이 붙어 있던 몸통뼈대로부터 신경을 부여받는다.

그러므로 연골모세포, 골모세포, 섬유모세포와 연결된 신경은 거의 같은 척수구역에서 나온 것이다. '거의' 라고 한 것은 신경분포가 겹치는 부분도 있기 때문이다. 체절의 위아래에 있는 체절은 체절과 그 연골모세포, 골모세포, 섬유모세포에 신경을 지원해 준다.

척수에는 수평적으로 건너가는 신경섬유가 있다. 이는 왼쪽에 있는 체절은 오른쪽에 있는 자신의 짝과 신경섬유를 통해 같이 일한다는 뜻이다. 병원에서는 이 교차연결망을 많이 이용하는데 이를 '상반신경분포' 라고 한다. 만약 현실적으로 경련을 일으키는 근육이 있으면 환자에게 그 반대편 근육을 수축하라고 지시하여 그 경련을 해소할 수 있다는 뜻이다. 만약 성공적으로 할 수 있다면 이것은 만성적 근육경련을 이완시킬 수 있을 것이다. 이는 마치 남아도는 신경자극이 반대쪽 근육을 수축함으로써 나눠지는 듯하다(그림 3-8).

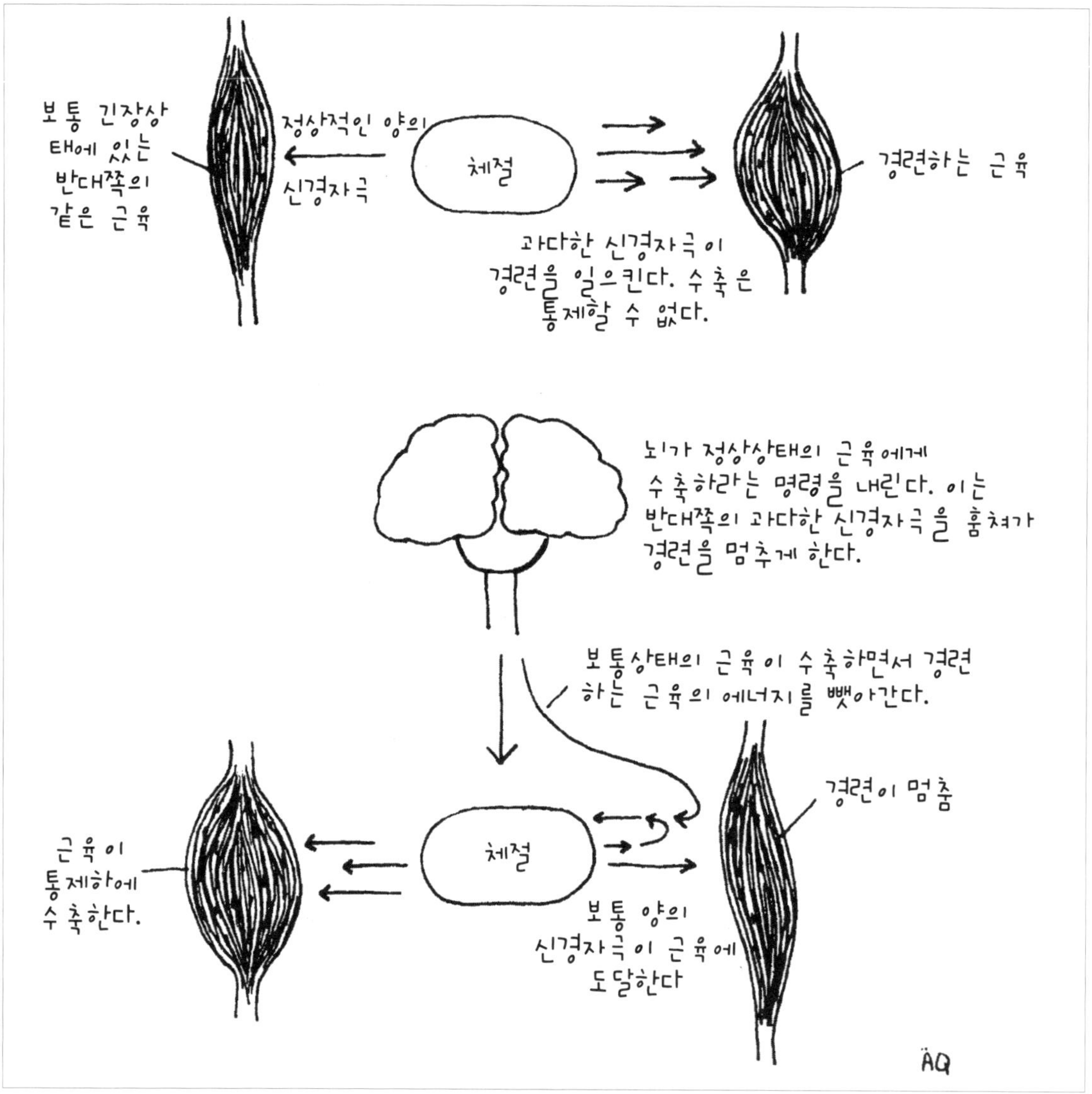

(그림 3-8) 상반신경분포

상반신경분포원리는 치료사가 쓸 수도 있고 환자 자신이 만성근육경련을 치료하기 위해 쓸 수도 있다.

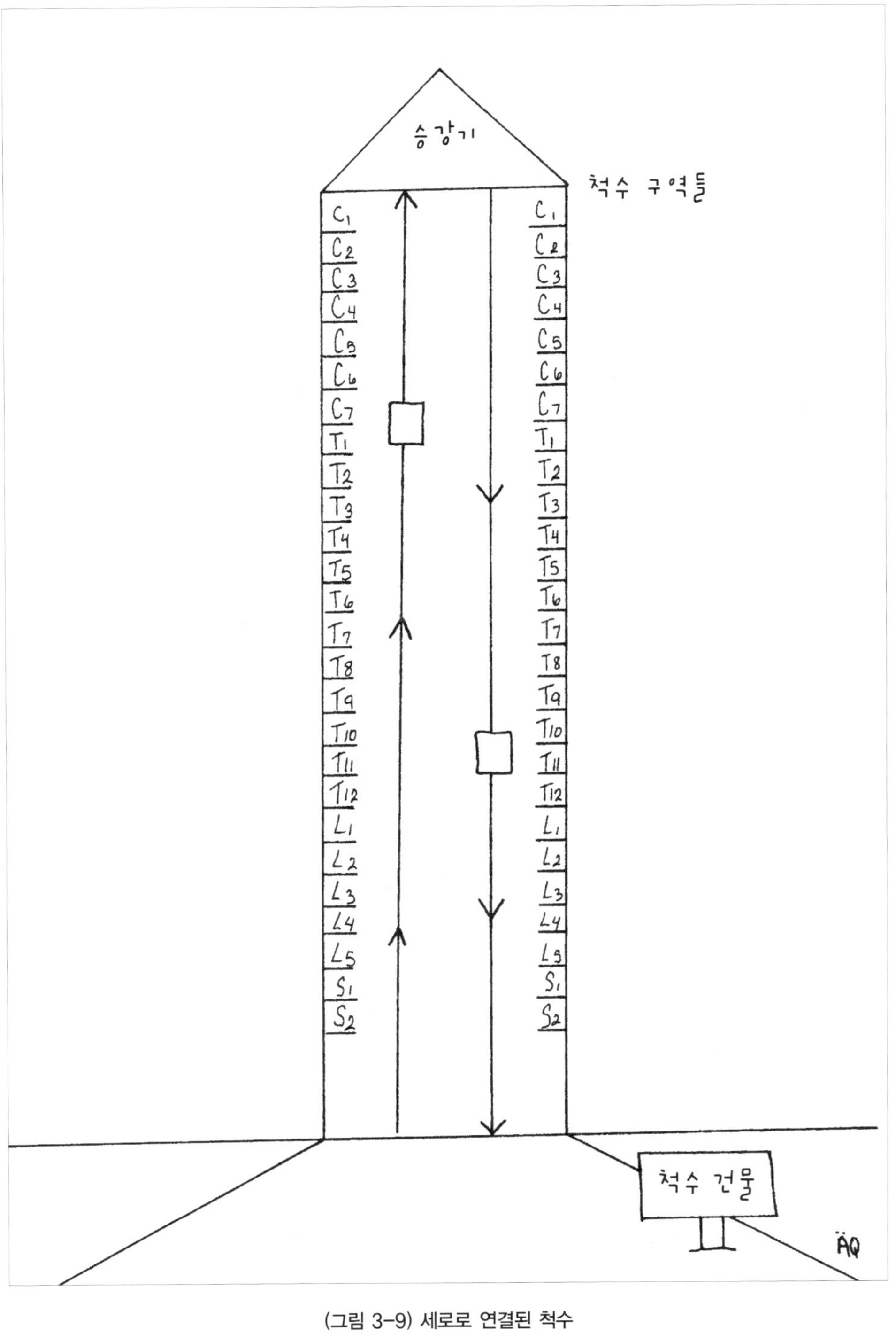

(그림 3-9) 세로로 연결된 척수

척수는 건물 안의 모든 층을 갈 수 있는 승강기처럼 통신을 척수체절들을 지나 위아래로 보낸다.
척수체절들은 건물의 층이라고 할 수 있다. 그러므로 척수체절들간의 신경전달은 승강기를 탄 승객처럼 이동한다.

척수체절

우리 몸은 척수처럼 수평적으로 나누어져 있다고 생각하는 것이 편하다. 이 척수가 머리부터 꼬리까지 이어지는 세로의 연결을 가지고 있다는 것은 잘 알려져 있지 않다. 이 수평적 연결은 앞에 이야기한 수평적 구역을 지나간다. 척수를 타고 오르락 내리락하는 신경자극은 건물 안에 있는 승강기에 비유된다(그림 3-9). 건물 안의 층들은 척수의 수평적 구역에 비유될 수 있고, 만약 승객이 어떠한 층에서 내렸다면 그 승객은 그 층 안의 어느 방이나 갈 수 있다. 신경자극이 특정한 근육이나 장기로 가는 것처럼 말이다. 만약 한 층으로 가고자 하는 승객이 많다면 군중이 너무 많아져 그 층의 모든 것에 영향을 끼칠 수도 있다. 이 과부하가 척수구역에도 일어날 수 있다. 이 과부하가 일어나면 우리는 그 척수구역을 '촉진' 되었다고 한다. 촉진된 척수구역은 신경분포의 정확성과 제어를 일부 상실하게 된다. 예를 들자면, 이미 신경자극이 과다한 곳에 하나의 신경자극이 더 들어가면 과부하를 일으킬 수 있고, 과부하가 일어나면 이 신경자극들은 척수로부터 정확한 지시를 받지 못한다. 결과적으로 근육경련이 일어날 수도 있다.

경이로운 성장

임신 3주가 끝나가면 여러 가지 일들이 벌어진다. 배아가 두뇌생성을 시작했다는 증거로 여러 굽이가 발견된다. 뇌의 큰 분할이 보이기 시작한다. 이는 눈과 귀의 전조로 각각 안포와 귀소포라고 한다. 1차 혈액순환계가 성립되고 흔적심장이 뛰기 시작한다. 입에서 항문까지의 소화관도 형성되어 있다. 소화관은 난황주머니와 연결되어 배아에게 영양분을 공급한다. 팔다리의 끝도 형성되어 있다. 원시구강 내에는 임신 3주에 나타나는 원시구강이라는 곁주머니가 있다. 임신 6주가 되면 원시구강은 시상하부 전엽이 되어 있다. 만약 원시구강이 시상하부 전엽이 되지 못하면 구강 안에 두개인두종이라는 종양이 생긴다. 물고기 안에서는 아가미가 되지만 인간 배아 안에서는 머리와 목의 여러 구조물을 만들 새궁 또한 존재한다. 중신이라는 배설기관도 존재한다. 중신은 비뇨기계통의 시작이다. 이는 3주 안에 일어난 것치고는 많은 성장이다.

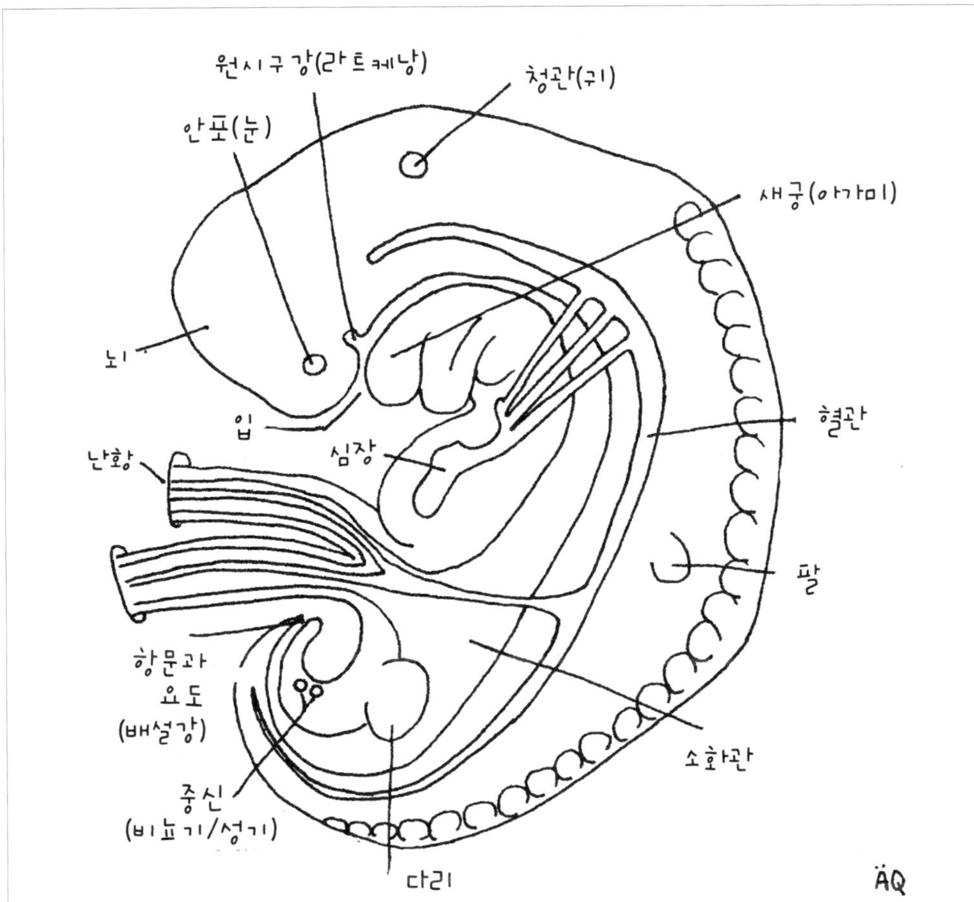

(그림 3-10) 3주가 끝난 배아

이 그림은 수정 후 3주 만에 이루어진 경이로운 성장을 보여준다.

4주는 더욱 빠른 성장이 이루어진다. 배아의 크기는 3~4밀리미터(1/8~3/16인치)이다. 배꼽의 전조가 생성되어 있다. 팔다리 역시 빠르게 성장한다. 지금은 배설강이라 불리는 항문과 직장이 발달하고 있다. 이 4주에 흔적심장은 왼쪽과 오른쪽으로 나누어져 있다. 2개의 방으로 시작하여 4개 방으로 늘어난다. 폐와 췌장이 등장한다. 얼굴이 더욱 발달하고 코구멍이 명확히 드러난다. 특수신경절과 운동신경의 뿌리가 보인다. 성장은 아주 빨리 진행되고 있다.

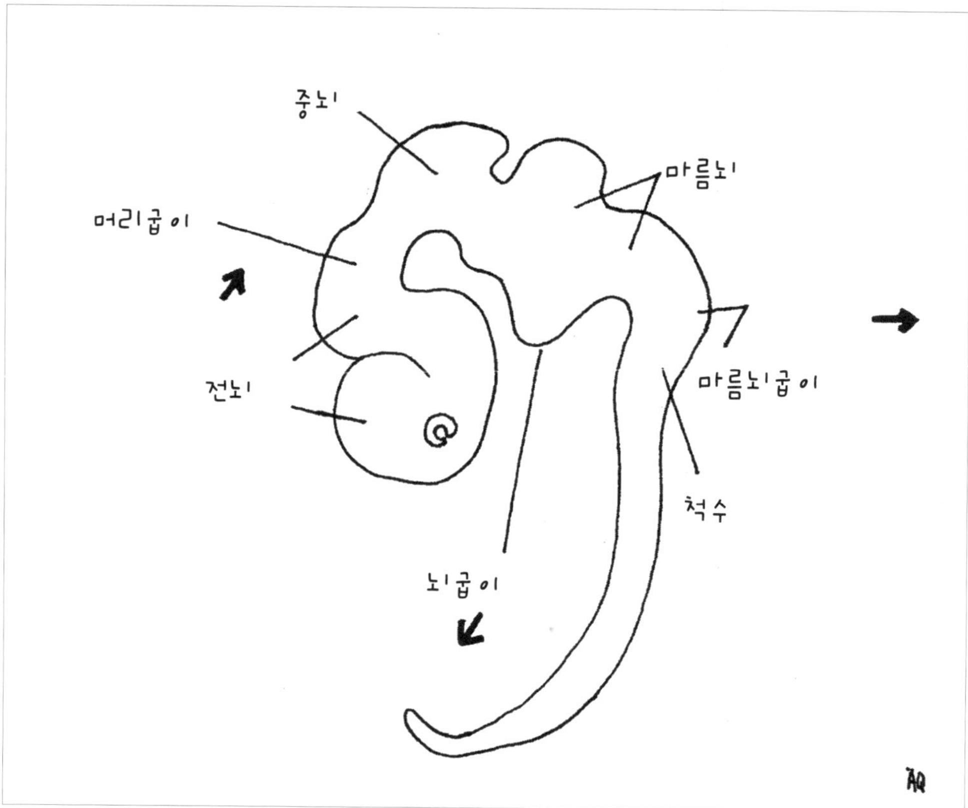

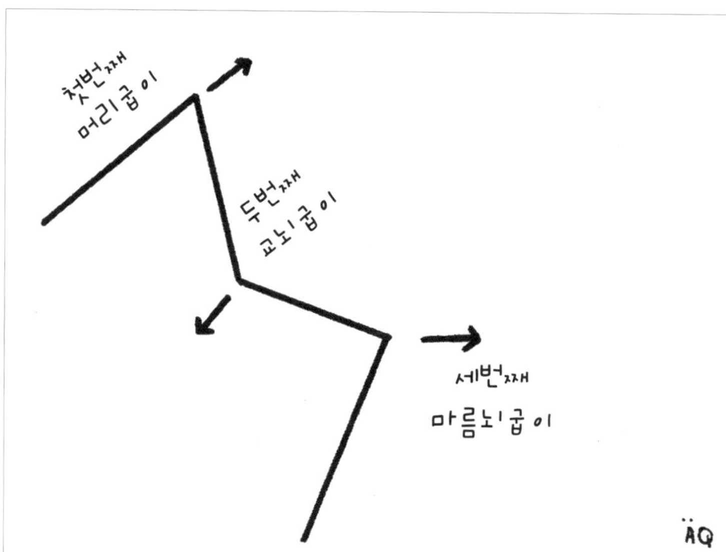

(그림 3-11) 중추신경 발달과정의 굽이

임신 3~4주에 일어나는 중추신경계의 굽이가 위에는 해부학적으로,
아래는 그림으로 보여지고 있다.

뇌와 척수

이제 뇌와 척수, 중추신경이 얼마나 발달하고 있는지 살펴보자. 3~4주에 배아의 굽이는 거의 완성된다. 이 굽이들의 중요성은 뇌의 발달에 영향을 미친다는 것이다.

첫 번째로 머리굽이를 살펴보자(그림 3-11) 이 굽이는 전뇌가 척삭의 앞으로 굽어질수 있게 한다. 척삭이 배아의 머리부분까지 진출하는 것을 척삭앞판이 막아준다는 것을 기억하자. 이제 전뇌는 척삭의 머리부분을 둘러싼다. 두 번째로 교뇌굽이는 사실 전뇌 바로 뒤에 있는 중뇌에 있다.

비슷한 시기에 마름뇌굽이가 뇌와 척수 사이에 나타난다(그림 3-11). 이 굽이는 거의 직각에 가깝게 굽어 뇌가 척수 앞으로 오게 한다. 세 번째로 교뇌굽이가 앞의 두 굽이 약간 뒤에 나타나는데, 머리굽이와 마름뇌굽이와는 반대방향으로 굽어 있다.

3번째 주 중에는 신경관의 머리 부분에 3개의 소포가 나타난다. 소포란 작은 수포를 말한다. 이 3개의 소포는 전뇌, 중뇌, 마름뇌(능형뇌)가 된다.

이 3개의 뇌 중 2개는 더욱 분화된다. 전뇌는 가장 앞에 있는 종뇌와 그 뒤에 있는 간뇌로, 마름뇌는 후뇌와 연수로 나누어진다. 중뇌는 더 이상 나누어지지 않는다.

앞에서 말한 5개의 부분에서 잘 알려진 부분들은 다음과 같다.

Ⅰ. 전뇌

A. 종뇌

1. 대뇌반구 2. 종말 3. 두 개의 측뇌실과 제3뇌실의 부분

4. 측뇌실과 제3뇌실을 연결하는 몬로공

B. 간뇌 (전뇌의 뒷부분)

1. 시상 2. 시상하부 3. 시상후부 4. 시상상부 5. 시상저부 6. 제3뇌실의 부분

Ⅱ. 중뇌

A. 덮개

B. 대뇌다리(중뇌의 앞부분)

C. 뒤판

D. 대뇌다리

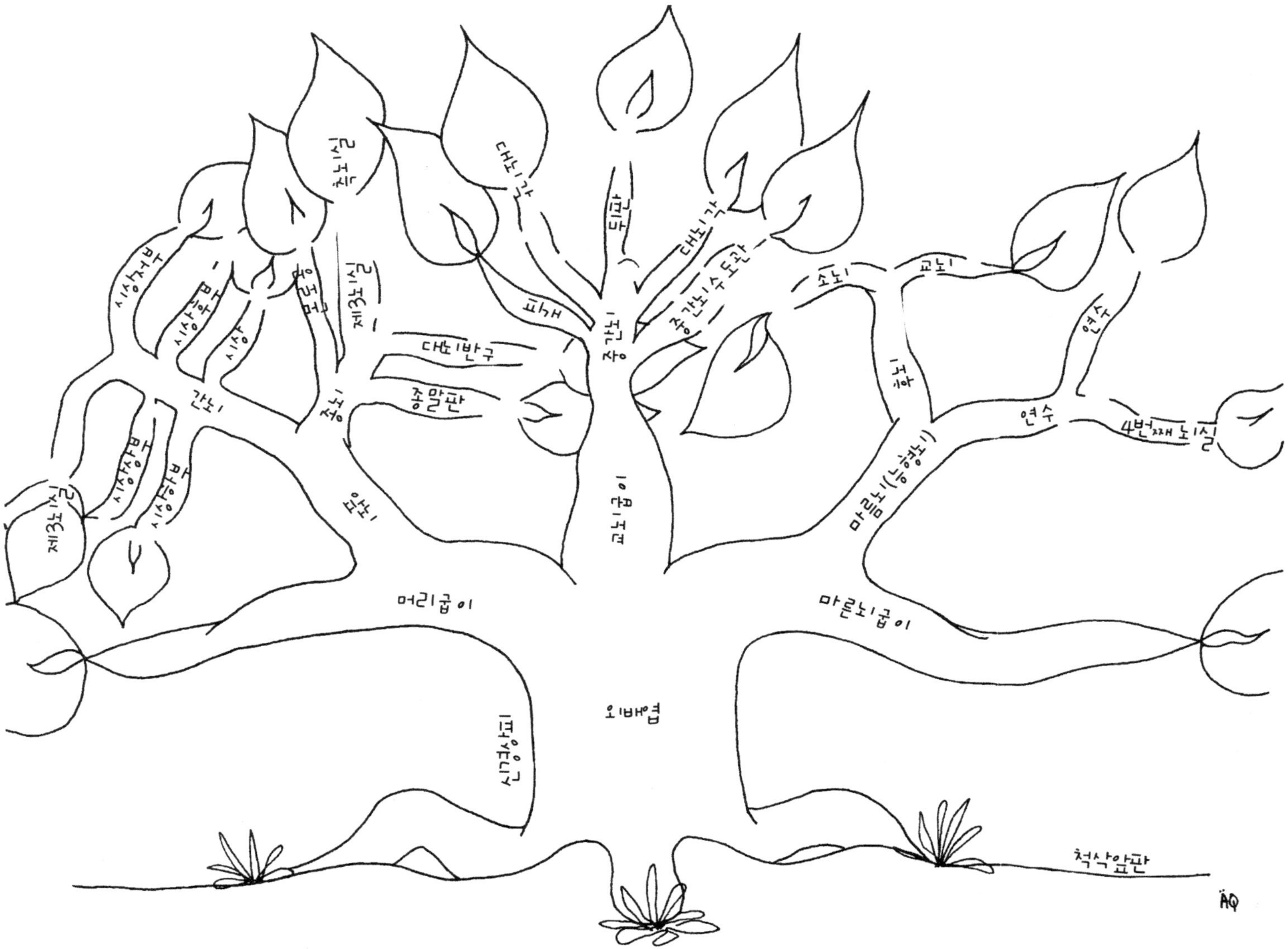

(그림 3-12) 생명의 나무

척삭앞판이 원시줄무늬를 머리까지 자라지 못하게 한다. 또한 입과 목의 형성에 기여한다. 외배엽은 중추신경계의 근원이 된다. 그것은 신경상피세포에서 비롯된다. 이 그림은 화가가 외배엽에서 두뇌의 분화과정을 그림으로 나타낸 것이다.

E. 중뇌수도관 (제3뇌실과 제4뇌실을 연결)

Ⅲ. 마름뇌(능형뇌)

A. 후뇌

1. 교뇌 2. 소뇌

B. 연수

1. 연수 2. 제4뇌실

이 뇌의 부분들이 어떤 일을 하는지 자세히 살펴보기 전에 두개골과 척수, 척주에서는 어떤 일이 일어나고 있는지 살펴보자.

두개골 형성

3번째와 4번째 주 중에 척삭이 중배엽을 둘러싼 연골모세포의 생성을 유발한다. 연골모세포는 연골을 만든다. 이 연골모세포는 연골로 이루어진 두개골의 바닥판을 만든다. 이 바닥판은 결국 칼슘을 공급받아 단단한 뼈가 된다. 사실 4개의 체절이 접형골안장(뇌하수체가 두개골의 바닥으로 떨어져 내리는 곳)과 뒤통수 사이에 바닥판이 만들어지는 데 기여한다. 첫 번째 후두부 체절은 사라지고 나머지 3개의 체절이 결합해 연골로 만들어진 바닥판을 만드는 것이다.

2개의 연골생산지가 척삭 옆으로 가로로 뻗어나간다. 척삭의 존재가 연골을 척삭으로부터 떨어져 있게 하는 것같다. 이런 식으로 후두공이 만들어진다. 이 구멍은 뒤통수에 위치하여 척수가 지나가 뇌와 하나될 수 있게 한다.

그 후 연골이 생성되어 두개골에 받침을 마련한다. 두개골의 겉 부분은 원시두뇌를 둘러싸고 있는 막에서부터 나온다. 이 막은 석회화되어 두개골을 형성한다. 이 석회화과정은 거의 임신 전기간을 통틀어 일어난다. 그리고 이는 유아기 때 숫구멍이 닫힐 때까지 계속된다(그림 3-13, 3-14).

척수 형성

임신 3~4주의 척수 발달은 유도의 좋은 예이다. 척삭이 배아원반의 외배엽 밑에 있는 중배엽에서 형성된다는 것을 기억하자. 이 척삭은 외배엽이 두꺼워지게 만들어 신경판을 생성한

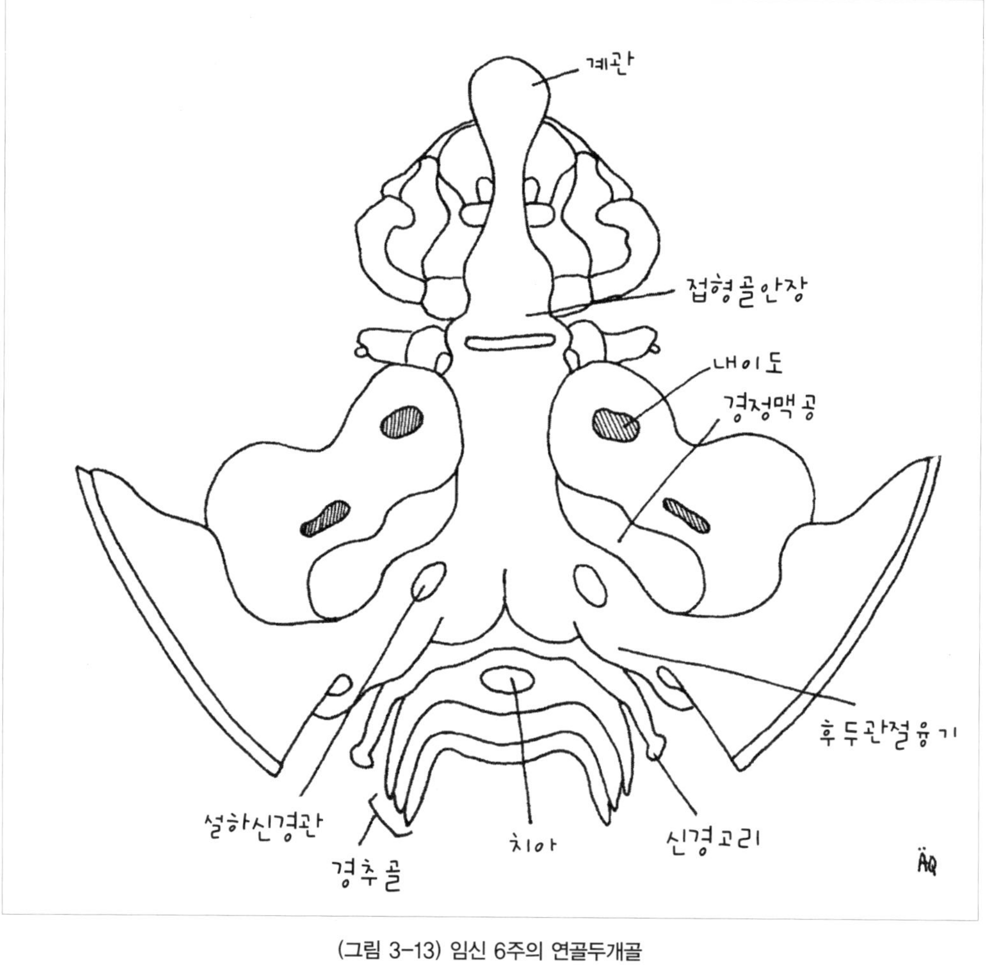

(그림 3-13) 임신 6주의 연골두개골

연골두개골은 두개골의 바닥을 이룬다. 연골두개골은 연골로 만들어져 있다. 계관은 바닥 앞부분에서부터 뻗어올라간 두꺼운 뼈이다. 접형골안장은 접형골이 움푹 들어간 부분으로 뇌하수체가 자리하고 있다. 측두골 안에 측두골과 뒤통수가 만나는 부분 근처에 내이도가 위치한다. 이 길은 청각기관과 두개골의 안쪽을 이어주는 역할을 한다. 후두관절융기는 두개골과 1번 경추가 만나는 부분이다. 경정맥공은 뒤통수와 측두골들 사이에 있다. 이 구멍들은 두개골에서 피가 빠져나가는 정맥과 두개골을 빠져나가 신체장기와 근육들로 연결되는 9번, 10번, 11번 뇌신경이 지나갈 수 있게 한다. 이 신경들은 36절에 자세하게 나와 있다. 설하신경관은 설하신경을 뇌에서부터 뒤통수를 지나 혀까지 이어지게 해준다. 치아는 2번 경추에서부터 위로 뻗어나온 뼈로써 1번 경추가 이 뼈를 따라 돈다. 신경고리란 경추골의 전조이다.

다. 이 신경판은 신경주름이라는 두 개의 평행능선을 만든다. 이 신경주름은 사이에 고랑이 있다. 이 고랑을 신경고랑이라 부르고 중배엽 위에 있는 척삭 바로 위에 놓인다. 신경주름은 신경고랑의 지붕처럼 자라 신경관을 형성한다. 신경관은 미래의 척수이다(그림 3-15). 신경관이 만들어지면 척삭은 사라져 버린다. 척추동물들을 연구한 결과 척삭에 문제가 발생하면 척수와 척주가 기형이 되고 아예 생성이 되지 않을 수도 있다고 밝혀졌다. 척삭은 나타나서 척수와 척주의 발달을 유도하고 사라진다.

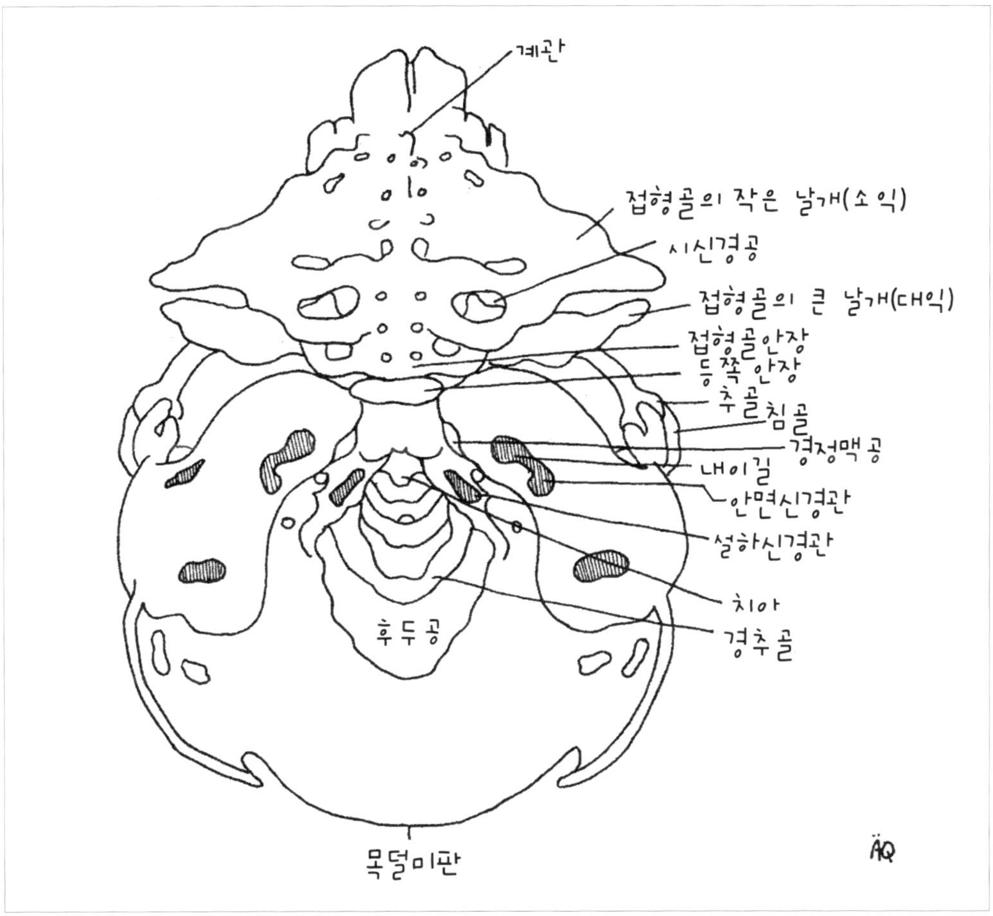

(그림 3-14) 11주의 연골두개골

그림 3-13과 비교해서 5주 동안 많은 일이 일어났음을 알 수 있다. 척수는 후두공을 통해 척수관으로 빠져나간다. 추골과 침골은 소리를 전달하는 귀 속에 있는 작은 뼈이다. 접형골은 모양을 갖추어가고 있다. 시신경공은 안구에서 뇌까지 이어지는 시신경이 지나가게 해준다.

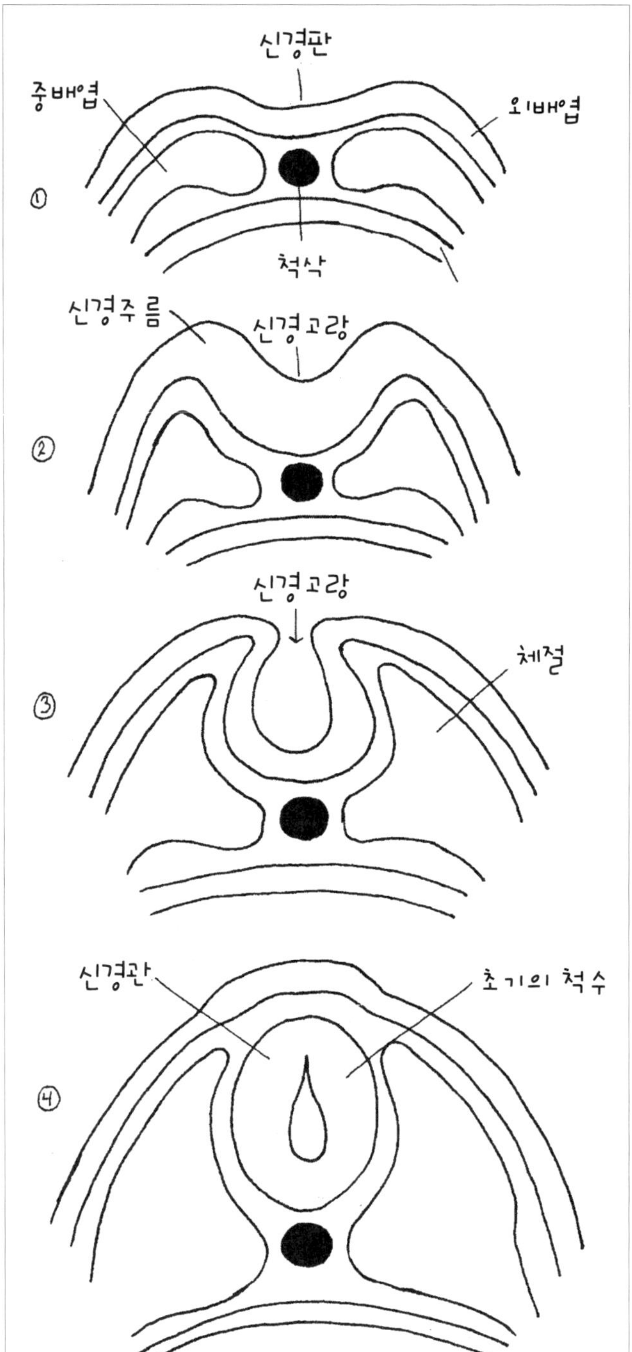

(그림 3-15) 척수의 발달과정

신경판에서 신경고랑을 거쳐
신경관이 되는 과정을 잘 보기 바란다.
신경관은 초기의 척수이다. 이 그림은 단면도이다.

척수의 발달과정을 살펴보도록 하자. 신경관이 척주관이 된다. 신경관을 둘러싸고 있는 세포가 척수가 된다. 임신 4주에는 척수조직이 많이 발달된다. 척주관을 둘러싸고 증식하는 세포는 3중으로 되어 있다. 척주관 바로 옆에 있는 세포들은 신경상피세포라 한다. 두 번째 층은 외투층, 세 번째는 가장자리층이라 한다.

짧은 시간내에 정확하고 신속한 특화가 이루어진다. 외투층에서는 신경모세포가 급성으로 증식한다. 신경모세포는 뉴런(성체 신경세포)의 근원이 된다. 신경모세포가 증식하고 나서는 더 이상의 유사분열은 일어나지 않는다.

이 신경모세포의 증식은 외투층을 현저하게 두껍게 한다. 그와 동시에 경계고랑이 척수의 중간을 가로질러 자라난다. 척수는 배아 안에서 세로로 존재하기 때문에 이 경계고랑은 척수를 앞과 뒤로 나눈다. 이 앞부분은 자극을 내보는 역할과 척수의 운동을 담당한다. 뒷부분은

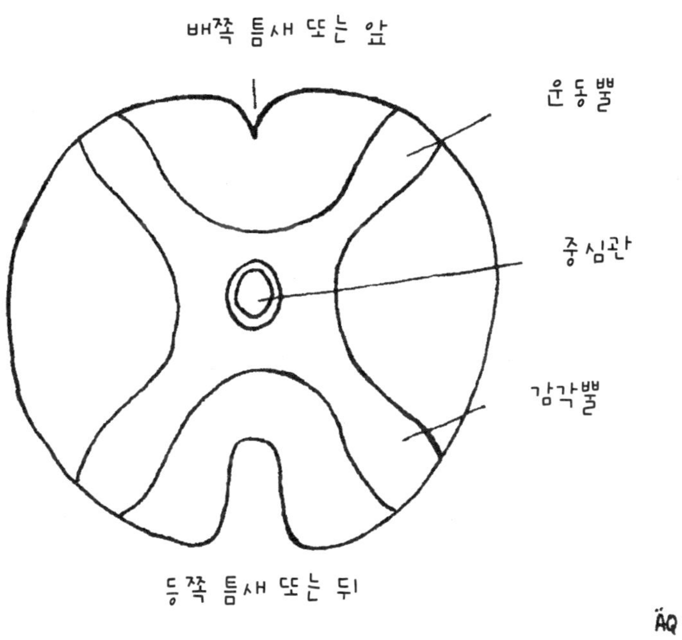

(그림 3-16) 척수의 단면

운동뿔과 감각뿔은 분절의 유출이나 몸의 가로층에 종사하는 신경을 나타낸다.
중심관은 뇌척수액으로 가득 차있다. 보여진 다른 부분들은 수직으로 뻗은 신경들로 차있다.
이 신경들은 척수 위아래로 자극을 보낸다.

감각자극을 받아들이는 기능을 한다(그림 3-16). 앞에서 말한대로 척수의 오른쪽과 왼쪽을 이어주는 신경세포가 많이 존재하는데 이들을 사이신경세포라 한다. 사이신경세포 중에는 두개 분절의 앞뒤를 연결해주는 세포들과 척수구역을 위아래로 연결해주는 세포들도 있다.

임신 4주가 지나면 가장자리층에 신경섬유가 등장한다. 이 층은 말초신경절에서 신경절신경섬유를 받아들이는데 매우 복잡하다. 아래 그림을 보라. 특히 이 경우는 백문이 불여일견이다(그림 3-17).

이러한 과정에서 가장 놀라운 점은 이 발달과정에서 몇 백만에서 몇 십억 개에 달하는 어린 뉴런들이 제자리를 찾아가는 것이다. 이들은 아주 정확하게 자기 자리를 찾아가며, 자기 자리를 찾은 후에 3~4 피트되는 연결섬유를 내보내면, 이 역시 다른 연결섬유들의 미로를 뚫고 각

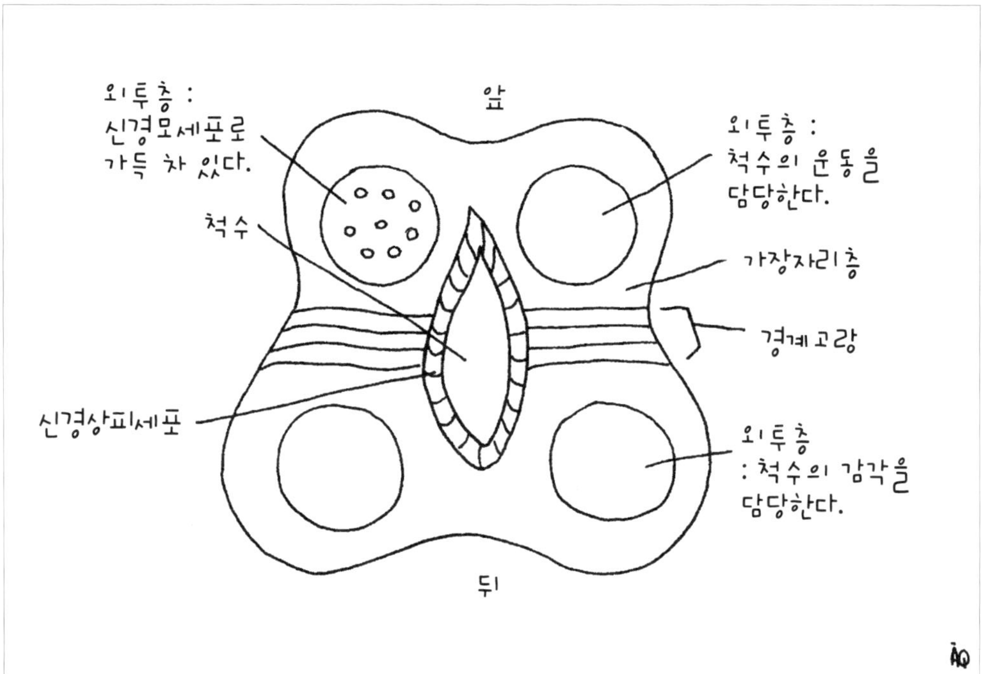

(그림 3-17) 임신 4주 된 배아의 척수 단면도

이는 4주 된 배아의 척수 단면도이다. 경계고랑은 척수를 앞과 뒤로 나눈다. 이 과정에서 경계고랑은 척수 앞부분의 신경자극 출력과 뒷부분의 신경자극 입력을 나눈다. 이들은 운동계와 감각계라 한다. 이 발달과 정리과정에서 경계고랑이 둘의 교신을 완전히 차단한다. 신경상피세포와 외투층, 가장자리층에 관하여서는 글을 참조하길 바란다. 척주관은 뇌척수액으로 가득 차 있다.

자 정해진 위치를 찾아간다. 그 후에 이들은 제 역할을 제대로 수행하게 된다. 이는 상상을 초월하는 효율적인 과정이다. 현재 그 원리를 알아내기 위해 많은 연구가 진행되고 있다. 이어지는 글에 이 매력적인 연구결과를 조금 다룰 것이다.

이 발달의 결과물은 위 아래, 그리고 양 옆으로 자극을 전달하는 척수이다. 이 자극들은 거의 모든 경우에 자신의 목적지를 찾아간다. 성숙한 척수는 두뇌에 자극을 전달하지 않고 본능적으로 반응하는 기능도 갖고 있다. 우리의 신경계가 어떻게 생겨났고 어떻게 작동하는지는 놀랄만한 경지에 이르러 있다.

척수 분할

다음 내용으로 넘어가기 전에 척수 분할이 무엇이며 그 의미하는 바가 무엇인지 알아보자. 분할이란 각 층마다 구조물 형식의 반복이라고 할 수 있다. 이 분할의 구조는 모든 척추동물의 척수에서 발견된다. 인간의 배아에서도 초기단계(3주)에 명확히 드러난다. 척수구역은 나란히 배열되어 있는 체절에 신경을 분배한다. 그러므로 각각의 체절은 각각의 척수구역의 척수신경을 유일하게 가지고 있다.

이렇게 구역적으로 연결된 척수와 체절은 척수의 장기와 조직에 대한 제어능력과 영향력의 근원이 된다. 이 구역적인 연결 덕분에 척추를 조작하는 게 그 척추와 구역적인 연결을 공유하는 장기에게 좋을 수 있는 것이다. 예를 들어, 4번째 등뼈를 제대로 조작한다면 심장근육에의 혈액 공급을 늘릴 수 있고 이는 심장근육에 더욱 많은 산소를 공급하여 심장병예방에 도움을 줄 수 있다. 이러한 효과가 일어나는 이유는, 심장과 4번째 등뼈가 같은 척수구역적 연결을 공유하고 있고 그 등뼈가 '끼인' 상태였을 수 있기 때문이다. 이 끼인 상태는 그 척수구역에 과다한 신경자극을 줄 수 있다. 결과적으로 같은 구역에 있는 모든 장기들이 과다활동 및 과민반응을 보이게 되는 것이다. 심장근육에 혈액을 공급해 주는 동맥이 수축하여 필요한 만큼의 혈액을 공급해 주지 못할 수도 있다는 것이다. 또한 혈액이 흐르는 근육이 수축하여 혈액공급을 방해할 수도 있다.

척수의 구역이 분할되면 이를 신경분절이라 한다. 이 신경분절은 척수의 두꺼운 부분으로 나타나서 척수가 마치 실에 꿰인 구슬 같은 모습으로 비춰진다.

척주는 척수보다 빨리 자라 더 길이가 길어진다. 임신 6주가 되면 척수는 척주관의 천골 부근에 이른다. 출생시에 척수는 척주관 속의 3번째 요추까지밖에 닿지 않는다. 어른이 되면 척수는 첫째와 둘째 요추 사이의 원반에 닿는다(그림 3-18). 이는 척수의 뿌리가 척수의 짧은 길이를 보상해야 한다는 것을 뜻한다. 척수 끝에서 나와 천골쪽과 허리 밑쪽으로 척주관을 통해 나오는 뿌리를 말총이라 한다.

척주

임신 4주에 경절의 세포가 새로 생성되는 척수와 척삭을 감싸기 위해 이동한다. 경절은 체절이 3개로 나누어진 것 중의 하나라는 것을 기억하자. 다른 두 개는 근절과 피절이다. 또한

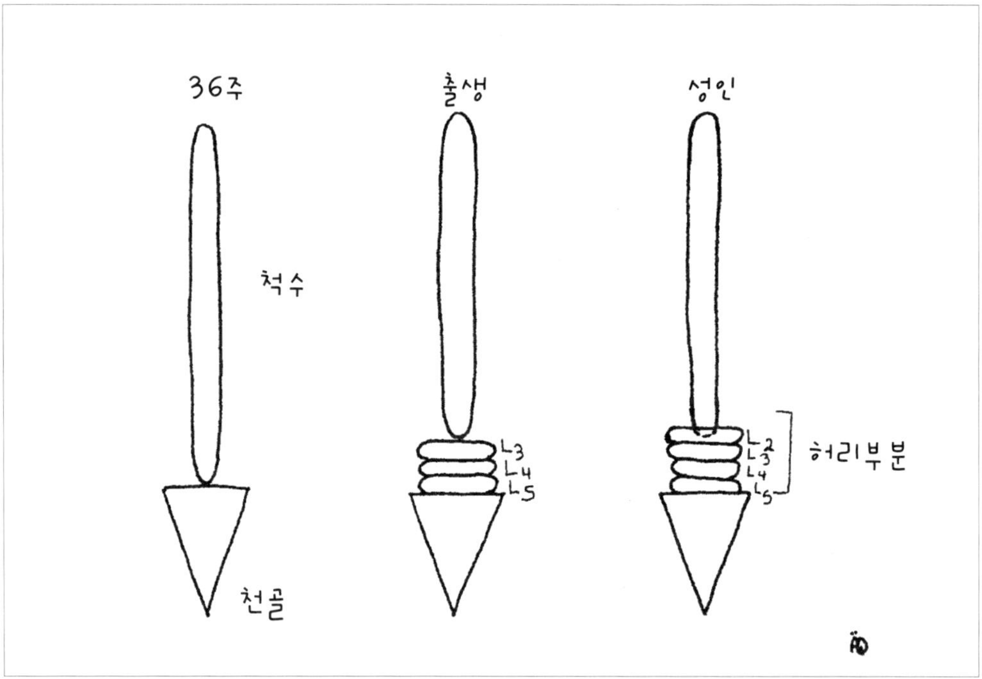

(그림 3-18) 척수의 길이

이 그림은 척수와 척주의 길이의 차를 표현한 그림이다. 임신 36주에는 길이가 다르지 않다.
출생시에는 척수는 3번째 요추까지밖에 오지 않는다. 성인이 된 후에는 척수는 2번째 요추 위에서 끝난다.
신경근이 이 길이의 차이를 보상해 준다.

척삭이 척수, 체절, 척주의 형성을 유도한다는 것도 기억하자. 이들이 형성되기 시작하면 척삭은 사라진다.

경절의 세포가 척수를 둘러싸는 과정에서 앞서 말한 구역분할의 형식이 경절의 세포에서도 일어난다. 잠시 후 단단한 세포덩어리가 각 구역에 생성된다. 이 단단한 세포덩어리는 추골이 된다. 이 단단한 덩어리들 사이에는 부드럽고 밀도가 낮은 조직이 있어 이 덩어리들을 연결해 준다. 이 부드러운 결합조직은 척추절간동맥을 포함한다.

조금 후 붙어 있는 마디들의 위아래가 통합되면서 척추를 형성한다. 이렇게 마디 사이에 있는 척추원반이 경절 중심에 위치하는 것이다. 그러므로 각각의 추골은 마디 사이에 있다. 추골은 두 개의 체절 혹은 경절을 이어준다. 경절의 중심에 있는 것은 척추원반이지 척추뼈몸통이 아니다.

척삭은 수핵(척추원반의 중심)의 생성을 유도한다. 이 원반이 형성되면서 추골에 의해 척삭은 끊어질 수밖에 없다. 이것으로 척삭은 소멸되기 시작한다.

임신 4주가 끝나가면 척주와 원반, 지탱하는 부드러운 조직들, 혈관계통, 신경공급의 청사진과 기초가 자리잡아 있다. 남은 임신기간 동안 이 기관들은 성장하면서 점점 가다듬어진다.

6_ 5주 된 배아
The Fifth Week of Embryonic Life

총체적 성장

임신 5주가 되면 배아는 머리부터 꼬리까지 5~8밀리미터(1/5~1/3인치 정도)의 길이가 된다(그림 3-19). 이 길이는 머리부터 꼬리까지를 잰 길이이다. 그 이유는 배아의 다리는 굽혀져 엉덩이부위에 가 있어 X선이나 초음파로 찍은 사진에서는 그 길이를 재는 것이 거의 불가능하기 때문이다.

앞에서 우리는 배아의 팔과 다리가 원시적인 모습으로 발달한 것을 보았다. 임신 5주에 배아의 팔과 다리의 끝에 손과 발이 보이기 시작한다. 팔이 다리보다 빨리 자란다.

동시에 배아의 머리부분도 많은 성장을 보인다. 배아의 눈, 코, 귀의 구분이 명확해진다. 뇌하수체의 형성도 5주에 시작된다. 구강 안에 있는 원시구강은 임신 5~6주에 닫혀, 접형골안장이라는 입 위에 두개골의 받침을 만드는 뼈에 동굴과 같은 구멍을 형성한다. 이 두개저안장이 있는 뼈는 접형골이라 한다(그림 3-20). 접형골안장은 뇌하수체를 수용한다. 임신 5~6주에 원시구강이 닫히지 않으면 두개인두종이라는 종양을 유발한다. 머리인두종이란 원시구강의 경로에 따라 발생하는 수포이다. 이 닫히지 않은 원시구강은 배아의 구강과 접형골안장을 연결하는 통로를 만든다. 이 통로에는 하나 이상의 두개인두종이 생길 수 있다.

또한 5주에 어머니와 배아를 잇는 핏줄이 배아를 둘러싸고 있는 막 중 하나에 형성된다. 이를 요막이라 한다. 심장에서 나오는 원시대동맥이 대동맥과 폐동맥으로 나뉜다. 이로써 처음

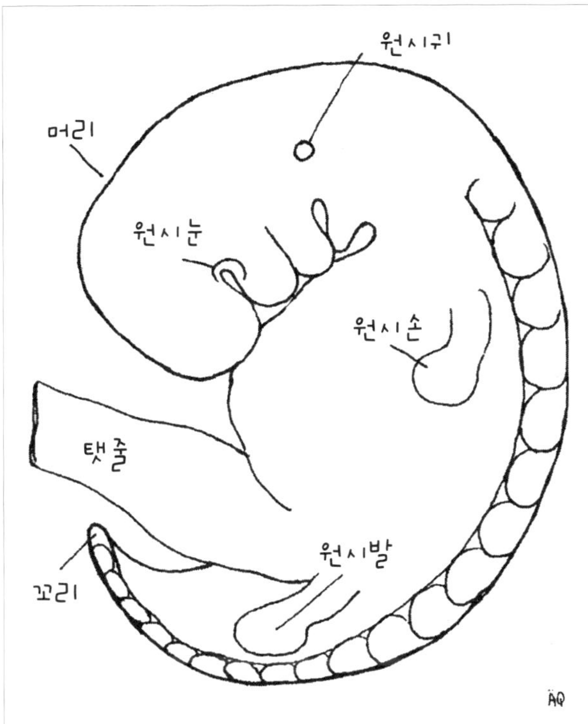

(그림 3-19) 임신 5주 된 배아
임신 5주 된 배아는 머리부터 꼬리까지 약 5~8밀리미터이다.
이 그림은 옆에서 본 그림으로 해부학적 부위들의 시작이 표시되어 있다.

두방심장이 네방심장으로 분리된다(그림 3-21).

오른쪽 심장은 정맥을 통해 들어오는 혈액을 위쪽 심방에 받는다. 이 산소가 별로 없는 혈액은 오른방실판막을 통해 아래쪽 심실로 흘러들어간다. 이 심실은 혈액을 폐로 보내 산소를 보충하게 한다. 폐는 탄생시에 산소공급기로의 역할을 시작할 것이다. 왼쪽 심방이 폐로부터 산소를 보충한 혈액을 공급받아 승모막판을 지나 왼편 심실로 보낸다. 왼편 심실은 산소로 충만한 혈액을 대동맥을 통해 동맥계로 보낸다(그림 3-22). 이 발달을 두방심장이 네방심장이 되고 원시대동맥이 대동맥과 폐동맥으로 나뉘는 과정이라고 할 수 있다.

대동맥과 폐동맥을 잇는 혈관을 동맥관이라고 한다(그림 3-23). 이 관은 폐가 산소공급기의 기능을 할 때까지 필요하다. 배아의 폐는 태어나서 숨을 쉬기 전까지는 혈액에 산소를 공급하지 않는다. 가끔 폐가 기능을 수행하기 시작한 후에도 동맥관이 닫히지 않는 경우가 있는데

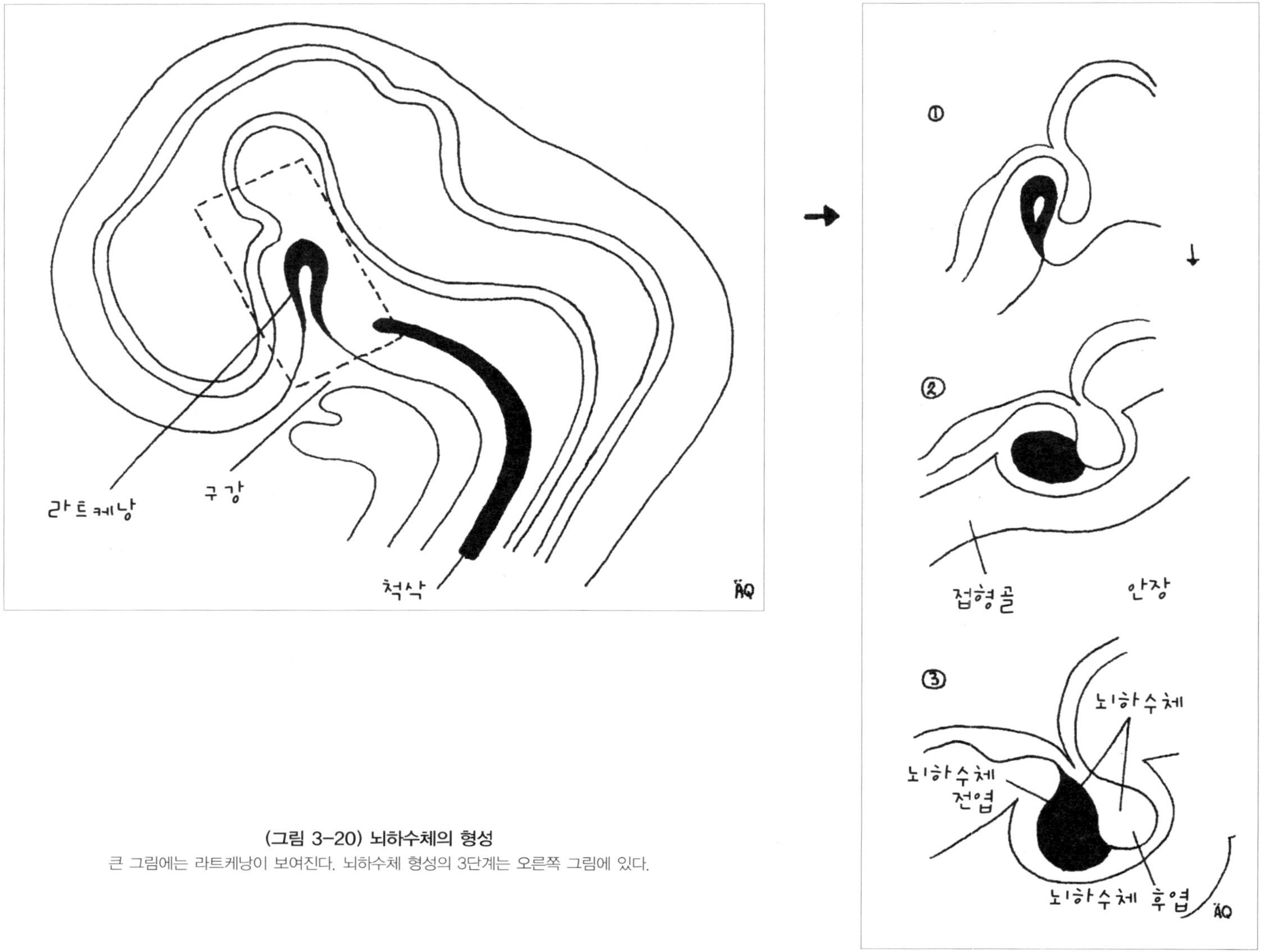

(그림 3-20) 뇌하수체의 형성

큰 그림에는 라트케낭이 보여진다. 뇌하수체 형성의 3단계는 오른쪽 그림에 있다.

수술이 필요하다.

임신 5주 일어나는 일에는 생식선(난소와 고환)의 발달도 있다. 뮬러관 역시 보이기 시작한다. 이 관은 콩팥-방광계의 시작으로 소변을 보는 데에 이용될 것이다. 하악골과 쇄골 역시 명확해진다.

임신 5주에는 두뇌와 척수가 빨리 성장한다. 몸에서 들어오는 신경자극을 중추신경계로 전달하는 후근절에서는 어린 신경세포들이 척수에게 섬유를 보내기 시작한다. 이 섬유를 등감각신경근이라고 하는데 척수의 뒷부분과 연결된다. 척수 앞부분에서는 어린 뉴런들이 근육과 이어질 신경섬유들을 내보내고 있다. 이 앞부분의 발달은 운동신경계의 전초이다. 이는 내 손으로 하여금 지금 이 글을 쓸 수 있게 하고 당신의 손으로 하여금 이 책장을 넘길 수 있게 한다.

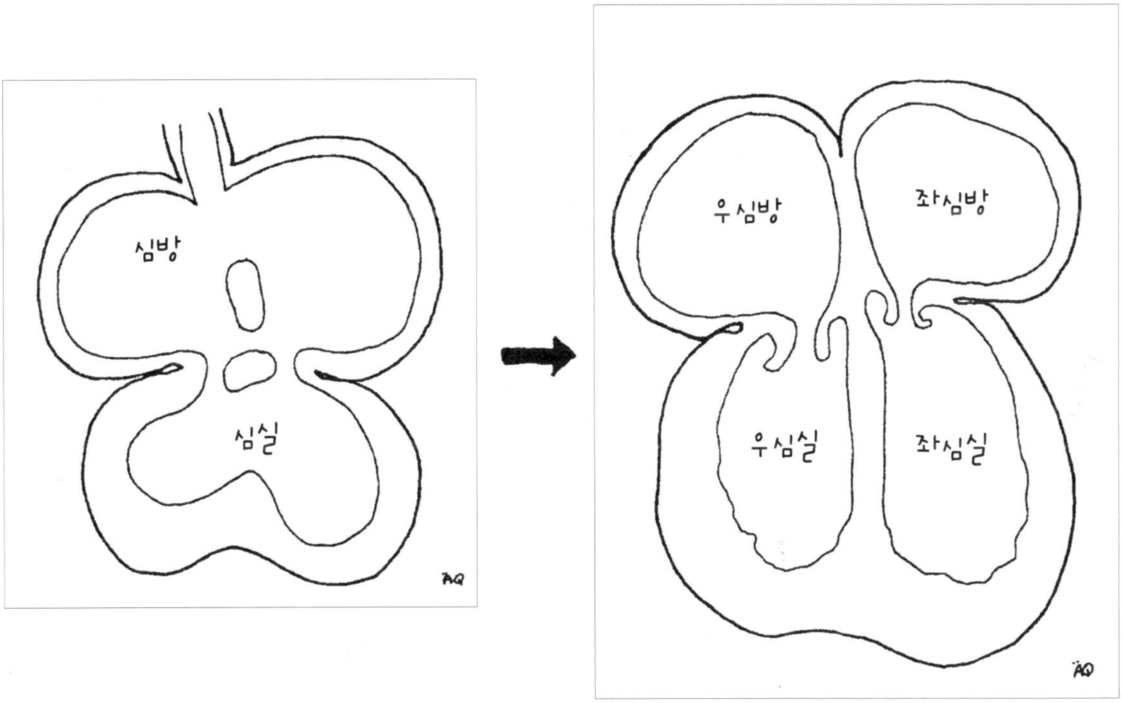

(그림 3-21) 2개의 방을 가진 심장이 4개의 방을 가진 심장이 되는 과정
임신 5주에 심장의 오른쪽과 왼쪽이 갈라진다. 이렇게 심장은 두 개의 다른 펌프가 되는 것이다.
오른쪽은 폐에게, 왼쪽은 몸 전체에 혈액을 공급한다.

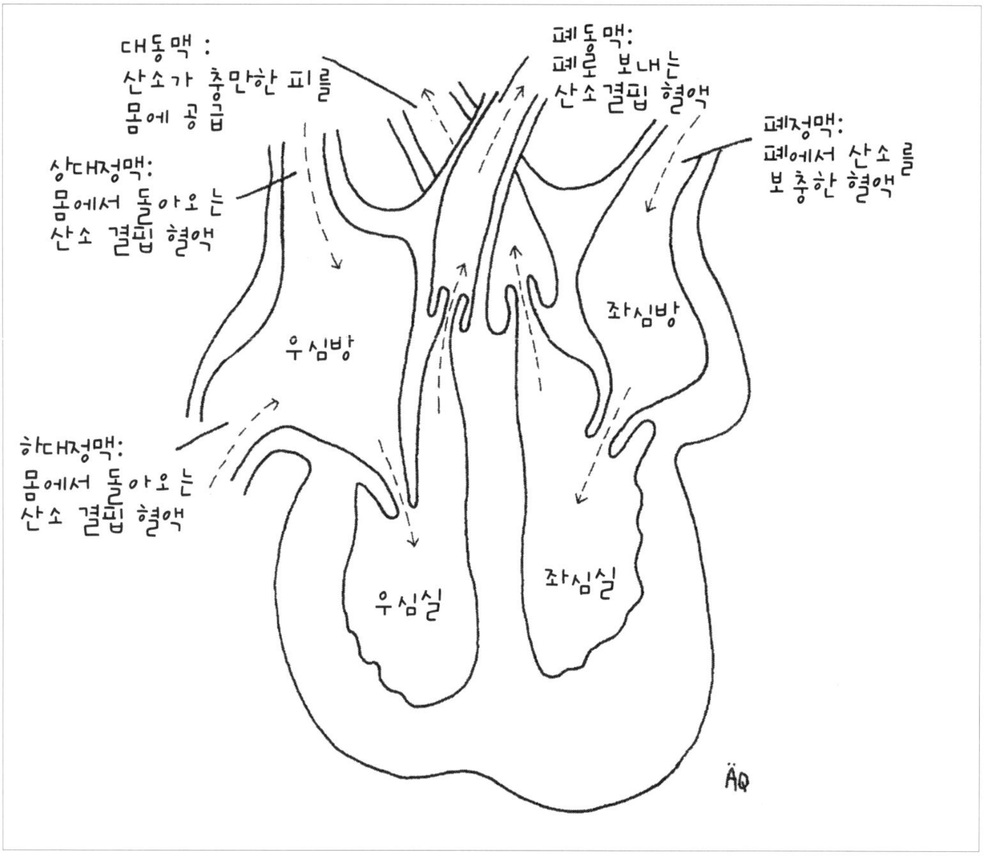

(그림 3-22) 네방심장을 지나가는 피

임신 5주가 지나면 네방심장이 역할을 수행한다. 그러나 배아의 폐는 태어나기 전까지는 산소공급기의 역할을 하지 않는다.

자율신경계

우리가 알지 못하는 영역에서 활동하는 자율신경계도 그 기초를 닦아가고 있다. 신경능선의 세포들이 신경고랑과 외배엽의 표면 사이에서 나와 척수 양 옆에 교감자율신경절을 형성한다. 이 신경절은 척수 속의 신경세포와 연결되어 있다. 이 신경절의 신경세포들은 부신, 심장근육, 여러 혈관들 속으로 신경섬유를 뻗는다.

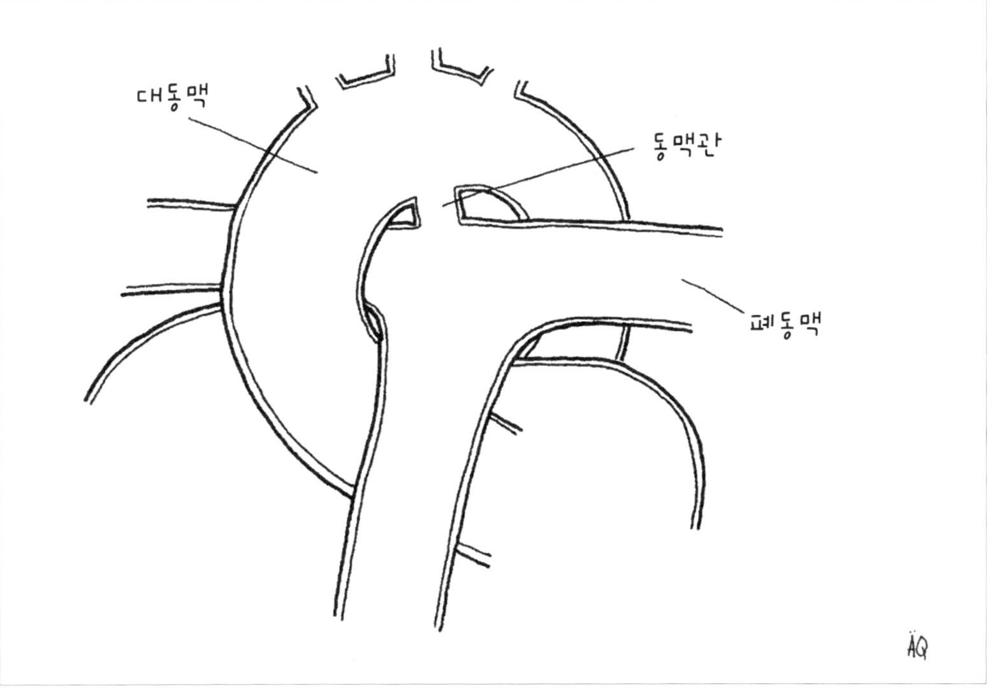

(그림 3-23) 동맥관

이 그림은 동맥관을 보여주고 있다. 이 관은 출생후 폐가 활성화될 때까지 열려 있어야 하며 그후에는 닫혀야 한다. 이 관이 닫히지 않는 것을 동맥관개존증이라 한다. 이 상태는 수술을 필요로 할 수 있다.

두뇌

두뇌 또한 임신 5주에 급성장한다. 이 주의 초기에는 대뇌반구가 신경관의 머리부분에서 급속도로 성장한다. 이는 전뇌를 두뇌의 다른 부분들과 갈라놓는 종말판 앞에서 일어난다. 앞에서 말한대로 전뇌는 임신 4~5주에 갈라져 종뇌와 간뇌를 이룬다.

중뇌는 종말판 바로 뒤에 있는데 전뇌나 마름뇌처럼 더 이상 갈라지지는 않는다. 중뇌는 뇌줄기의 부분으로 운동제어계의 중요한 부분이기도 하며, 눈의 움직임이나 동공의 확장이나 수축을 담당하는 천골신경을 포함하고 있다. 중뇌는 또한 청각반사와 장기를 제어하는 시스템의 일부분이면서 감각자극을 받아들이는 데에 중요한 역할을 한다. 중뇌를 지나가는 신경관 중앙에 있는 관내강에서는 중뇌수도관이 만들어지는데, 3번째와 4번째 뇌실을 연결해주는

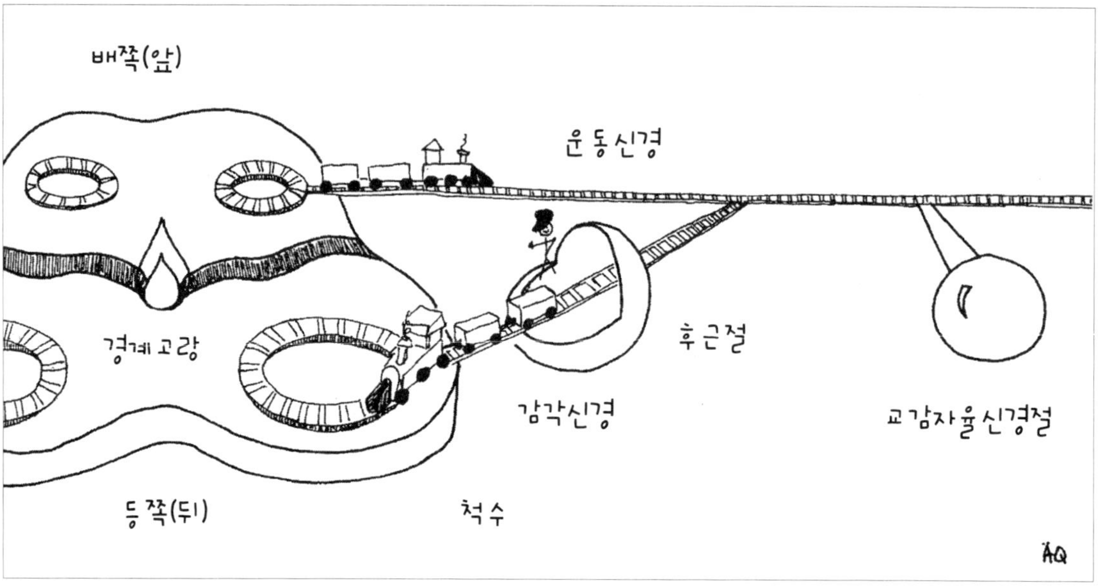

(그림 3-24) 경계고랑
경계고랑은 척수의 운동과 감각을 격리시켜 신경자극의 합선을 막으며 척수의 질서를 유지한다.

관으로 뇌척수액이 흐른다. 중뇌수도관이 기형이 되면 대부분 수두증이 발생한다. 이 관은 임신 5주에 처음으로 형성된다.

임신 5주에 마름뇌 역시 많이 바쁘다. 앞에서 말한 대로 마름뇌(능형뇌)는 교뇌와 소뇌가 되는 후뇌와 연수로 나누어진다. 또한 신경관의 관내강이 확장돼서 4번째 뇌실이 된다.

뇌가 두개골보다 빨리 자라나기 때문에 마름뇌에 있는 굽이들은 더욱 심해진다. 처음은 후뇌와 연수 사이에 있는 교뇌굽이이다. 이 굽이는 앞쪽으로 급하게 꺾여 있다. 마름뇌에 있는 두 번째 굽이는 등쪽으로 급하게 꺾여 있는 마름뇌융기이다. 마름뇌융기는 숨뇌와 척수 사이에 있다(그림 3-11).

마름뇌는 8~12번 뇌신경을 관장하는 사령부를 수용하고 있다. 8번 내이신경은 균형과 청각을 관장한다. 9번 설인신경은 미각, 침의 분비, 혀 뒷부분의 감각, 인두, 편도, 귀로 이어지는 관, 목동맥, 삼키는 데 필요한 운동과 인두근육을 관장한다. 10번 미주신경은 인두와 후두의 운동을 관장한다. 그리고 심장, 혈관, 기관, 기관지, 위창자길(마지막 2~3피트를 제외한)과 그들과 관련된 분비샘에 제어신경을 제공한다. 또한 수막, 귀, 고막, 미각, 연구개의 감각을 담당하고 목부위의 중요한 근육(승모근, 흉쇄유돌근)들의 움직임을 일부 담당한다. 10번 뇌신경은 가끔 분만 때에 두개골의 받침으로부터 압력을 받는다. 이로 인해 숨을 잘 쉬지 못하고 삼키는 것을 잘 못하는 아이가 될 수도 있다. 11번 부수신경은 운동을 담당한다. 이 신경은 후두, 인두, 연구개와 승모근과 흉쇄유돌근 같은 주요 목근육의 운동을 맡는다. 이 근육들의 제어는 미주신경과 공유한다. 12번 설하신경 역시 운동을 담당한다. 이 신경의 역할은 혀를 움직이는 것이다. 이 신경의 가지 중 일부는 목 위쪽의 작은 근육들과 연결된다.

경계고랑은 척수의 앞(운동)부분과 뒷(감각)부분을 갈라놓는다. 이 경계고랑은 사실 섬유질로 이루어진 장애물이며 척수에서 나와 능형뇌를 거쳐 중뇌까지 이르러 운동뉴런과 감각뉴런을 갈라놓는다.

이 5주 내에 뇌와 척수만이 아닌 배아 전체에서 일어난 많은 변화를 보았다. 1/5에서 1/3인치밖에 달하지 않는다는 것을 기억하자.

7_ 6주 된 배아

The Sixth Week of Embryonic Life

6주 된 배아는 머리부터 꼬리까지 10~14밀리미터(3/8~5/8인치) 정도로 자란다. 원시팔과 다리는 성장을 계속한다. 배아에게 난황을 공급하던 제소포는 성장을 멈추고 위축된다(그림 3-

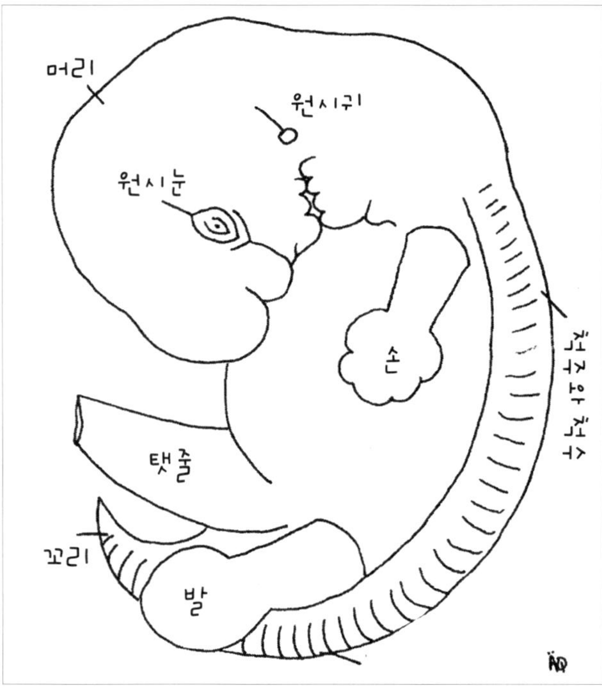

(그림 3-25) 6주 된 배아
배아는 더욱 정밀해졌다. 그러나 머리부터 꼬리까지의 길이는 역시 3/8~5/8인치밖에 되지 않는다. 손에는 원시손가락의 모습이 보인다. 이 주에는 눈과 귀가 더욱 명확해진다.

25).

또한 아가미 틈새가 사라진다. 척주에는 연골이 생성되기 시작하며 두개골과 늑골이 보이기 시작한다. 6주가 끝나면 혀, 후두(목소리상자), 이빨이 될 싹, 흔적갑상선, 콩팥, 방광, 성기가 다 생성되어 있다.

신경계와 뇌의 발달은 척수의 배부신경근(감각입력)의 발달까지를 포함해 말한다. 이 신경근의 발달은 임신 5주에 후근절이 척수에게 뿌리를 뻗음으로써 시작되었다. 이 과정은 후근절이 발달하면서 계속된다. 또한 임신 6주에 이 후근절들이 다른 장기와 조직들을 향해 섬유를 내보낸다. 이 신경섬유들이 혼란스러워 보이는 발달과정에서 어떻게 자신의 자리를 정확히 찾아가는지는 놀라움 그 자체이다. 이 신경섬유들은 경절, 근절, 피절내의 목적지를 정확히 찾아간다(그림 3-26). 이들은 말초장기와 조직들로부터 받은 신경자극을 척수로 중개할 것이다. 이 정보는 고통이건, 온도이건, 압력이건, 촉감이건, 따뜻함이건 두뇌의 적절한 부분으로 중개되고 선별, 판독되어 행동으로 옮겨지거나 의식에 전달될 것이다. 이 감각입력의 대부분은 우리의 의식에 전달되지 않는다. 만약 이 감각입력이 의식에 모두 전달되면 우리는 미쳐버릴지도 모른다. 오른쪽 콩팥, 왼쪽 콩팥, 간, 쓸개, 다리의 동맥, 창자에서의 느낌을 24시간 느낀다고 상상해 보자. 또한 피부, 근육, 뼈에서 느껴지는 감촉도 전달될 것이다. 이것을 감당할 수 있을까? 불가능한 일이다. 그러므로 이 감각입력을 선별하는 것은 우리의 생각과 정신건강에 좋다.

임신 6주가 끝나가면 다섯 개 뇌소포의 기초가 다져진다. 마름뇌소포는 연수와 후뇌로 나누어진다는 것을 기억하자. 중뇌소포는 더이상 분화하지 않는다. 전뇌소포는 교뇌와 간뇌로 나누어진다. 이 분할은 6주에 끝나고 나누어진 뇌는 성장할 준비가 잘 되어 있다. 이제는 마름뇌와 대뇌의 경계선이 뚜렷이 잘록해진다. 이 잘록한 부분이 중뇌를 가지고 있다.

임신 4~5주에 만들어지기 시작한 대뇌반구는 6주에 접어 들면서 급성장한다. 6주가 끝나가면 대뇌반구는 간뇌, 중뇌, 이번 주에 발달하기 시작한 소뇌를 덮는다. 이는 대뇌반구가 뇌의 약 4분의 3을 덮는다는 것을 뜻한다. 급성장으로 인해 대뇌반구들은 중간에서 서로에게 닿는다. 그래서 이들은 중간에서 납작해진다. 두 개의 반구가 서로에게 기대어 납작해지는데 이 사이에 경막(대뇌겸)이 있다. 이제 대뇌반구들은 밖으로 자라기 시작한다. 이 외쪽성장과 중간의 납작해짐은 둘 사이에 깊은 틈새를 만든다. 이 틈새를 종뇌열구라 한다(그림 3-27). 두 개의 반구를 나누고 그 틈새를 메우는 막은 대뇌겸이라 한다. 대뇌겸은 경막으로 이루어져 있다.

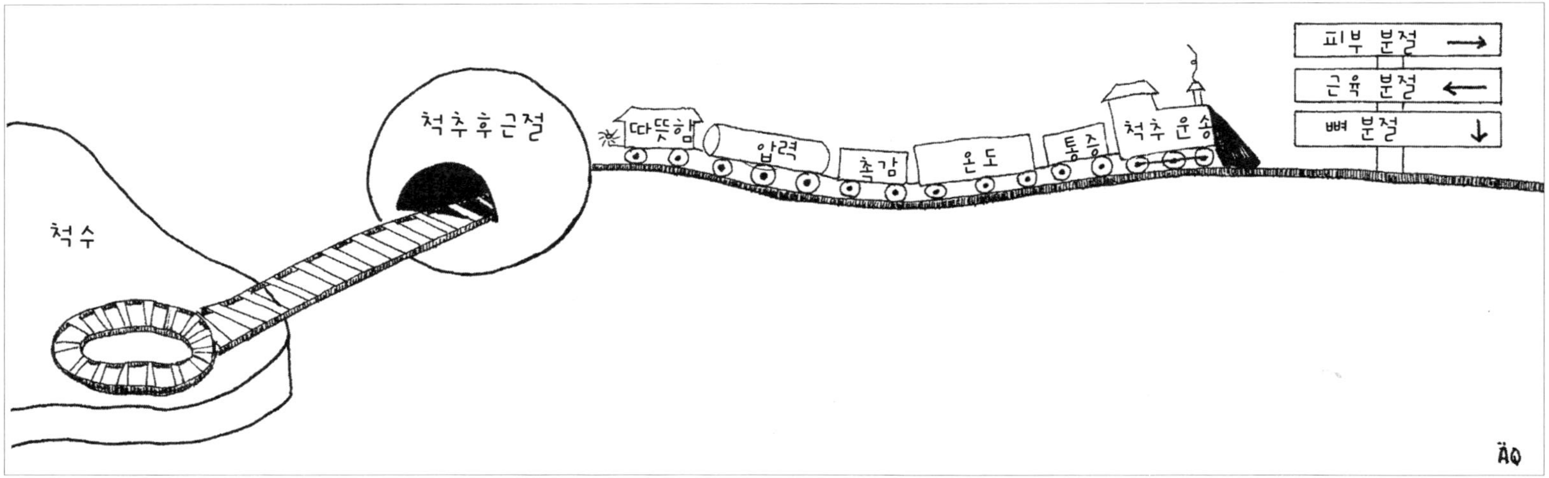

(그림 3-26) 척추후근절의 연결

척추후근절이 감각수용체를 말초장기들에게 정확하게 뻗는 것과 척수와 연결되어 신경자극들을 뇌의 적절한 부분에 보내는 것은 기적이라 해도 과언이 아니다.

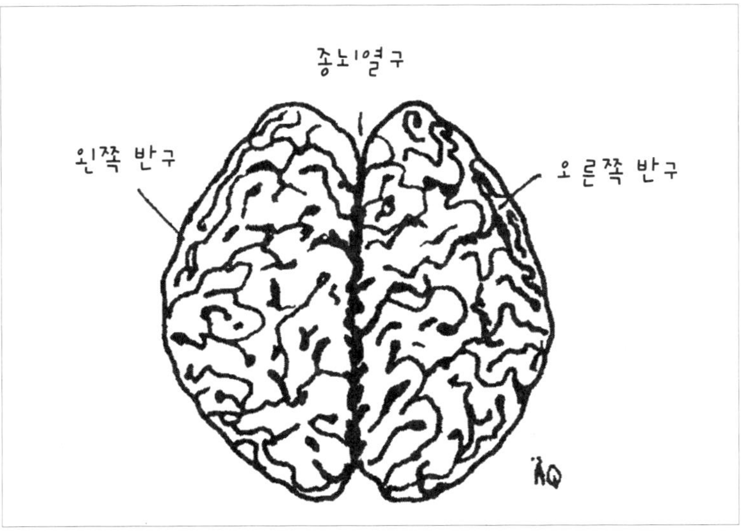

(그림 3-27) 종뇌열구
두 개의 반구가 종뇌열구에 의해 어떻게 나뉘었는지 보여주는 성장중인 뇌로 위에서 본 모습이다.

경막은 뇌와 척수를 감싸는 3겹의 막 중 가장 가장자리에 있는 막이다. 이 수막들은 6주가 끝나가면서 명확히 드러난다. 뇌와 척수의 발달과 기능에 큰 영향을 끼치는 이 수막계의 탄생에 대해서는 다시 논의하겠다.

8_ 7주 된 배아

The Seventh Week of Embryonic Life

7주 된 배아의 길이는 머리부터 꼬리까지 3/4~1인치에 달한다(그림 3-28). 초음파를 이용해 배아의 손과 손가락의 움직임을 관측할 수 있다. 장기들과 남/여로 갈린 성기도 보인다. 수정

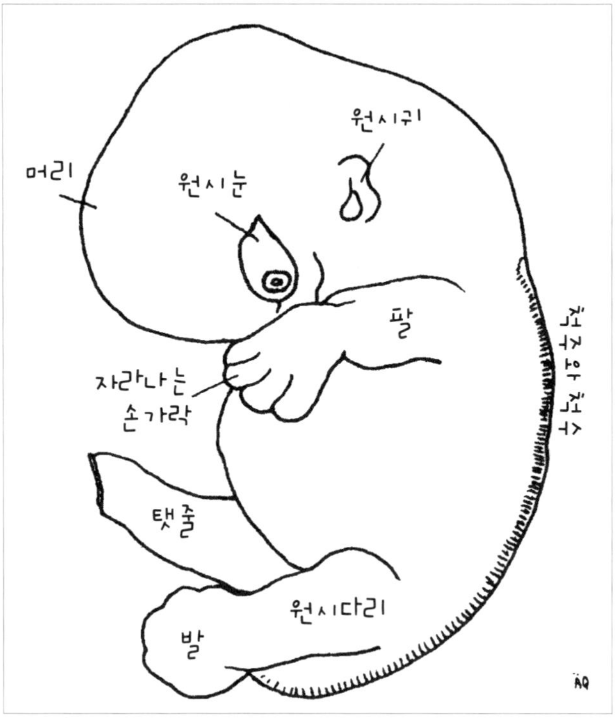

(그림 3-28) 7주 된 배아
7주 된 배아의 길이는 머리부터 꼬리까지 대략 3/4~1인치이다. 새로 만들어진 손가락이 움직이기 시작한다. 초음파를 이용한 검사로 장기를 볼 수 있다

때에 아이의 성을 결정하는 염색체가 존재하지만 남성과 여성의 성기의 발달은 7주까지는 대략 비슷하다. 이제 남/여의 차이점을 관측할 수 있다.

이 주에는 두개골, 늑골, 견갑골, 팔다리, 경구개의 연골이 골화되는 과정이 눈에 띈다.

신경계는 임신 7주에 큰 성장을 한다. 신경모세포는 뇌의 회색질과 백색질은 만드는데 여념이 없다. 회색질은 신경세포의 몸으로 이루어진데 비해 백색질은 뉴런의 연락망인 축삭(신경섬유)으로 이루어져 있다. 백색질이 뇌의 표면에서 보이는 것이다.

뇌와 척수의 성장이 진행되는 중에 운동신경계의 제어를 받는 근육들도 생성되기 시작한다. 임신 7주에 이 근육들이 움직이기 시작한다.

또한 임신 7주에 척수가 뒤에 있는 감각입력부분과 앞에 있는 운동출력부분으로 나누어진다. 감각입력은 척수의 등쪽으로 오고 운동출력은 척수의 앞쪽으로 나온다는 것을 기억하라. 이 척수의 감각입력부분과 운동출력부분은 완전히 떨어져 있으나 둘 사이를 바로 이어주는 신경섬유가 있다는 것도 기억하라. 이 연결섬유가 척수반사를 가능하게 한다.

척수반사는 우리 몸이 뇌가 알기 전에 반응할 수 있게 해준다. 오래된 예로 손가락으로 뜨거운 물체를 만졌을 때 뇌가 자극을 전달받기도 전에 손을 움츠리는 것이다. 이는 손이 의지와 상관없이 움직이는 것을 보고 있는 것과 같다. 다만 손이 움직이는 것을 본 후 뜨거운 감각을 느끼는 것이다. 나는 내 몸이 뇌의 명령도 없는데 움직이는 것을 보고 경이롭게 생각한다. 피아노 연주자나 바이올린 연주자의 손도 이렇게 반사적으로 움직인다는 연구결과가 있다. 뇌나 척수가 명령을 내리지 않았지만 우리는 훌륭한 음악을 듣게 되는 것이다.

척수신경절의 신경세포는 임신 6주에 형성되기 시작했다. 임신 7주에는 이 세포들은 몸 주위에 있는 장기에 감각신경섬유를 보낸다. 이 과정은 임신 8주가 끝날 때까지 계속된다.

또한 임신 7주에 동공이 생성된다. 코는 더욱 잘 보이지만 코구멍은 앞을 향해 있다. 윗입술이 생성되기 시작하여 8주가 끝날 때쯤 완성될 것이다. 이 과정에 병, 독, 감정적 스트레스 등으로 차질이 생기면 구순열을 유발할 수 있다. 경구개는 조금 나중에 붙는다. 이 경구개가 붙지 않은 상태를 구순열이라 한다.

또한 이 7주에 눈꺼풀과 귀가 보이기 시작한다. 앞서 말한 뇌의 굽이가 조금 펴지며 배아의 목이 늘어나기 시작한다.

뇌 자체도 많이 성장한다. 뇌의 가장 앞에 있는 종뇌는 후각엽이라고도 불리는 둘레엽이 되는 후각엽을 만든다. 뇌의 이 부분은 감각수용계와 함께 우리에게 냄새를 맡을 수 있게 해준다. '냄새'는 간단하지 않다. 냄새를 맡는 것은 기억과 감정과 밀접한 연관이 있는데 이 부분과 변연계, 포유류의 뇌에 대해서는 나중에 설명하기로 하자.

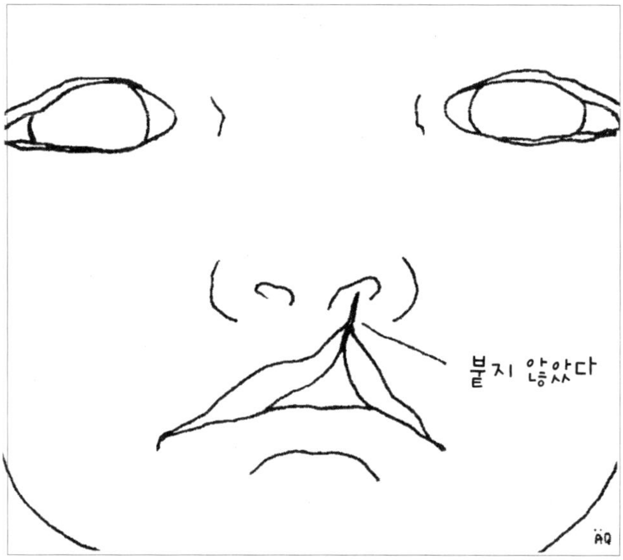

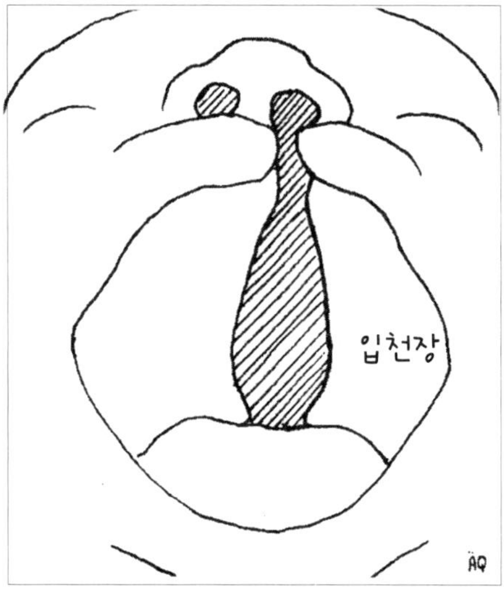

(그림 3-29) 구순열

구순열은 임신 7~8주에 중간선 봉합에 문제가 생겼을 때 일어난다. 이 선천성 기형은 많은 경우에 수술을 요한다.

동시에 간뇌(전뇌에서 갈라져나온 뒷부분)의 지붕은 시상과 시상하부가 될 여러 구조물을 만든다. 이 시상계는 척수의 감각계에서 전달된 여러 가지 신경자극의 중개소가 된다. 시상계는 여러 가지 자극을 받아 뇌의 어느 부분으로 보낼지 결정하는 곳이다. 또한 시상계는 뇌의 명령이 신경을 타고 내려가 근육이나 장기가 일을 하도록 감독한다.

또한 이 주에는 간뇌(전뇌에서 갈라져나온 뒷부분)의 지붕이 송과체를 이룬다. 송과체의 역할에 대해서는 여러 학설이 분분하다. 어떤 학자는 우리의 하루 주기 리듬과 관련이 있다고 믿는다. 어떤 학자들은 면역체계와 연관이 있는 것으로 생각하고 다른 학자들은 우리를 지구의 자기장 안에서 길을 찾을 수 있게 도와준다고 생각한다. 또 다른 학자들은 제3의 눈이라고 하기도 한다. 회의론자들은 이것이 아무것도 안한다고 생각한다. 이중 어느 것을 선택하던 상관없다.

맥락총이란 혈액으로부터 뇌척수액을 뽑아내는 기관이다. 이 과정은 삼투압과 선택전도원리를 이용한 것이다. 임신 7~8주에 간뇌의 지붕에 있는 세포들이 맥락총을 형성한다. 맥락총이 형성되는 특화된 세포는 뇌실막세포라 한다. 뇌실막세포는 특화된 상피세포이다.

가끔 간뇌의 지붕이 비정상적으로 내려앉아 측뇌실에서 제3뇌실로 흘러드는 뇌척수액의 흐름을 방해한다. 이를 측사라 한다. 이 문제가 출생 후에 나타나면 수두증을 유발할 수 있다.

9_ 8주 된 배아

The Eighth Week of Embryonic Life

임신 8주의 끝은 배아기의 끝이다(그림 3-30). 배아의 길이는 머리부터 꼬리까지 1 1/8~1 1/4인치로 자라난다. 모든 장기는 확고하게 자리잡고 있다. 이제부터 장기들은 성장하며 정

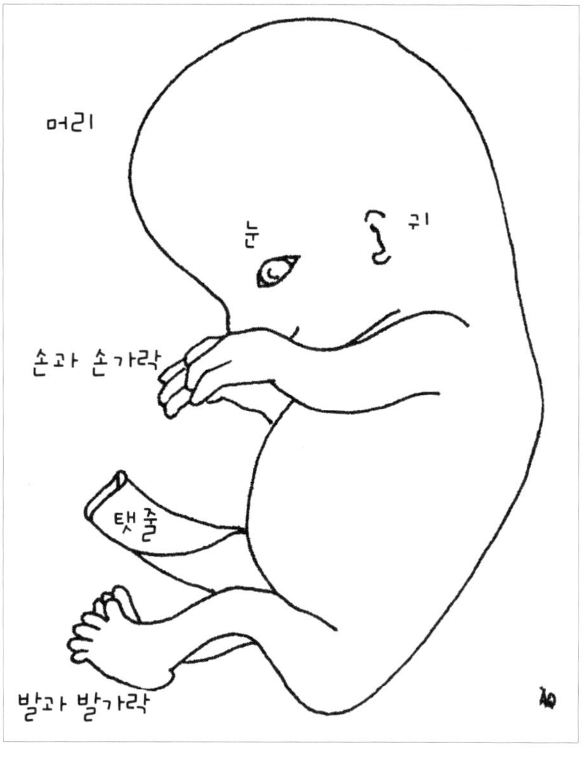

(그림 3-30) 8주 된 배아
8주 된 배아는 1인치를 넘어섰다. 머리부터 꼬리까지 1 1/8~1 1/4인치 정도의 길이를 가진다. 손가락, 발가락, 많은 뼈들이 존재한다. 이 크기의 사람을 본다는 것이 놀랍다.

교해진다.

손가락과 발가락 관절이 보인다. 팔다리의 위아래가 분명해져 있고 손가락과 발가락 사이의 틈도 보인다. 자뼈와 노뼈(팔 아랫부분의 뼈), 종아리뼈와 정강뼈(다리 아랫부분의 뼈), 엉덩뼈 등이 골화되어 있다. 척추의 모든 부분은 아직은 연골상태이며 경구개의 두 부분은 8주 끝무렵에 합쳐진다. 8주 전의 문제로 구개열이 있을 수 있다. 후두(목소리상자와 후두융기)가 연골로 형성된다. 침샘 또한 존재한다. 심장의 위와 아래를 분할하는 사이막도 확립되어 있고 지라와 부신도 형성되기 시작한다. 눈의 수정체가 형성되고 동공을 둘러싼 막도 존재한다.

8주 동안 배아의 신경계는 놀라운 성장을 했다. 이 기간 안에 신경모세포의 생성이 끝난다. 이는 8주 끝에 신경세포를 만들 모든 신경모세포가 존재하고 더 이상 다른 신경세포가 생성될

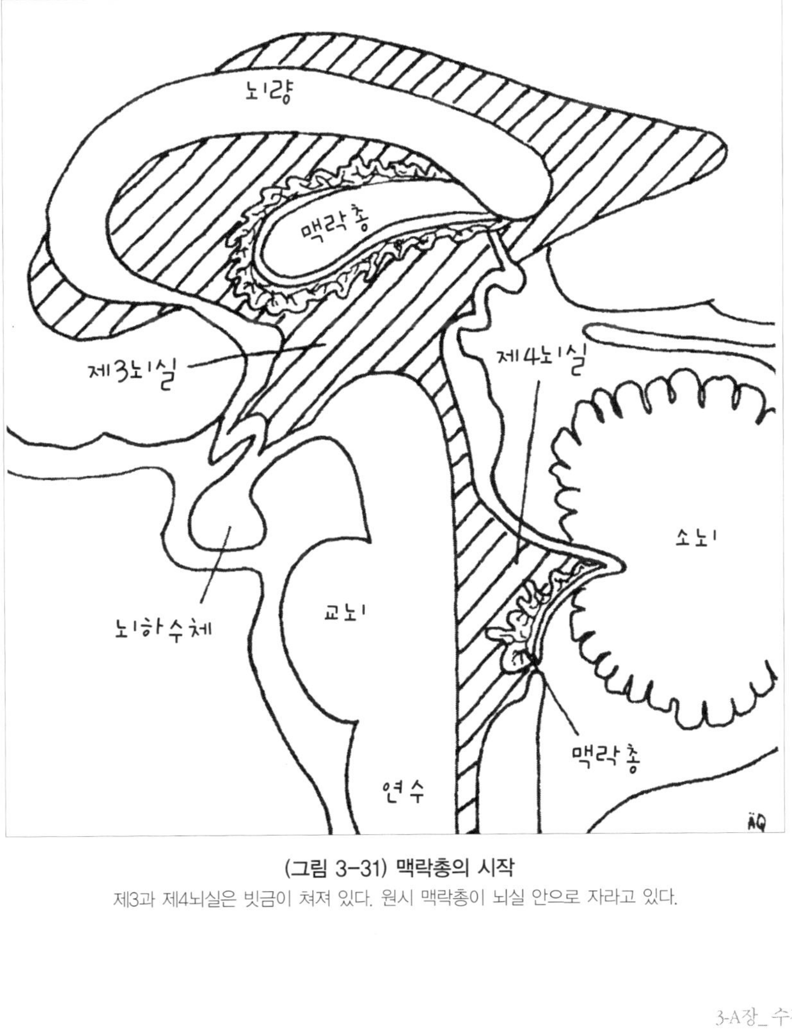

(그림 3-31) 맥락총의 시작
제3과 제4뇌실은 빗금이 쳐져 있다. 원시 맥락총이 뇌실 안으로 자라고 있다.

수 없다는 것을 뜻한다. 최소한 현재로서는 이렇게 알려져 있다. 나는 이 문제에 대하여 다른 의견을 수용할 의사가 있다. 환자들에게서 8주 후에 신경세포가 생성되었을 수도 있다는 증거를 보았기 때문이다.

신경관의 안쪽막 옆에 위치했던 상피세포들은 아교모세포로 변한다. 아교모세포는 나중에 신경아교세포가 된다. 신경아교세포는 신경이 닿는 몸 전체로 이동한다. 그 후 신경아교세포는 별아교세포와 희소돌기아교세포로 분화된다. 이 세포들은 신경세포들을 보조해 준다. 이들 중 일부는 몸 전체에 걸쳐 신경세포의 이동을 도와주고 또한 신경섬유를 감싸는 말이집을 형성한다. 이들은 또한 신경계에 손상이 있을 경우 치유를 담당하기도 한다. 뇌실막세포들은 이 막에서 이동하지 않는다. 이들은 나중에 맥락총을 형성한다.

뇌와 척수, 주요 신경을 감싸고 있는 3중의 수막은 이 시기에 이미 형성되어 있다. 이 막들은 다음에서 유래되었다. 신경능선세포로 이루어진 연막, 신경능선세포와 중간엽세포로 이루어진 지주막, 중간엽의 세포로 이루어진 경막이다.

뇌 안에는 뇌실이 자리를 잡아가고 있다. 맥락총은 돌기처럼 생긴 구조물로 뇌의 뇌실 안으

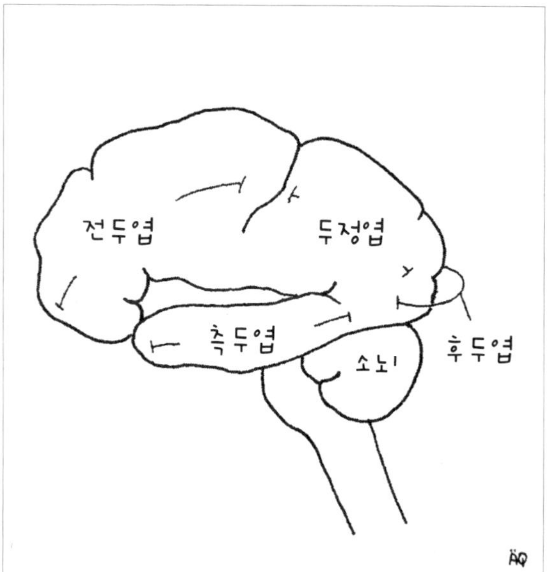

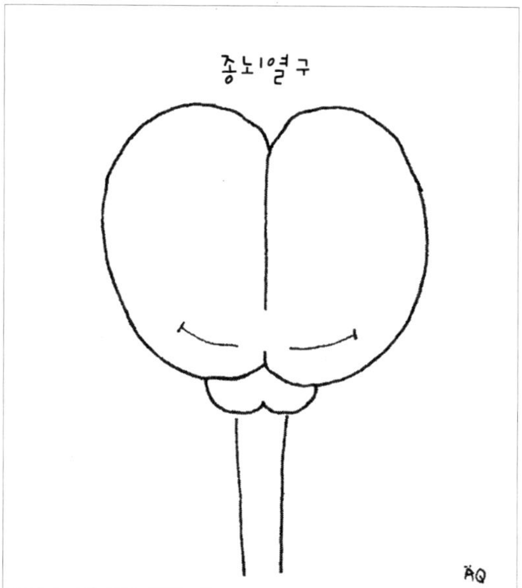

(그림 3-32) 뇌의 성장 초기단계

전두엽이 처음에 나타난다. 그 후에 두정엽이 나타난다. 마지막으로 측두엽과 후두엽이 동시에 나타난다.

로 성장해 간다(그림 3-31). 이 맥락총은 뇌 조직 안에 있는 혈액순환계와 상호작용하여 혈액에서 뇌척수액을 분리해 낸다. 뇌척수액은 혈관에서 유래된 세포가 없다는 점에서 혈액과는 상당히 다르다. 대신 뇌척수액에는 뇌실에서 나온 세포들이 있다. 뇌척수액의 포도당 농도는 100 밀리리터당 약 50~75밀리그램이며, 혈청의 포도당 농도는 100밀리리터당 약 80~100밀리그램이다. 뇌척수액의 단백질 함량은 100밀리리터당 약 15~45밀리그램이지만 혈청의 단백질 함량은 200배 정도 많다. 100밀리리터 중 약 6,000~8,000밀리그램(6~8그램) 정도이다. 이 차이는 뇌실의 모세혈관을 도는 혈액에서 뇌척수액을 뽑아내는 맥락총의 효율적인 여과능력을 보여 준다.

이 배아기의 마지막에 대뇌피질에서는 경탄할만한 성장이 이루어진다. 성장하고 접히면서 이 대뇌피질은 피질 밑의 뇌를 3분의 2 정도 덮는다. 대뇌피질은 뇌의 양 옆과 뒤로 내려온다. 처음에 이 피질은 전두엽을 형성한다. 그 후 두정엽이, 마지막으로 측두엽과 후두엽이 동시에 형성된다(그림 3-32). 또한 가장자리의 '포유동물 뇌'가 발달한 것도 주목할 만하다. 이에 관해서는 5장 20절에서 자세히 이야기하기로 하자. 현재는 이 모든 것이 1 1/8~1 1/4인치의 태아 안에 존재한다는 것만 알면 된다.

임상적으로 이 8주가 중요한 까닭은 8주 전에 일어난 문제는 기형을 유발시키고, 8주 이후에 일어난 문제는 영향을 받은 부분만 성장이 일어나지 않기 때문이다. 두 번째 경우가 치료에 의해 바로잡을 수 있다는 희망이 더 크다.

3-B

태아의 성장

The Fetal peropd of Growth

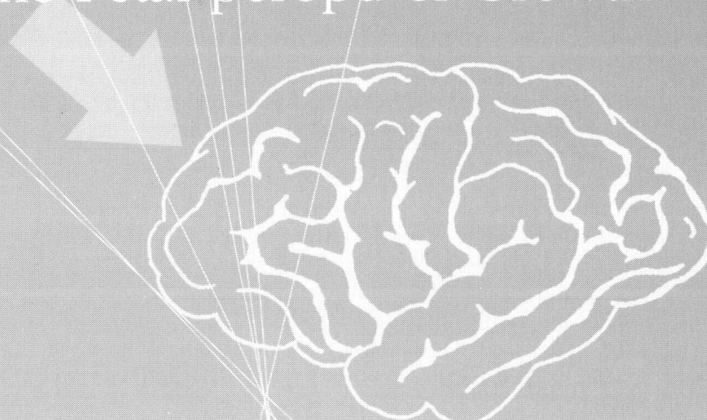

10_ 임신 3개월

The Third Month of Gestation

임신 3~9개월을 태아기라 한다. 배아는 마법에 걸린 것처럼 갑자기 태아가 된다. 이 3개월이 9주인 임신 57일인지 달력에 있는 달로 세는지 궁금할 것이다. 여기서는 생물학의 부정확함을 인정하고 달력에 의한 3개월을 임신 3개월로 정의한다.

임신 3개월

이 3개월에 태아는 머리부터 꼬리까지 3인치의 길이로 자란다. 매주 반 인치 정도 자라는 것이다. 이 달 끝무렵 태아의 다리는 약 1인치 정도의 길이가 된다. 또한 3개월 초기에 있던 2인치 정도의 꼬리는 3개월이 끝나면 미골만을 남기고 사라진다.

3개월에 태아의 얼굴은 윤곽이 더욱 뚜렷해진다. 눈은 앞을 바라보고 얼굴 앞부분에 있다. 예전에는 앞부분이 아니라 옆부분에 있었다. 그러나 윗눈꺼풀과 아랫눈꺼풀은 6개월까지는 붙어 있을 것이다. 귀는 머리 옆부분에 붙어 있고 귀 안쪽의 고막과 전정기관 등도 보인다. 고막은 소리를 듣게 해주고 전정기관은 균형을 잡는 것을 도와준다.

또한 이 기간 동안에 팔은 점점 길어져 몸과 균형을 맞춘다. 그러나 다리는 아직도 이에 비해 짧다. 자그마한 손톱과 발톱도 보인다.

3개월에는 성기가 남/여에 따라 달라져 식별하기가 쉬워졌다. 젖샘, 전립샘, 고환도 생겨 있다. 또한 심장을 둘러싸고 있는 심낭막도 출현한다. 창자와 탯줄의 일부분이 태아의 복강으로 들어간다. 요도와 항문을 가지고 있던 원시배설강이 갈라져 요도와 항문을 떨어뜨려놓는다. 그러므로 소변과 대변은 각각 다른 구멍으로 나오게 된다. 또한 쓸개도 보인다.

경구개의 융합은 10주까지 일어나야 한다. 아니면 구개열이 거의 100퍼센트 발생한다.(그림 3-29). 더욱 많은 연골들이 골화되며 두개골의 거의 모든 뼈가 골화의 시작점을 보인다. 좌골과 경구개 역시 골화의 시작점을 보인다. 골화의 시작점이란 연골이나 막이 석회화되어 뼈가 된 곳을 말한다. 그 후 뼈가 이 시작점을 중심으로 둥글게 형성되어 나간다.

신경계

신경계 역시 임신 3개월에 많은 일을 하고 있다. 뇌와 몸의 겉부분을 이어주는 연결선을 피질척수로라 한다. 이 길은 배아기의 끝에 형성되기 시작하고 태아기에 급성장하며 임신 7개

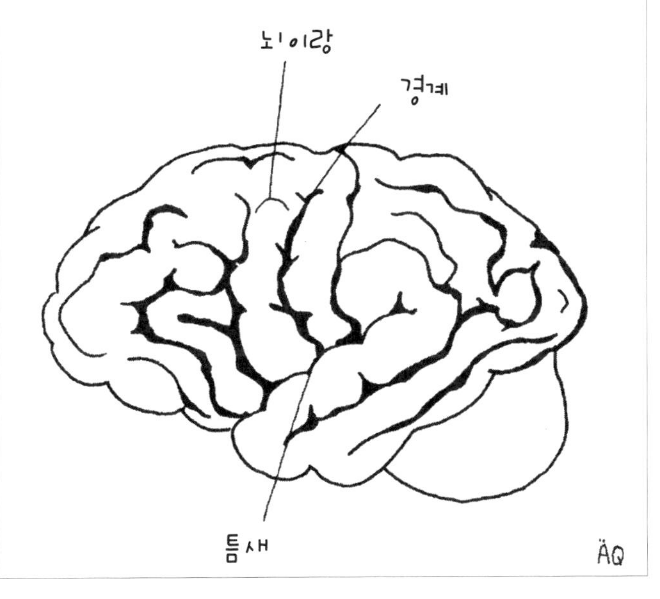

(그림 3-33) 뇌의 겉부분
더 많은 표면적을 확보하기 위해 뇌이랑, 경계, 틈새들이 나타난다.
틈새와 경계의 겉부분은 깊은 고랑이고 뇌이랑은 이 틈새 사이에 위로 빠져나온 부분이다. 이 고랑과 이랑은 뇌의 표면적을 몇 배 늘려준다.

월쯤 거의 끝이 난다.

이 달에는 후각망울이 대뇌반구의 밑에서 앞으로 자라나며 코의 냄새수용체와 연결된다. 대뇌피질에서는 더 많은 표면적을 확보하기 위해서 많은 틈새와 뇌이랑이 만들어진다(그림 3-33).

맞교차

임신 3개월에 맞교차가 생성된다(그림 3-34). 맞교차란 뇌의 오른쪽과 왼쪽을 가로질러 이어주는 신경섬유이다(그림 3-35). 처음 나타나는 이 교차신경은 뇌의 가장 앞쪽에서 나타난다.

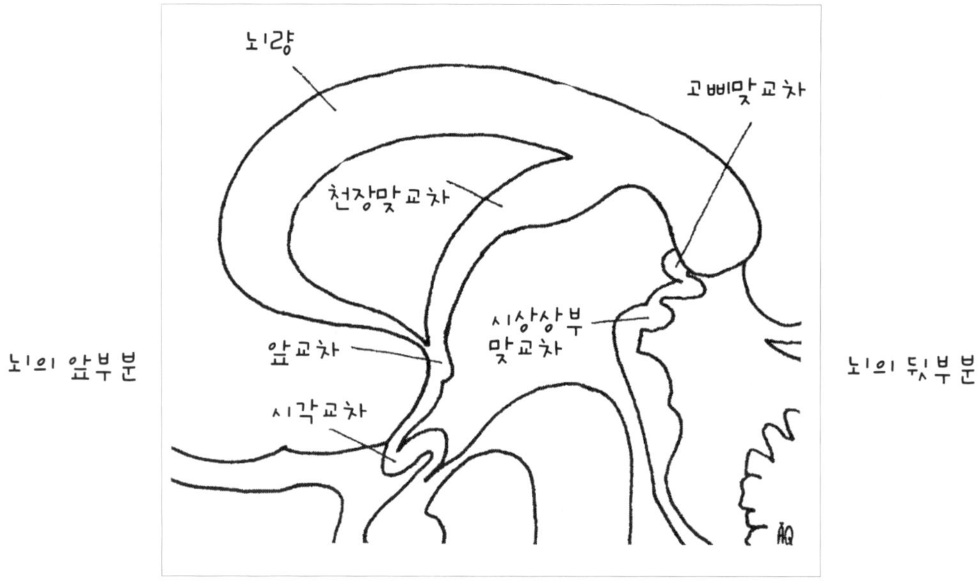

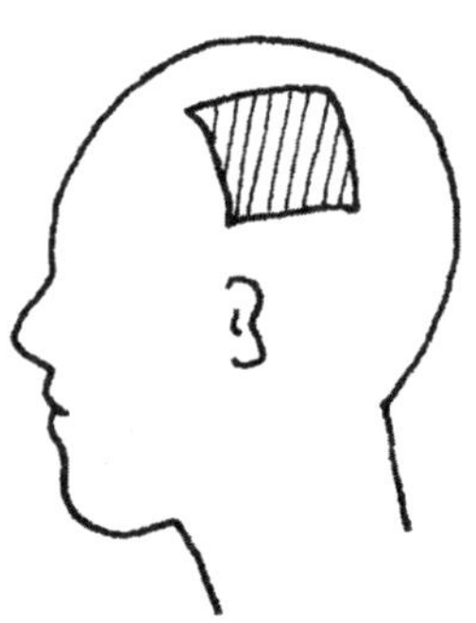

(그림 3-34) 뇌의 교차

교차란 뇌의 중선을 넘어 오른쪽과 왼쪽을 기능적으로 연결해 주는 신경섬유이다. 이 그림은 머리가 작은 그림처럼 놓여 있는 상태에서 뇌의 중선에서의 단면을 보여준다.

이 신경섬유를 앞맞교차라고 하는데 오른쪽과 왼쪽의 후각망울과 측두엽을 연결해준다. 두 번째로 나타나는 교차신경은 천장맞교차라고 한다. 이 교차는 간뇌의 해마의 오른쪽과 왼쪽을 이어준다. 사람같은 고등포유류의 해마는 많이 발달되어 있다. 해마는 공포나 분노 등의 감정 표현과 관련이 있는 것으로 보인다. 이에 대해서는 나중에 자세히 말하겠다.

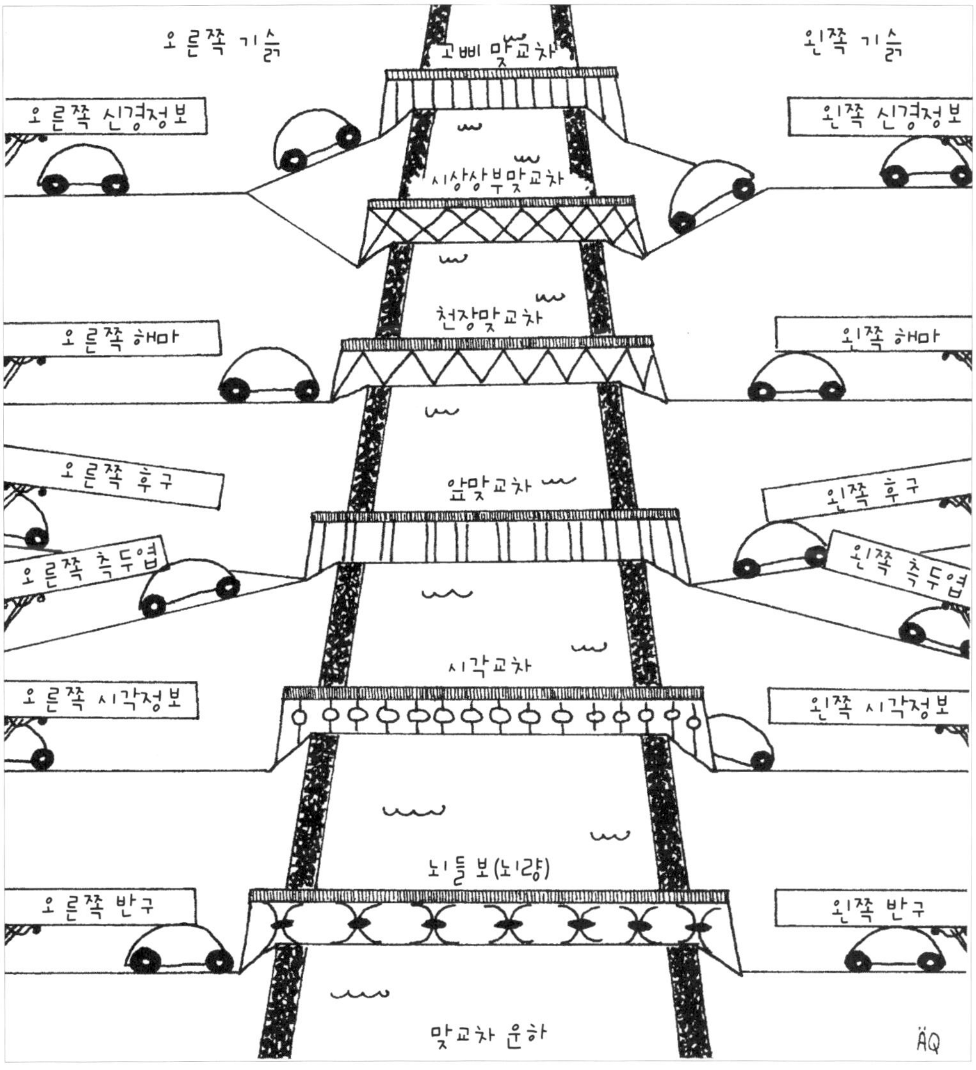

(그림 3-35) 맞교차의 역할

이 그림은 두 개로 나누어진 뇌의 여러 조직이 맞교차에 의해 연결되는 것을 보여준다. 맞교차는 운하의 다리로 표현되었다.

세 번째 교차는 가장 잘 알려져있는 뇌들보이다. 이는 후각계를 제외한 두뇌의 오른쪽과 왼쪽의 대부분을 이어준다. 이 뇌들보가 생성되면서 앞서 말한 천장맞교차는 약간 줄어든다.

다른 맞교차는 시각교차로서 뇌의 오른쪽과 왼쪽에세 시각적 메시지를 주고 받을 수 있게 한다. 이 교차가 두 눈으로 보이는 상을 통합하는 것을 도와준다. 만약 시각교차가 없었다면 우리는 두 눈에서 약간 다른 상을 보게 되었을 것이다.

시상과 협력하는 두 개의 작은 교차가 있다. 이들은 고삐맞교차와 시상상부맞교차라 한다. 시상은 어떤 정보가 대뇌피질의 어느 부분에 가야하는지 정하는 기관이다. 그 후에 뇌가 명령을 내리면 시상은 그 명령이 몸의 적절한 부분으로 전달되게 한다.

모든 교차는 종말판에서 유래된다. 이 종말판이 배아기에 중간엽이 머릿속으로 들어가는 것을 막았다는 것을 기억하자.

말이집 형성

뇌의 신경섬유의 말이집 형성이 이 3개월에 시작된다. 말이집 형성은 중뇌와 연수에서 뻗어나오는 두개골신경에서 먼저 일어난다. 연수는 뇌의 끝에 있는 척수와 연결되어 있는 부분

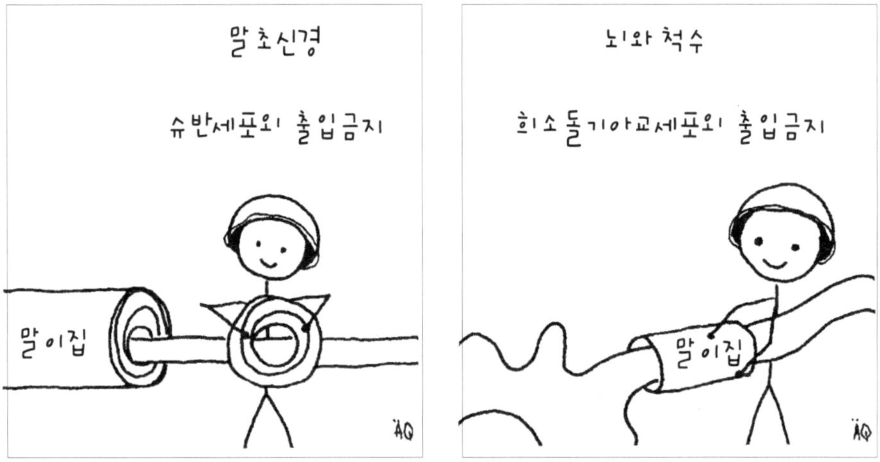

말초신경
슈반세포외 출입금지
말이집
AQ
뇌와 척수
희소돌기아교세포외 출입금지
말이집
AQ

(그림 3-36) 말이집 형성 조합
말초신경계에서는 슈반세포가, 뇌와 척수에서는 희소돌기아교세포가 말이집을 형성한다.

이다. 이 두개골신경은 삼키고 빠는 동작과 관련이 있다. 이곳에 말이집 형성이 먼저 시작되는 이유는 고체인 음식을 섭취하기 위해서일 것이다. 기억하듯이 말이집 형성은 신경세포의 성장과 발달, 그리고 역할을 보조하는 신경아교세포에 의해 행해진다. 뇌와 척수에서 말이집 형성을 이행하는 세포들은 희소돌기아교세포라 한다. 말초신경계에서는 슈반세포에 의해 말이집이 형성된다(그림 3-36).

뇌실

뇌실들은 배아기에 기초가 다져진다. 임신 3개월에는 뇌실이 거의 다 성장한다. 그러므로 이 구조와 역할에 대해 논의하기 적당하다.

뇌에는 4개의 뇌실이 있다. 이 뇌실들은 구멍이나 관으로 서로 연결되어 있다(그림 3-37). 가

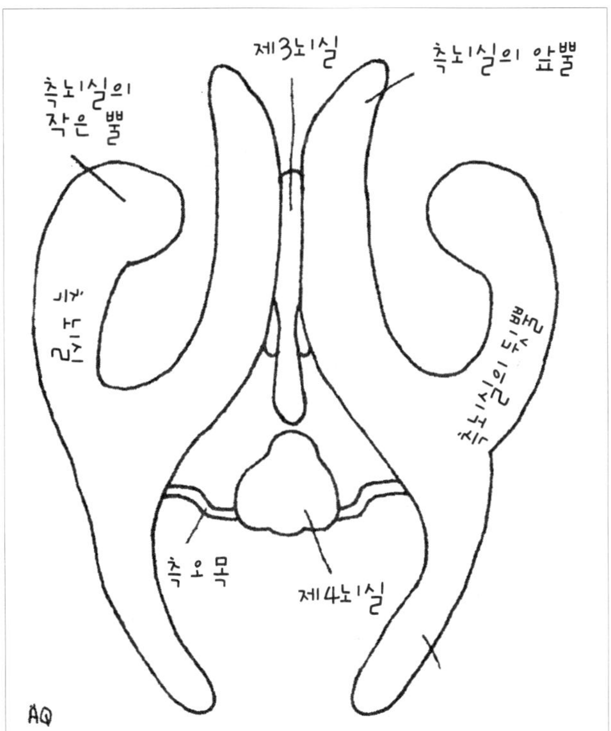

(그림 3-37) 위에서 본 뇌실
뇌척수액은 측뇌실의 맥락총에 의해 혈액에서 추출된다. 뇌척수액은 측뇌실에서 제3뇌실을 지나 제4뇌실로 흘러든다. 그 후 뇌척수액은 지주막하공간과 척수의 중심관으로 흘러 들어간다. 이 액은 지주막과립체에 의해 정맥으로 다시 흡수된다.

장 뒤에 있는 뇌실은 척수의 중심관과 연결되어 있다. 이와 같이 4개의 뇌실은 두개골 안에 있고 척수의 중심관은 척추뼈로 이루어진 척주관 안에 있다.

4개의 뇌실과 척수의 중심관은 임신 3주에 형성된 신경관으로부터 유래되었다. 전뇌는 두 개의 반구로 나뉜다. 그러므로 신경관에서 나온 전뇌 안의 뇌실 역시 두 개로 갈라진다. 그래서 두 개의 반구는 뇌실을 하나씩 갖는다. 이 한 쌍의 뇌실을 측뇌실이라 한다. 생물학에서는 '실' 을 작은 강이나 방으로 정의하고 있다. 그러므로 성장한 뇌의 두 개 반구들은 각각 하나씩 측뇌실을 가지고 있다. 이 두 개의 측뇌실은 둘 사이에 중뇌의 중간선에 위치한 제3뇌실로 이어지는 구멍을 통해 연결되어 있다. 이 구멍들은 적절하게 뇌실공이라 명명되었다. 이 구멍은 뇌척수액이 측뇌실에서 제3뇌실로 흘러들어갈 수 있게 한다. 제3뇌실의 아래쪽 뒷부분에는

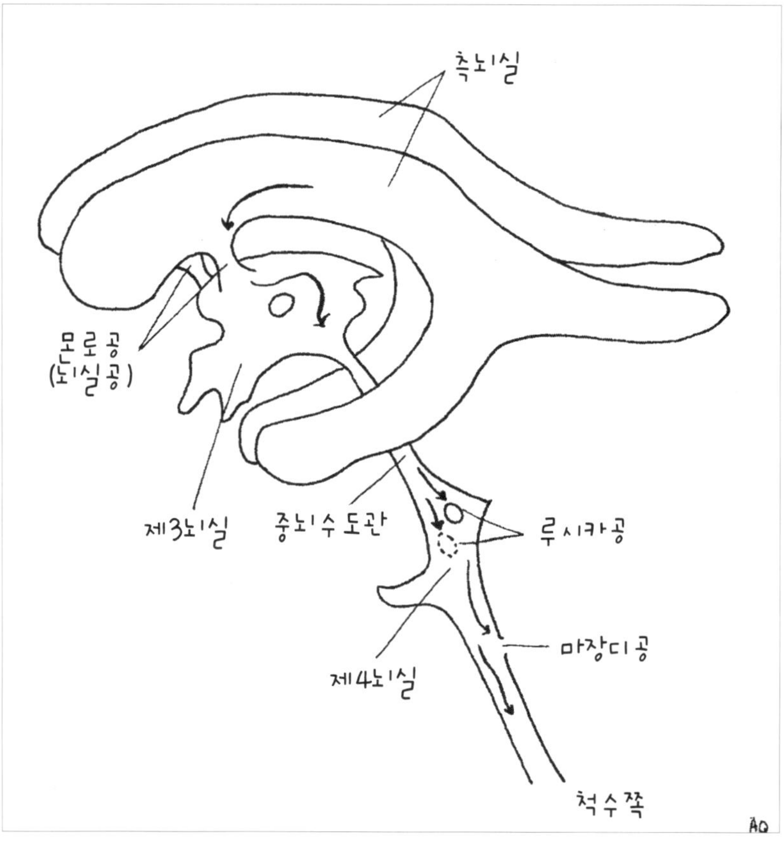

(그림 3-38) 옆에서 본 뇌실과 그 연결망

뇌실들은 뇌 안에 있다. 화살표가 뇌척수액이 흘러 들어가는 경로를 나타내고 있다.

제3뇌실과 제4뇌실을 이어주는 중뇌수도관이 있다. 제4뇌실은 마름뇌 안에 있다. 중뇌수도관이 뇌척수액을 제3뇌실을 거쳐 제4뇌실로 흘러들어갈 수 있게 한다.

제4뇌실은 척수의 중간관으로 이어져 척수의 중간으로 뇌척수액이 흘러들어갈 수 있게 해준다.

제4뇌실은 다른 구멍도 있어 지주막하공간으로 뇌척수액이 흘러들어갈 수 있게 한다. 이 공간에 대해서는 뒤에 설명하겠다. 먼저 다른 구멍들을 식별하자. 중간선에 있는 구멍을 마장디공이라 한다. 양쪽에 있는 구멍은 루시카공이라 한다. 그러므로 제4뇌실은 뇌척수액이 지나갈 구멍이 4개나 있는 것이다(그림 3-38).

이제 지주막하공간이 어떻게 뇌척수액을 효율적으로 분배하는지로 돌아가자. 뇌와 척수,

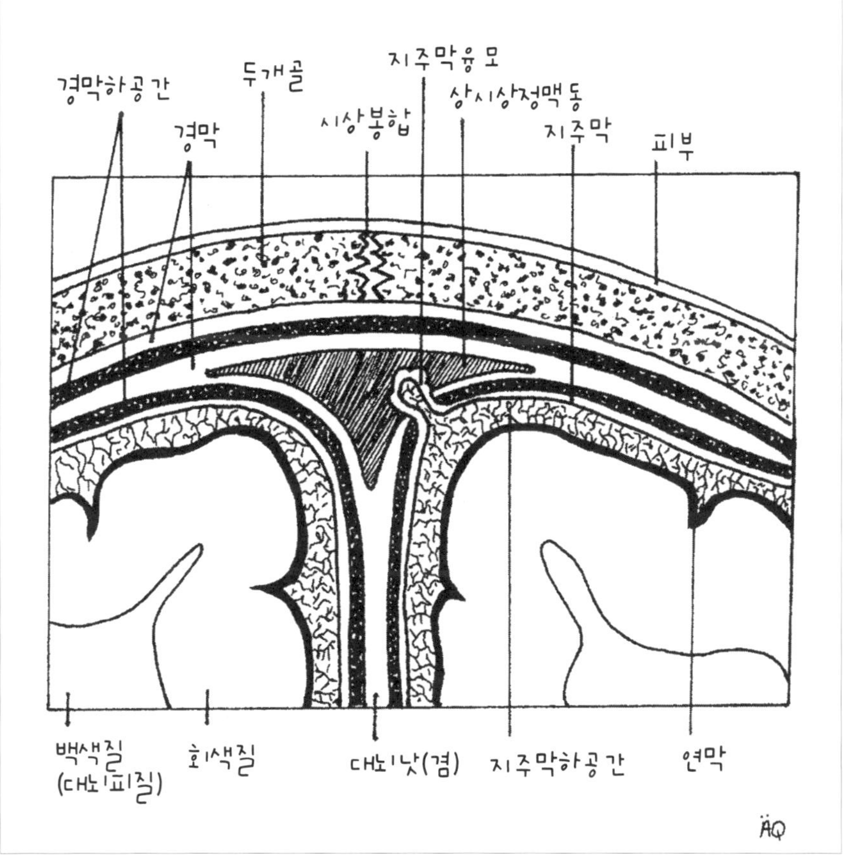

(그림 3-39) 수막
이 그림은 수막과 시상봉합, 상시상정맥동 안에 있는 공간의 단면적 해부도이다.

주요 신경을 감싸는 3개의 막이 있다는 것을 기억하자. 이 막들은 뇌와 척수에 가까운 쪽에서부터 (1)연막 (2)지주막 (3)경막이다(그림 3-39).

연막은 아주 섬세한 막으로 뇌와 척수의 회선(conuolutions)들을 모두 가지고 있다. 이 막은 혈관으로 가득 차있어 뇌와 척수에 필요한 혈액의 대부분을 공급한다. 이 연막은 감싸주는 뇌, 척수와 신경근에 달라붙어 있다. 이 막은 맥락총을 형성한 뇌실막세포와 융합하여 맥락총의 형성에 기여한다. 두개골 내의 연막은 척수의 연막보다 더 섬세하다. 즉, 척수를 감싸는 연막은 뇌에 붙어 있는 연막보다 두껍고 딱딱하며 혈관을 적게 가지고 있다.

지주막은 지주막하공간에 의해 연막과 분리되어 있다. 그러므로 지주막은 뇌와 척수의 굴곡을 따라가지는 않는다. 앞서 말한 마장디공과 루시카공이 이 지주막하공간으로 뇌척수액을 흘려보낸다. 지주막 역시 대단히 얇고 많은 혈관을 가지고 있다. 지주막과 연막은 팽팽하지 않은 결합조직인 잔기둥(치상인대)으로 연결되어 있다. 이 잔기둥들은 두 개의 막이 서로 떨어져 움직일 수 있게 해준다. 이렇게 떨어져 움직일 수 없다면 우리의 척주는 딱딱하여 많은 고통을 유발할 것이다.

경막은 뇌와 척수를 감싸는 3개의 막중 가장 가장자리에 있는 막이다. 이 막은 질기고 두꺼우며 많은 혈관을 가지고 있어 주로 두개골과 척수의 뼈에 혈액을 공급한다. 신경계에는 공급하지 않는다. 두개골 안 경막의 가장 바깥쪽 막(경막은 2중으로 이루어져 있다)은 두개골 안쪽의 골막이다. 그러므로 경막은 붙어 있는 뼈(두개골, 척수, 골반 등)를 이용하여 조작이 가능하다. 이는 두개천골요법을 시술하는 데 도움이 된다. 경막 안쪽과 지주막 사이(경막하공간)에는 액체로 가득 찬 공간이 있다. 이 액체는 뇌척수액이라 불리지는 않지만 함유 성분은 거의 같다.

이제 이 뇌실, 액체, 막, 돌기와 지주막융모가 어떻게 작동하는지 알아보자. 측뇌실과 제3뇌실의 벽 가까이 있는 뇌의 조직이 혈액에서 뇌척수액을 추출해낸다. 이 액은 임신 3개월에 생성된 맥락총에 의해 추출된다. 혈액에서 추출된 뇌척수액은 측뇌실에서 뇌실사이구멍을 통해 제3뇌실로 흘러 들어간다. 만약 이 두 구멍이 제대로 뚫리지 않았다면 측뇌실의 뇌척수액이 빠져 나가지 못해 뇌척수액의 부피와 압력이 늘어난다. 이러한 뇌척수액의 부피와 압력의 상승은 측뇌실이 팽창하게 하여 그쪽 반구의 뇌 성장에 영향을 끼칠 수도 있다.

뇌실 사이 구멍이 뚫려 있다고 가정하면 뇌척수액은 제3뇌실로 흘러 들어간다. 제3뇌실 또한 뇌척수액을 일부분 생성하여 총 부피에 더한다. 이 뇌척수액은 중뇌수도관을 통해 제4뇌실로 들어가야 한다. 만약 이 관이 뚫려 있지 않다면 수두증을 유발할 수 있다. 이 문제는 수술을 필요로 한다.

제4뇌실은 이 뇌척수액이 빠져나갈 구멍이 4개 있다. 이중 하나는 척수의 중간관으로 통하고 다른 세 개(루시카공 두 개, 마장디공 하나)는 지주막하공간으로 이어진다. 지주막하공간으로 흘러 들어간 뇌척수액은 뇌와 척수를 둘러싸고 있는 연막을 적신다.

최근 연구에 의하면 뇌척수액은 연막을 적시고 뇌의 조직 안까지 침투하는 것으로 드러났다. 이는 획기적인 발견이다.

뇌척수액은 지주막융모에 의해 혈관으로 다시 흡수된다. 이 융모는 상시상정맥동이라는 곳에 존재한다(그림 3-39). 이 정맥동은 두개골 아래 중간선 위에서 앞뒤로 뻗어 있다. 이 정맥동은 두 개의 두정골과 만나 움직일 수 있는 관절을 만드는 시상봉합 바로 밑에 존재한다. 이 봉합은 두개천골요법을 시술할 때 중요하게 쓰인다.

뇌척수액의 역할은 현대과학에 많은 질문을 던지고 있다. 뇌척수액이 뇌와 척수를 두개관으로부터 보호하는 완충작용을 한다는 것은 밝혀졌다. 또한 뇌척수액이 뇌와 척수에 영양을 공급하고 폐기물을 처리해 주고 산도를 유지해 주는 것이다.

두개천골 치료사들은 뇌척수액의 움직임을 조작하면서 뇌척수액이 위에서 말한 것보다 더 많은 기능을 하는 것을 목격한다. 가설을 세울 수는 있지만 살아있는 환자를 대상으로 과학적으로 증명한다는 것은 거의 불가능하다. 어쨌든 우리가 아직 정확한 설명을 할 수는 없어도 두개천골요법은 전혀 부작용이 없이 시술되고, 믿기 어려울 만큼 놀라운 결과를 경험하게 된다.

11_ 제2석달
The Second Trimester

4개월 된 태아

임신 4개월의 태아는 머리부터 꼬리까지 12~13센티미터(4 1/2~5인치)의 길이로 자란다. 다리는 4~8센티미터(1 3/4~1 1/2인치)의 길이가 되어 있다. 무게는 대략 500그램(1파운드 1온즈~1파운드2온즈)이다.

4개월 중간쯤에 태아는 손을 마주잡고 자궁 안에서 돈다. 이는 신경계의 운동기능이 시작되었음을 뜻한다.

뇌의 위쪽에 있는 연막이 약간 단단해지면서 두개관이 형성되기 시작한다. 이는 두개관의 천장과 벽이 된다. 이 뼈는 가장 바깥쪽의 막이 골화되며 만들어진다. 이 골화과정은 임신 4개월에 시작되어 탄생 때까지 숫구멍과 봉합을 제외하고 끝이 난다. 봉합이 골화되지 않은 이유는 탄생시에 산도를 지나갈 태아의 머리 크기를 줄일 수 있게 하기 위함이다. 또한 이는 필요한 경우에 태아의 머리를 원하는 모양으로 만들 수 있게 한다(그림 3-40).

이 4개월 때 모든 척수궁이 연골로 닫힌다. 이 연골은 나중에 골화된다. 골화의 중심점이 천골의 윗부분(S-1)과 치골에 나타난다. 또한 발목과 발의 뼈도 골화되기 시작한다. 귀인두관의 연골과 고막의 가장자리가 나타난다. 편도 또한 지금 만들어진다. 남성은 음낭이 생성되고 남성/여성의 음경꺼풀이 생성된다. 음경꺼풀이란 음경귀두나 음핵귀두를 덮는 피부이다. 눈썹과 머리털이 나타나고 배냇솜털이 온 몸을 덮는다. 태아는 호흡계통을 통해 양수를 호흡한다.

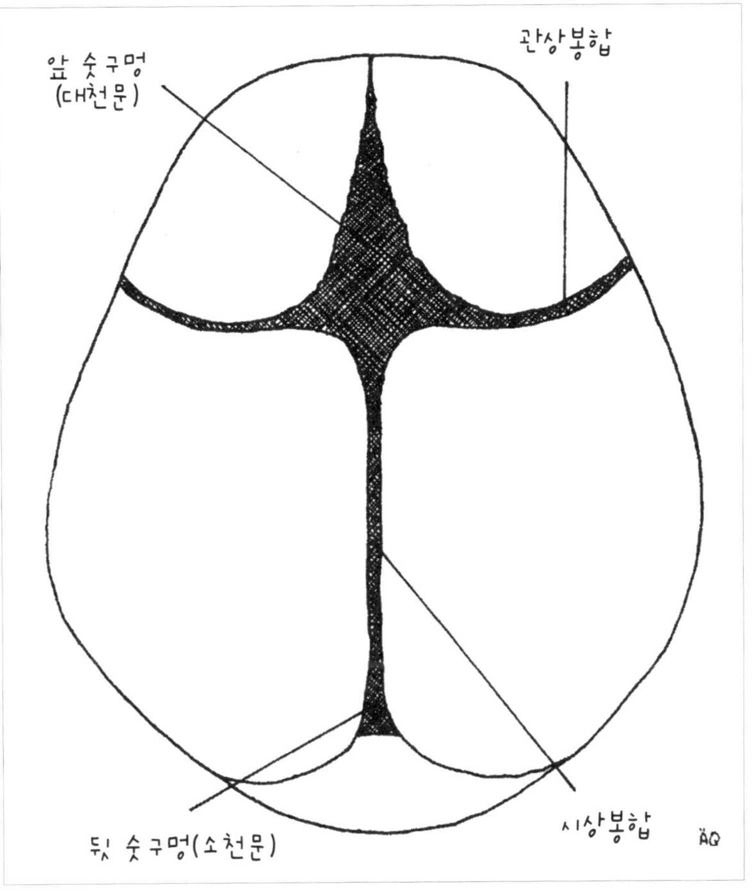

(그림 3-40) 위에서 본 태아의 두개골

태아의 두개골중 골화되지 않은 부분은 빗금이 쳐져 있다. 골화되지 않은 부분은 탄생시에 산도를 지나는 태아 머리의 크기를 줄이는데 도움을 주고 또한 아기에게 상처를 주지 않고 뼈를 겹칠 수 있게 해 준다. 가끔 겹친 뼈가 다시 정상적으로 돌아오지 않는데 이때 두개천골요법이 효과적이다.

신경계의 발달을 살펴보면 태아의 움직임으로 알 수 있는 운동신경의 발달과 기초감각계가 발달과 함께 정교해진다는 것이 주목할 만하다. 모든 기초가 다져져 있다. 뇌와 척수의 성장과 발달 속도가 빨라졌다.

5개월 된 태아

임신 5개월 된 태아는 머리부터 발꿈치까지 5 1/2~6 1/2인치로 성장한다. 어머니는 이때에 많은 움직임을 느낀다. 이 움직임은 운동신경계의 발달을 의미한다. 이 달에 태아유막의 형성이 시작된다. 이는 피부세포와 피지로 만들어진 크림치즈 같은 물질이다. 피지란 피부피지선의 분비물로 기름과 세포 찌꺼기로 이루어져 있다.

이 5개월 때에 이빨의 아체가 명확히 드러난다. 목뼈와 두개골의 바닥, 중이의 골화시작점 또한 나타난다. 내이 안에 있는 코르테의 장기 역시 나타난다. 이 장기들은 청각과 관련이 있다. 이들은 음의 높낮이를 구별할 수 있게 해준다. 이때에 눈은 아직 감겨 있고 코는 막혀 있으며 입과 입술이 형성된다. 중요한 생리기관들이 형성되어 있다. 여성의 자궁과 질이 갈라진다.

신경계는 계속 급성장을 한다. 척수의 말이집 형성이 시작된다. 몸 주변에서 척수로 감각자극을 전달하는 배부신경뿌리의 말이집이 형성되기 시작한다. 중추신경계로부터 근육 등, 몸 주변의 장기로 명령을 전달하는 배쪽 운동신경의 말이집 역시 형성되기 시작한다. 그에 더해 척수 안의 신경섬유 또한 형성되기 시작한다. 이 신경섬유는 뇌의 명령을 전달하며 피질척수섬유로라고 한다. 이 섬유들은 뇌의 운동피질로부터 여러 가지 근육이나 내부장기로 명령을 보낸다.

6개월 된 태아

임신 6개월의 태아는 머리부터 발꿈치까지 10인치 정도의 길이로 성장한다. 신경계와 호흡계는 아직 완전히 발달되어 있지는 않지만 만약 이때에 출산이 일어난다면 자궁 밖에서도 살 수 있는 가망이 있다.

여러 가지 성장의 징후들이 보인다. 손톱과 발톱은 손가락과 발가락의 끝을 조금 넘어섰다. 앞서 말한 배냇솜털이 태아의 몸 전체를 덮고 있다. 피부의 분비샘(피지선)이 명확해진다. 지금 발달하는 림프소절이 태아가 삼킬지도 모르는 유해물질로부터 태아를 보호해 준다.

척추뼈와 천골부분에 골화시작점이 나타난다. 흉골 또한 골화시작점이 나타나며 점점 모습을 갖추어 간다. 사람이 서있는 자세를 가능하게 해주는 마지막 요추와 천골의 각 또한 명확해진다.

중추신경계는 예의 급성장을 이어가고 있다. 대뇌반구는 소뇌를 포함한 뇌의 위와 옆부분을 완전히 덮었다. 소뇌의 발달은 임신 6개월에 시작되지만 출생 1 1/2~2년까지 계속된다. 이 기간에 DNA에 영향을 끼치는 약물을 복용한다면 소뇌의 발달에 영향을 미칠 수 있다. 소뇌는 균형과 운동 통합능력을 관장한다. 소뇌의 발달이 아기가 언제 걷고 언제 균형감각을 익히는지 결정한다.

대뇌피질에서는 6개의 분명한 층이 발달한다. 한정된 머리의 부피 속에서 더 많은 표면적을 확보하기 위해 대뇌피질은 더욱 많은 고랑과 이랑을 형성한다. 결국 대뇌 피질세포의 3분의 2 정도는 이 고랑과 틈새의 벽에 파묻혀 버린다. 고랑과 틈새는 움푹 들어간 부분이고 이랑은 튀어나온 부분이다(그림 3-33). 6개월이 끝나가면 중추신경계의 거의 모든 신경세포가 존재한다. 이 신경세포들은 신경모세포들로부터 만들어진다. 출생 후 2년 정도가 지나면 대뇌피질의 첫째 층에 원래 있던 세포들은 이미 죽어 있을 것이다.

이것이 뇌의 기능이 발달되어가는 과정이다. 처음에는 많은 신경세포가 있다. 그러나 처음에 사용되지 않은 신경세포는 죽는다. 이 때문에 나이가 많아지면 피아노나 외국어를 배우는 것이 어려워지는 것 같다. '사용하지 않으면 잃어버린다' 라는 말이 적절할 것 같다. 이 때문에 신생아에게 광범위하게 자극을 주는 게 좋다. 또한 이는 신생아의 격리가 뇌의 발달을 억제한다는 것을 알려준다. 이렇게 사용되지 않는 신경세포가 죽는 것을 '세포자멸사' 라고 한다.

12_ 세 번째 석 달
The Third Trimester

7개월 된 태아

임신 7개월에는 많은 뼈의 성장점이 나타난다. 이 성장점은 천골의 4번째와 5번째 뼈를 제

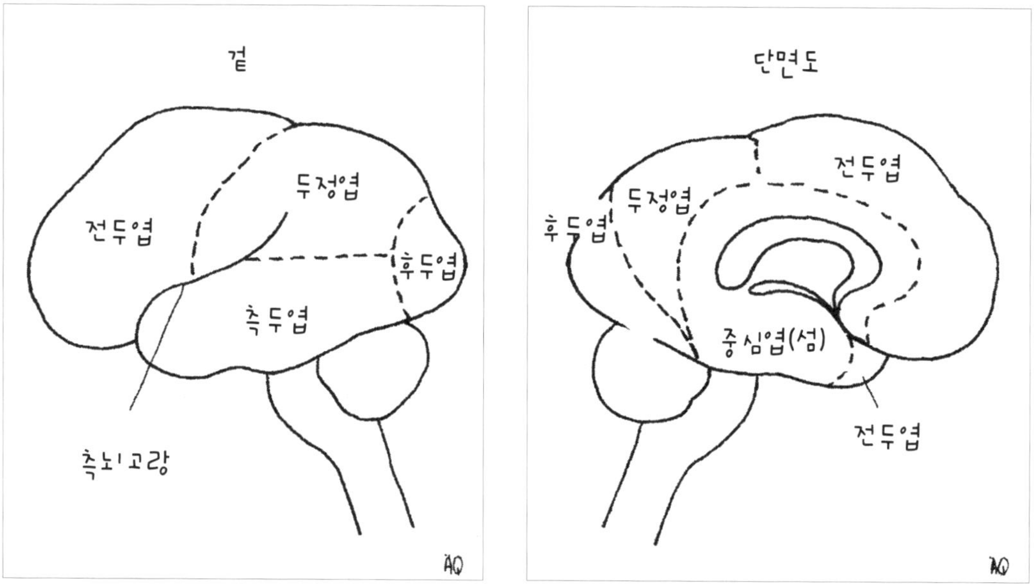

(그림 3-41) 섬 (Insula)
섬 또는 중심엽은 뇌의 표면에서 볼 수 없다. 측뇌고랑을 들추어야 겨우 보인다.

외하고 다른 모든 뼈에 나타난다. 태아의 머리부터 발꿈치까지의 길이는 12인치 정도이다. 남아의 경우 고환이 음낭으로 내려간다. 동공 위의 막이 사라지고 눈이 떠진다. 아래턱연골이 완전히 사라진다. 이는 태아가 아가미를 가진 채로 태어날 확률을 없애준다. 만약 7개월 된 태아가 조산되면 자궁 밖에서 살아남을 가능성이 크다.

뇌에서는 고랑과 이랑이 늘어나 표면적을 크게 늘린다. 뇌의 안에서는 섬과 결절사구체가 나타난다.

섬은 중심엽이라고도 한다. 섬은 뇌의 깊숙한 곳에 있어 측뇌고랑을 들추어야 겨우 볼 수 있다(그림 3-41). 이는 전두엽과 두정엽과 연관이 있고 편도를 통해 변연계와도 연관된다.

7개월은 급성장과 발달, 정리로 요약된다.

8개월 된 태아

이 8개월의 태아는 머리부터 발꿈치까지 16인치 이상으로 자라난다. 무게는 4 1/2~5 1/2 파운드이다. 배냇솜털은 사라진다. 그러나 피부기름과 세포찌꺼기로 만들어진 태아유막은 늘어난다.

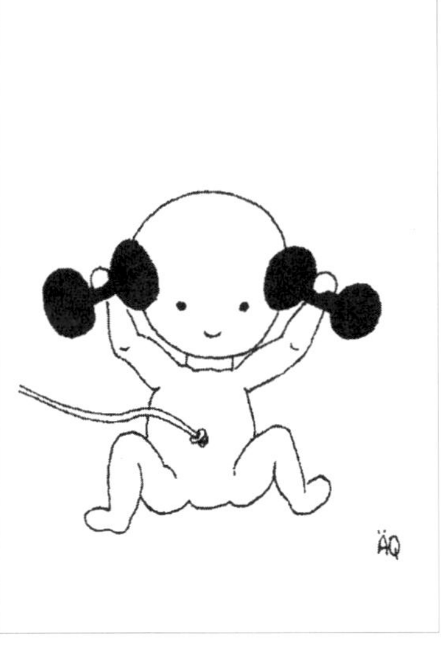

(그림 3-42) 8개월 때의 보강
임신 8달째가 되면 거의 모든 것이 자리를 찾아간다.
이제는 성장과 보강을 위한 시간이다.

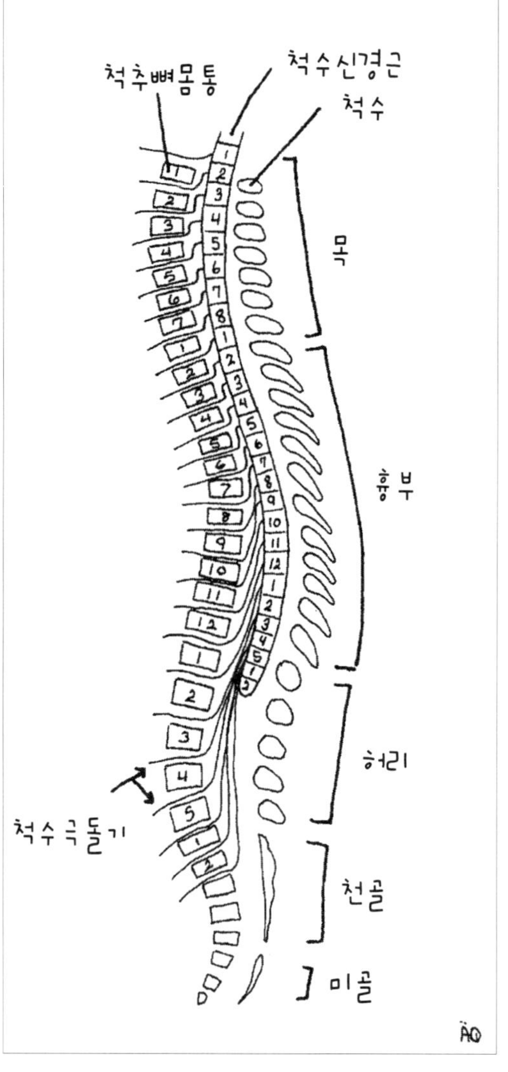

(그림 3-43) 성인의 척수와 척주관

이 단면도는 척수와 척주관의 길이의 차이를 보여준다.
척수의 신경근 길이 차이를 극복하는 것을 보라.

피하지방이 사라져 피부는 분홍색이지만 주름이 잡혀 있다.

천골쪽 마지막 두 뼈를 제외한 다른 척수의 모든 뼈에 골화시작점이 나타나 있다.

임신 8개월에는 성장과 보강 외에는 별로 일어나는 일이 없다(그림 3-42). 또한 신경계는 계속 신경섬유를 내보내 보다 많은 감각정보를 받고 움직임과 장기를 제어한다.

9개월 된 태아

9개월 된 태아는 머리부터 발꿈치까지 20인치 이상의 길이를 갖는다. 또한 무게는 6 1/2~8 파운드 정도이다. 그러나 이는 평균적인 수치이며 사람마다 편차가 크다.

모든 골화시작점이 생성되어 있다. 정상적인 경우 남성의 고환은 음낭 안에 있다. 배냇솜털은 사라져 있다. 배꼽은 몸의 중간에 있다. 이 9개월 된 태아는 보통 움직임이 많다.

현대 의학상으로는 탄생 후에 더 이상의 뉴런이 만들어지지 않는다고 한다. 그러므로 9개월 때에 모든 뉴런이 존재해야 한다. 그러나 동물을 대상으로 한 연구 결과 출생 후에도 뉴런의 생성이 계속되는 것이 밝혀졌다. 그러나 사람들도 이에 해당될까? 우리는 이 뉴런들이 일생에 걸쳐 서로 연결된다는 것을 안다. 그리고 이 연결은 요구될 때 일어난다. 이 상호연결이 형성되면서 우리는 새로운 뇌기능을 얻거나 이미 있는 기능을 강화한다. 하나의 신경세포는 십만 개 이상의 연결을 만들고 입력을 받을 수 있다는 것이 증명되었다. 이 신경세포들의 상호연결이 사고력과 새 기술을 발달시킨다. 신경세포의 숫자와는 관련이 없다. 그러므로 읽기나 수학을 배우기에는 너무 늦은 나이이다. 나이가 들면서 배우는 데 오래 걸리기는 하겠지만 요구에 따라 신경세포들의 상호연결이 형성될 것이고 나이에 상관없이 새로운 것을 배울 수 있다.

척주가 척수보다 빨리 자라므로 출생시에 척수는 3번 요추까지밖에 오지 않는다. 배아기에 발달을 시작했을 때에는 척수는 5번 요추까지 닿았었다. 성인의 척수는 1번 요추의 바닥이나 2번 요추의 반쯤까지밖에 오지 않는다. 출생시에 척수는 3번 요추까지밖에 오지 않는다. 이 척주와 척수의 길이 차이를 보상해 주는 것은 머리부터 미골까지 이르는 긴 신경근이다. 이 신경근은 척주관 안에서 수직으로 뻗어내려 척추사이구멍을 지난다(그림 3-43).

4

안에서 밖으로 – 여행

Inside To Oustside - The Journey

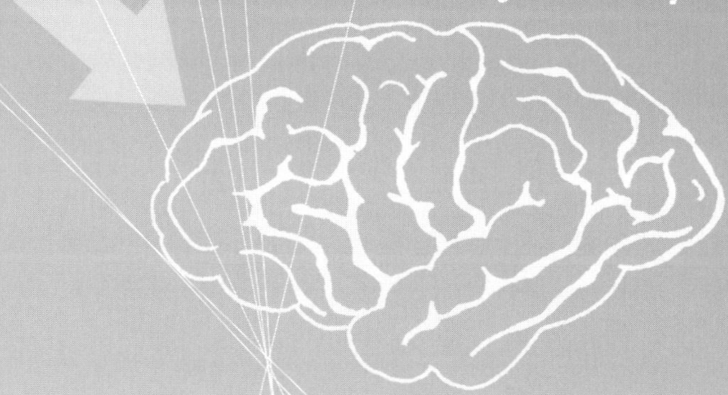

13_ 분만과 태아의 탄생
Labor and Delivery of the Newborn

무엇이 태아의 출생으로 이어질 어머니 자궁을 움직이는 것인가? 이는 아직 삶의 신비 중 하나이다. 그러나 동물을 이용한 연구는 이 문제에 빛을 던져 주고 있다.

뉴질랜드 오클랜드대학의 연구팀(클럭맨 외)과 뉴욕 코넬대학의 연구팀(나타니엘스와 맥도날드 외)이 동시에 양의 탄생 과정을 밝혀냈다. 이 두 연구팀은 양의 태아가 먼저 모체에게 밖에서의 삶이 준비되었다는 신호를 보낸다는 사실을 밝혀냈다.

이 연구팀에 의해 제시된 모델은 이렇다. 지금 연구되고 있는 이 신호를 태아의 장기가 뇌실방핵(시상하부의 일부분)에 보낸다. 태아의 모든 장기가 이 신호를 보내 서로가 자신이 준비가 되었다는 것을 알리면 시상하부가 뇌하수체 전엽에 신호를 보낸다. 뇌하수체 전엽은 혈관에 부신피질자극호르몬(ACTH)을 분비하여 대답한다. 이 호르몬은 혈관을 따라 태아의 부신에 도달한다. 부신은 이에 반응해 코르티솔을 분비한다. 이 호르몬은 어머니의 혈관으로 흘러들어가 자궁의 수축을 유발하여 분만을 유도한다. 또한 이 부신피질자극호르몬이 어머니의 혈관으로 흘러들어가 어머니의 부신이 코르티솔을 분비하게 만드는 것일 수도 있다.

이 모델을 뒷받침하는 증거는 양의 태아의 뇌실방핵을 제거하면 분만이 일어나지 않는다는 것이다. 그러나 뇌실방핵을 제거하지 않으면 분만이 일어난다. 또한 양의 부신피질자극호르몬이나 코르티솔을 주입함으로써 분만을 유도할 수 있다는 사실도 이 모델은 뒷받침해 준다.

만약 이 모델이 인간에게도 적용된다면 어째서 정신적 스트레스가 미숙아 출생을 유발하는지 설명할 수 있을 것이다. 스트레스는 부신피질자극호르몬 분비에 영향을 주고 이 호르몬이 미숙아의 출산을 유발할 수 있는 것이다. 그러나 이는 양에게 적용되는 모델이라는 것을 기억해 두자. 이 모델은 연구가 진행되면서 몇 차례 더 수정되어야 할 것이다. 그리고 양에게 적용되는 모델이라도 인간에게는 적용되지 않을 수도 있다(가끔 인간이 양처럼 행동하더라도 말이다).

태아의 관점

이제 분만의 과정을 태아의 관점에서 살펴보자. 이 묘사는 환자들의 경험과 나 자신이 체성-감성풀어주기요법(SER)과 치료적 연상과 대화요법(TID)을 시술하면서 겪은 경험을 토대로 쓰여진 것이다.

처음에 우리는 양수 안에서 수영하고 있는 태아를 만난다. 가끔 이 양수에는 빨간 빛이 있는 것을 볼 수 있다. 중력은 양수와 태아의 부력으로 상쇄되는 것 같다. 가끔은 조용하지만 대부분은 소리가 들린다. 목소리와 대화가 들리는 경우가 많다. 목소리가 감정을 전달하는 경우도 있다. 어떤 때는 사랑스럽고 평화로운 대화, 어떤 때는 화난 감정, 싸우는 소리가 들리기도 한다. 우리는 CST 치료를 통해서 많은 성인 환자의 탄생 전에 들린 대화에서 유래된 근심, 낮은 자존심 등을 제거해 주었다. 대부분의 경우 필요한 것은 환자에게 그때 당시의 체험을 다시 되살려주는 것이다. 그러면 환자는 들은 것을 이해하고 왜 부모나 조부모가 말싸움을 했는지 이해할 수 있다. 해결은 이해와 인정에서 우러난다. 해결은 근심의 끝을 가져온다. 여기서 얻을 수 있는 교훈은 태아가 듣는 데서 막말을 함부로 하지 말라는 것이다. 또한 나는 어머니의 감정이 태아에게 전달된다고 믿는다.

바깥 상황이 평화롭다는 가정하에 태아는 몸에 압력의 증가를 느끼기 전까지는 평화롭게 산다. 이 압력은 어머니의 자궁벽 수축으로 일어난다. 자궁벽 수축은 자궁내의 공간과 양수의 부피를 줄인다. 이는 자궁벽내의 압력을 늘린다. 또한 양수는 압력이 가장 낮은 곳으로 흘러가려고 한다. 양수가 터지지 않았다는 가정하에 이는 양수가 산도쪽으로 몰리면서 산도의 입구가 늘어나는 효과를 낸다. 또한 이 자궁벽의 수축으로 일어나는 압력의 상승은 양수막을 산도의 입구로 밀어넣는다. 이렇게 산도의 입구로 밀어넣어진 막은 막힌 주머니처럼 된다. 자궁벽이 수축할 때마다 이 주머니에 들어 있는 양수의 양도 늘어난다. 이 또한 산도를 넓혀 주는 역할을 한다.

결국 보통 상황에서는 태아는 양수가 산도를 넓힌 후 자신의 머리가 산도로 들어가는 것을 느낀다. 이렇게 태아의 머리가 산도로 들어가는 것을 진입이라 한다. 이때에 태아는 양수의 막이 터지지 않기를 바란다. 왜냐하면 막이 터지지 않으면 그 막이 산도 안의 높아진 압력 대부분을 흡수할 것이기 때문이다. 이 압력은 자궁벽이 수축할 때마다 높아진다. 이제 태아의 머리가 산도 안에 있는데 그 앞에는 먼저 막힌 주머니 안으로 흘러들어간 양수가 약간 있다. 조금 후 막은 자연적으로 터지거나 출산을 돕는 사람에 의해 터진다. 그러면 액체의 완충작용은 사라진다. 이제 태아의 머리는 꽉 끼는 산도를 뚫고 나가야 한다. 만약 어머니가 둔부의 힘을 뺄 수 있다면 태아에게는 더욱 쉬워진다. 만약 어머니가 마취되었다면 태아 역시 마취 또는 중독된다. 태아는 자신의 출생 순간에 대해 혼란스러워할 것이다. 이 혼란은 태아가 성장한 후까지 따라다닌다. 이는 두개천골요법과 치료적 연상과 대화를 곁들인 체성-감성풀어주기요법으로 바로잡을 수 있으나 약간의 노력이 필요하다. 이를 우리는 '생물학적 과정의 완성' 이라 한다.

어쨌든 우리는 산모가 깊은 마취에 빠지지 않았다고 가정하자. 태아의 머리는 산도를 뚫고 나오고 있다. 태아의 머리 앞 부분에 있던 양수의 완충작용은 양수막이 터지면서 사라졌다. 이제 자궁의 수축은 태아를 자궁에서부터 빠져나오게 한다. 양수의 일부분은 태아의 뒤쪽에 갇혀 있다. 이는 태아의 머리가 산도에 끼인 코르크의 역할을 하기 때문이다. 때문에 산도로 나오는 태아는 물리적인 압력뿐만 아니라 남아 있는 양수의 압력도 받는다.

태아의 머리 둘레와 산도의 둘레 차이를 수용하기 위해 태아의 두개골은 아직 완성되지 않았다. 이들은 사실 막 안에 있는 뼈로 만들어진 판이다. 이러한 구조는 두개골의 뼈가 겹쳐지는 것을 허락해 태아의 머리크기를 유동적으로 해준다. 이는 태아의 머리가 산도가 요구하는 만큼 작아지게 해준다. 다행히 자연은 태아의 대뇌피질을 출산시에 아직 완전히 성장시키지 않았다. 그러므로 태아의 머리가 산도를 지나갈 때 일어나는 수축으로 태아의 뇌가 손상되는 일은 거의 없다. 산도를 지날 때 두개골의 뼈가 서로 겹쳐지는 것을 상상할 수 있겠는가? 체성 · 감성풀어주기요법을 통한 나의 출산 재경험 중 하나에서는 의사가 분만을 서두르려 한 적이 있었다. 나는 이 서두름에 매우 화가 났다. 나는 태아의 두개골과 척추가 산도의 좁은 공간에 익숙해질 시간이 필요했다. 아기들은 어머니의 자궁 수축에 의해 밀려 나와야 하는 것이지 의사가 당겨서 빼내는 것이 아니다.

태아의 머리가 산도의 끝을 지나도 아직 몸이 남아 있다. 이는 비틀고 꼬는 여정으로 태아의 척추를 처음으로 굴신 조작하는 것이라고 믿는다. 이상적인 상황에서는 태아의 모든 관절이 부드러워지고 척추의 몸통뼈가 서로 미끌어질 수 있을 것이다. 또한 태아의 근육은 펴져서 비틀려 있을 것이다. 이는 전신마사지와 비슷할 것이라고 생각된다. 또한 태아는 태아유막을 이용해 피부마사지를 받을 것이다. 우리는 비상시를 제외하고는 이 과정을 빨리 끝내지 말아야 할 것이다.

태아의 조직이 응답하기까지는 시간이 걸린다. 이 전신요법이 충분한 효과를 발휘할 때까지 기다려 주어야 할 것이다.

제왕절개

이제 제왕절개를 이용하면 이 자연적인 분만 과정이 모두 없어진다고 생각해 보자. 머리의 마찰도 척추의 굴신 조작도 전신의 뻗음과 마사지도 모두 없다. 대부분의 경우 자궁 안의 압력이 바깥의 압력보다 높다. 이는 자궁이 절개되어 열렸을 때 양수가 분수처럼 몇 인치 뿜어져 나오는 것을 보면 알 수 있다. 태아가 출생 순간에 자기를 둘러 싼 압력이 급격히 감소한다면 어떠한 느낌일까? 잠수부들은 잠수병에 걸리지 않기 위해 천천히 올라온다. 이를 생각해 보면 제왕절개로 태어나는 태아에게 압력이 느리게 감소하도록 만들어 주는 것이 좋지 않을까? 내 생각에 이는 태아의 정신건강과 생리에 좋을 것이다.

미시간 주립대에서 연구하고 있을 때, 제왕절개로 태어난 아이들이 정상분만으로 태어난 아이들보다 두개천골에 문제가 많다는 것을 보았다. 나는 이것이 급격한 압력상승으로 머리가 급격히 팽창하는데 기인한다고 생각한다. 또한 나는 아이가 두개골의 겹침 등 몸을 유연하게 해주는 산도의 여행을 하지 못했다고 느낀다. 이 출산 진행중의 소중한 경험 부족이 두개천골에 더 많은 문제를 불러일으키는 것 같다.

14_ 산도 밖의 경험
What It Is Like Outside of the Birth Canal

당신은 태아이다. 당신은 산도를 성공적으로 나왔다. 거기에는 밝은 빛이 많고 춥기도 하다. 어떤 사람이 당신 발을 잡아 들어올려 울 때까지 엉덩이를 때린다(아직 장난친 것도 없는데 말이다). 당신이 울기 시작하면 사람들은 당신을 딱딱한 탁자 위에 올려 놓고 코와 입에 무언가를 쑤셔넣는다. 이것들은 무섭게 빨아들이는 소리를 낸다. 그 후 당신은 씻기고 운이 좋다면 어머니를 만나게 된다. 이런 일이 일어나는 도중에 당신의 탯줄은 잘라지고 어머니의 혈액으로부터 영양분을 더 이상 섭취할 수 없게 된다.

운 좋게도 배려없는 이 절차는 더 인간적인 절차로 변해 가고 있다. 우리는 태아가 작은 사람이며 정신과 육체의 섬세함과 기억, 약점을 가지고 있다는 것을 깨닫기 시작하고 있는 것이다. 이제는 집을 포함한 많은 곳에서 자연분만을 할 수 있게 되었다. 아기들은 어머니에게서 나오면서 당겨지기보다는 들어올려진다. 거친 환경은 부드러워졌고 따뜻하고 사랑스러운 환경이 만들어진다. 나는 이것이 더 좋다. 그렇지 않은가?

자연은 이런 출생과정을 아기에게 더욱 높은 삶의 질을 제공하기 위해 만들었다. 가끔 두개골 뼈가 겹쳐진 후에 다시 펴지지 않는 경우가 있다. 실력 있는 두개천골 치료사는 출생 며칠 후에 나타난 이런 방해물을 넘을 수 있게 도와줄 수 있다. 만약 두개천골요법이 아주 일찍 행해진다면 어렸을 때 뇌 기능의 이상을 피할 수 있을 것이다. 이렇게 피할 수 있는 문제로는 읽기 곤란, 주의력 결핍장애, 과잉활동, 발작, 뇌성마비, 안구운동문제 등이 있다. 두개천골요법은 부드럽고 사랑스럽다. 제대로 이용된다면 정신적 상처는 없을 것이다.

출생 직후에 대뇌피질은 이제 두개골 안의 공간을 마음껏 차지할 수 있기 때문에 빠른 성장을 한다. 척수의 운동신경의 말이집 형성은 생후 18~24개월까지 끝나지 않는다. 이는 어머니가 이 이른 시기에 아이들을 뒤쫓아다닐 필요가 없게 한다. 걷거나 뛰려면 이 운동신경들의 말이집 형성이 필요하다. 대자연 어머니에게 감사할 뿐이다.

5

중추신경계를 이루는 것들

Inventory of parts of the Central Nervous System

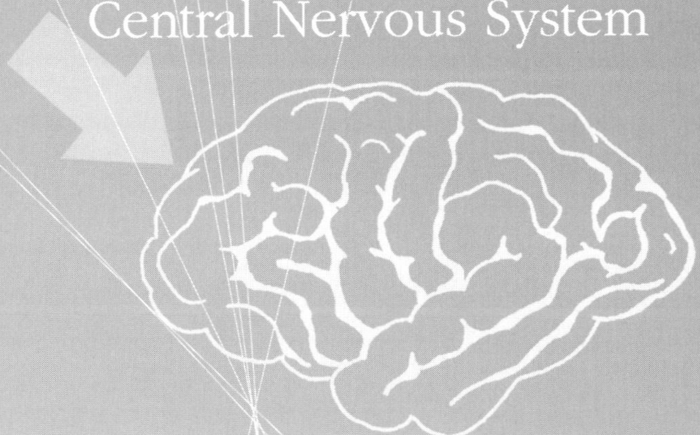

태아가 자궁내에서 정상적으로 성장했으면 임신 38~42주에 출생한다. 임신은 수정을 시작으로 한다. 정자와 난자가 수정된 후 많은 일이 일어났다.

중추신경계에 많은 관심을 쏟았으므로 이제 중추신경계에 어떠한 부분들이 있는지 알아보는 것이 적절할 것 같다. 이제 아기는 자궁에서 나와 밖의 생활에 적응해야 한다. 아기는 이제 걸림돌이 많은 세계에 들어왔다. 중추신경계는 이러한 걸림돌을 해결하는데 꼭 필요하다.

이 부분들을 마름뇌(연수, 후뇌), 중뇌, 전뇌(종뇌, 간뇌) 순서로 기여하는 꼬리 부분부터 머리 부분까지 살펴나가기로 하겠다. 20절부터 이 장의 끝까지는 신경계의 잡다한 부분들을 다룰 것이다

임신 8주에 중추신경계의 거의 모든 부분이 형성되었다는 것을 기억하라. 8주의 끝부터 탄생시까지, 이 부분들은 성장과 통합을 거듭하고 중추신경계와 상호작용하는 다른 부분들과도 연결된다. 또한 중추신경계는 탄생 후에 더 많은 발달과 성장을 한다는 것을 기억하자. 이 상황은 중추신경계의 성장을 따라가기 위해 여러 번 살펴보게 만든다. 다음 장에서 이 성장이 계속되며 생겨나는 여러 가지 반사에 대해 보게 될 것이다.

또한 임신 8주 전에 일어난 문제는 이 중추신경들의 부분이 기형이거나 아예 없는 것으로 나타날 수 있다. 우리는 이런 문제들이 있는 아이들에게 이 부분의 문제들과 상관없이 단지 적응하게 해주는 것 외에는 달리 도와줄 길이 없다. 그러나 임신 8주 후에 일어난 문제는 치료할 확률이 높다. 발달은 되어 있지 않지만 운이 좋으면 치료할 원료가 남아 있을 것이다. 그러므로 발달을 유도할 확률도 높아질 것이다.

15_ 척수
The Spinal Cord

이제 정상 신생아의 척수 부분들을 살펴보자.

척수는 해부학적으로 후두공을 지나 척주관을 통해 천골까지 내려가는 중추신경계를 뜻한다. 천골은 삼각형의 뼈로 척추 끝에 있다. 천골은 맨 밑의 5번 요추와 미골 사이에 위치하고 있다. 척수는 연수(뇌의 가장 밑부분)에서부터 천골로 나가는 가장 끝의 신경근까지가 중추신경계의 연장선이다. 성인의 척수는 척주 안의 2번 요추까지밖에 오지 않는다. 이 척수와 척주의 길이 차이는 우리가 성장하면서 척주가 척수보다 빨리 자라기 때문이다(그림 3-43).

척수는 위부터 아래까지 들어오는 31쌍의 척수신경과 나가는 31쌍의 척수신경을 가지고 있다. 들어오는 신경자극은 척수의 뒤쪽으로 입력된다. 나가는 신경자극은 배쪽신경섬유를 통해 척수에서 나간다. 이 신경근들은 척수의 양 옆에서 대칭을 이룬다. 척수에는 8쌍의 목쪽신경뿌리, 12쌍의 흉부신경뿌리, 5쌍의 허리신경근, 6쌍의 신경근이 천골부분에 있다. 이 밑부분에는 조금 변화가 있을 수도 있다. 성인에서는 척수 아래쪽신경이 척수의 아래쪽에서부터 내려가 자신의 구멍으로 빠져나간다. 척수가 끝난 후 척수의 끝에서 내려오는 신경근을 말총이라 한다.

척수는 여러 시작점에서 여러 종착점으로 가는 작은 케이블이 모인 큰 케이블에 비유될 수 있다. 이 작은 케이블들은 뇌의 여러 곳에서 중추신경계와 몸의 여러 곳으로 이어지는 신경섬유이다. 어떤 케이블은 뇌에서 몸으로, 어떤 것들은 몸에서 뇌로, 다른 것들은 뇌로 올라가지 않고 척수 안에 있다.

척수는 몸을 가로와 세로로 이어준다고 할 수 있다. 세로로 이어지는 연결은 체절과 근절 피절 등, 앞에서 이야기한 것들이다.

척수 안의 신경로와 상호 연결을 제대로 이해하기 위해서 그림을 보라. 백문이 불여일견이다(그림 5-1과 5-2).

중요한 것은 뇌로 정보를 전달하는 신경은 등쪽에 위치해 있다는 것이다. 근육과 장기들에게 나가는 운동명령은 척수의 앞부분을 통해 나간다. 또한 척수 안에서 자율신경계의 교감신경부분과 부교감신경부분의 신경핵 또한 볼 수 있다(그림 5-3).

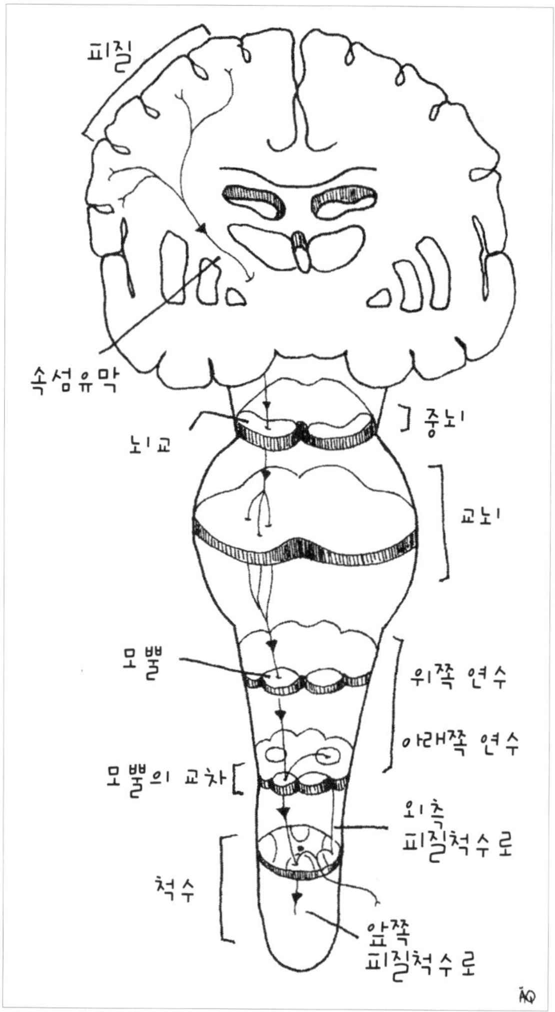

(그림 5-1) 피질척수로

피질척수로는 뇌로부터 운동신경까지 명령을 하달한다.
이 중 여러 갈래는 연수를 지나 반대편으로 건너간다.
그래서 뇌의 오른쪽을 다치면 몸의 왼쪽이 마비되는 것이다.
자극의 흐름은 화살표로 나타나 있다.

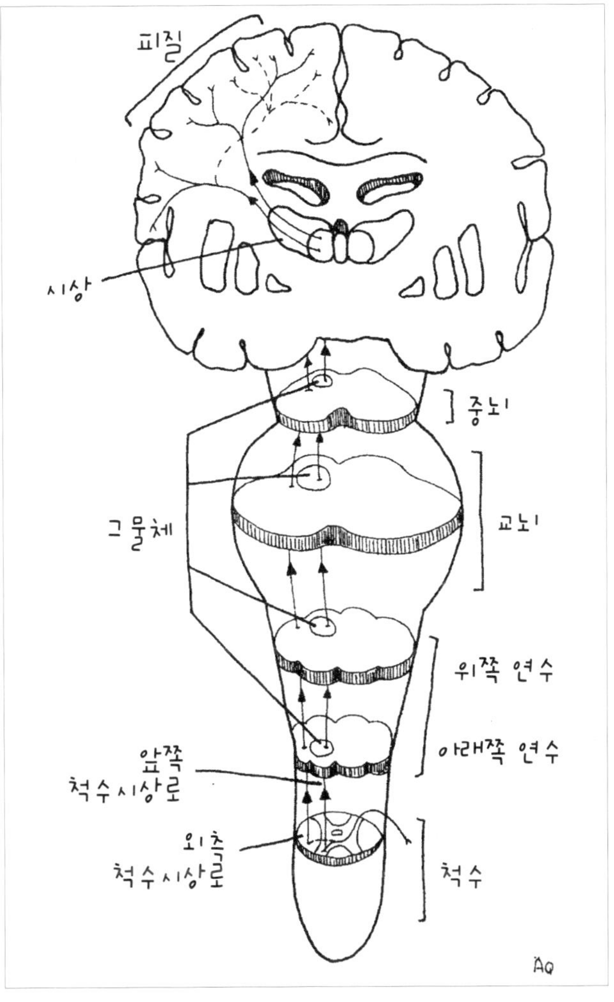

(그림 5-2) 척수시상로
척수시상로는 감각계에서의 입력을 척수를 통해 시상으로 보낸다. 시상은 이 입력을 분류하여 뇌의 담당부분으로 중개한다.

세로신경의 대부분은 그 신경이 연결되는 부분의 이름을 가지고 있다. 그 예로 전정척수로는 뇌의 전정핵과 균형을 잡아주는 근육으로 이어지는 신경근을 잇는다. 또한 척수시상로는 척수신경근과 시상을 연결해 신경자극을 분류하고 뇌의 다른 부분으로 중개한다. 피질척수로는 대뇌피질로부터 운동신경근까지 명령을 하달한다.

근육의 긴장과 경직에 관해 척수가 어떤 역할을 하는지 알아보자. 수축하라는 명령을 받는 근육들을 작용근이라 한다. 이 작용근의 움직임에 반하는 근육들을 대항근이라 한다. 이렇게 되어 있지 않다면 몸은 한쪽으로만 움직일 것이다. 예를 들어, 우리가 팔꿈치를 굽히는 이두

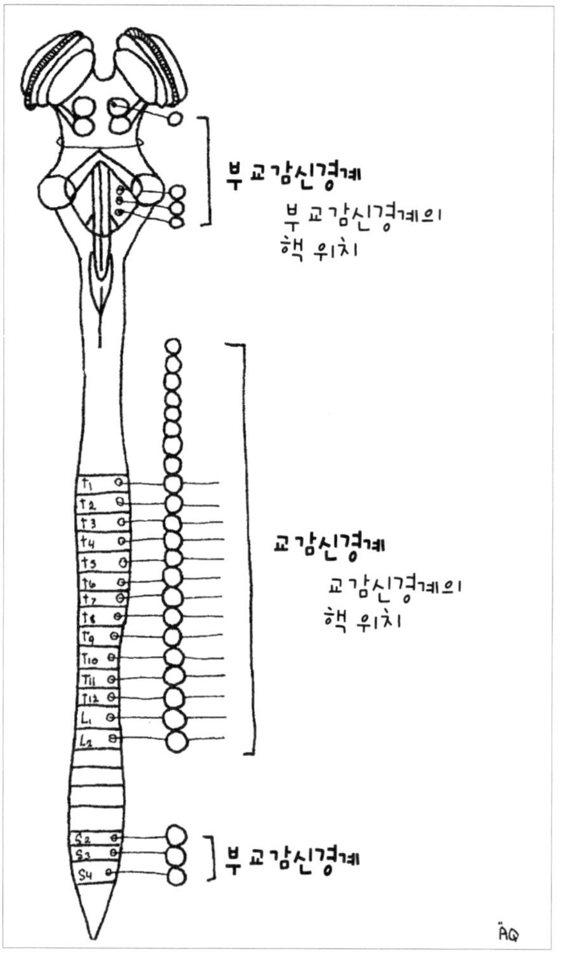

(그림 5-3) 자율신경계의 핵 위치
부교감신경계의 핵은 주로 뇌줄기 안에 위치한다. 교감신경계의 핵은 주로 흉부와 허리 윗부분에 위치해 있다. 이 설계는 그물체의 입력에 교감반응을 보일 수 있게 해준다. 이 두 개의 신경계는 시상이 통제한다.

박근만 가지고 있고 다시 펴는 삼각근을 가지고 있지 않았다면, 우리는 외부의 도움없이 팔꿈치를 펼 수 없을 것이다. 또한 어떤 시간에 팔의 굽힘 정도는 이 두 근육의 균형에 달려 있다(다른 근육도 있지만 작용근과 대항근의 원리를 설명하기 위해 뺀다).

이 예를 통해 팔꿈치를 움직이려면 작용근이 수축하면 대항근은 이완되어야 한다는것을 알 수있다. 만약 대항근이 적당한 각으로 이완되어 있지 않다면 관절의 부드러운 움직임을 방해하는 경직이 일어날 것이다. 심하면 근육 전체가 경직, 마비되어 관절의 움직임이 불가능해질 것이다.

척수가 대항근을 억제하는 역할은 작용근과 대항근의 즉각적이고 효율적인 움직임을 위해 필수이다. 이 대항근의 억제는 척수의 직접억제경로를 통해 일어난다. 뇌의 고위중추에서의 간섭도 있지만 즉각적인 반사동작은 척수의 관장하에서 일어난다.

원리는 이렇다. 작용근이 수축하라는 명령을 받으면 수축한다. 이 근육은 수축을 시작하자마자 척수에 신호를 보내는 뻗침수용소가 있다. 이 신호는 수축하는 근육의 운동신경과 대항근의 억제신경과 연접한다. 이 신호는 몇 분의 1초 단위로 조정되어 원하는 동작을 위한 작용근과 대항근의 균형을 찾는다. 동시에 이 신호는 뇌의 고위중추로 전달되어 명령을 기다린다.

근육 안에 있는 수용체를 고유수용체라 한다. 고유수용체는 근육의 수축 정도와 팽팽함을 보고한다. 이 모든 입력은 고유감각계로 정리되어 우리의 몸을 보지 않고서 모든 부분이 어디에 있는지 알 수 있게 해준다. 또한 이 고유감각은 척수로 전달되어 즉각적인 행동을 취하게 하고 뇌와 교신해 명령을 기다리게 한다.

관련서적을 읽다가 볼 수 있는 축약어는 IPSP = 억제성시냅스후전압, EPSP = 흥분성시냅스후전위이다. 이들은 각각 대항근의 억제와 작용근의 자극을 뜻한다.

1994년 6월에, 척수의 운동부분에는 아미노산으로 신경전달물질인 아스파라긴산염과 글리신의 농도가 높다는 것을 보여주는 실험 결과가 발표되었다. 그러므로 이 물질들은 운동기능과 더 밀접한 관련이 있을 것이다. 아스파라긴산염과 글리신은 척수 손상으로 인한 근육문제에 효과가 있을지도 모른다.

아세틸콜린은 척수의 사이신경세포에 풍부하다. 이 사이신경세포들은 척수가 근육의 수축과 이완을 제어하는 데 도움을 준다. 아미노산의 하나인 콜린은 작용근-대항근 균형을 맞추는 데에도 도움이 될지도 모른다.

척수 손상에 관해 하나만 더 얘기하겠다. 알프 브리그라는 신경외과 의사가 《중추신경계의 유해한 기계적 긴장》이란 책을 출판했다. 브리그 박사는 현재 은퇴해 스웨덴에 살고 있다. 브리그 박사는 외상후 척수기능장애에 관한 흥미롭고도 논리적인 모델을 제시했다. 그러나, 그의 모델은 의학계에서 진지하게 받아들여지지 않았다.

브리그 박사의 생각은 이렇다. 척수는 95퍼센트 수액으로 이루어져 있다. 이 수액은 척수의 섬유질 세포로 이루어진 막 안에 갇혀 있다. 만약 척수에 갑작스런 충격이 가해지면 그 부위에 심각한 손상은 없어보여도 척수의 갑작스런 수축 때문에 그 부분의 수액이 다른 곳으로 이동한다. 이렇게 되면 그 물이 이동한 곳에 미세한 손상이 일어날 수도 있다. 이 부분이 충격의 바로 위와 밑이다.

미세한 손상을 입은 부위는 섬유화로 보상된다. 이는 그 부위로 쏠린 수액을 영구히 잡아둘 수도 있다. 이렇게 되면 이 부분으로는 신경자극이 지나갈 수 없게 된다. 만약 이 물이 풀려날 수 있다면 신경세포의 기능을 되찾는데 도움이 될 것이다. 그러나 섬유화(부목화)가 길게 진행됐을수록 신경전달이 어렵게 된다.

나는 브리그 박사의 생각에 찬동한다. 왜냐하면, 두개천골요법은 이 갇힌 수액을 풀어줄 수 있기 때문이다. 또한 섬유화도 어느 정도 되돌릴 수 있는 것같다. 그러므로 척수에 상처는 없으나 기능에 장애가 있는 환자들에게는 우리의 두개천골요법이 효과가 있을 것이다.

16_ 마름뇌(능뇌)

The Hindbrain

숨뇌와 후뇌

이제 마름뇌를 살펴보자. 마름뇌는 뇌의 가장 뒤와 아래쪽에 있는 숨뇌와 그 바로 앞에 있는 후뇌로 나누어진다.

숨뇌는 연수와 제4뇌실을 가지고 있다. 후뇌는 교뇌, 소뇌, 중뇌수도관, 제3뇌실의 뒷부분을 가지고 있다. 이 제3뇌실은 중뇌까지 뻗어 있다. 중뇌는 마름뇌의 바로 앞부분에 있다(그림 5-4).

숨뇌(연수)

연수는 마름뇌의 숨뇌에 위치한다(그림 5-5). 성인의 연수는 약 1인치 정도이고 신생아의 연수는 약 1/4~3/8인치 정도이다. 연수는 밑의 척수를 위의 교뇌와 연결해 준다. 신경섬유의 교차는 연수에서 일어난다. 이 교차란 오른쪽 뇌의 신경이 왼쪽 몸과, 왼쪽 뇌의 신경이 오른쪽 몸과 연결됨을 의미한다. 이 교차되는 부분을 추체로라 한다(그림 5-6). 또한 연수에는 추체외로가 있다. 이 신경섬유는 교차하지 않는다.

연수는 여러 개의 핵을 포함하고 있다. 이 핵들은 삼키기, 숨쉬기, 혈압조절, 심장박동수,

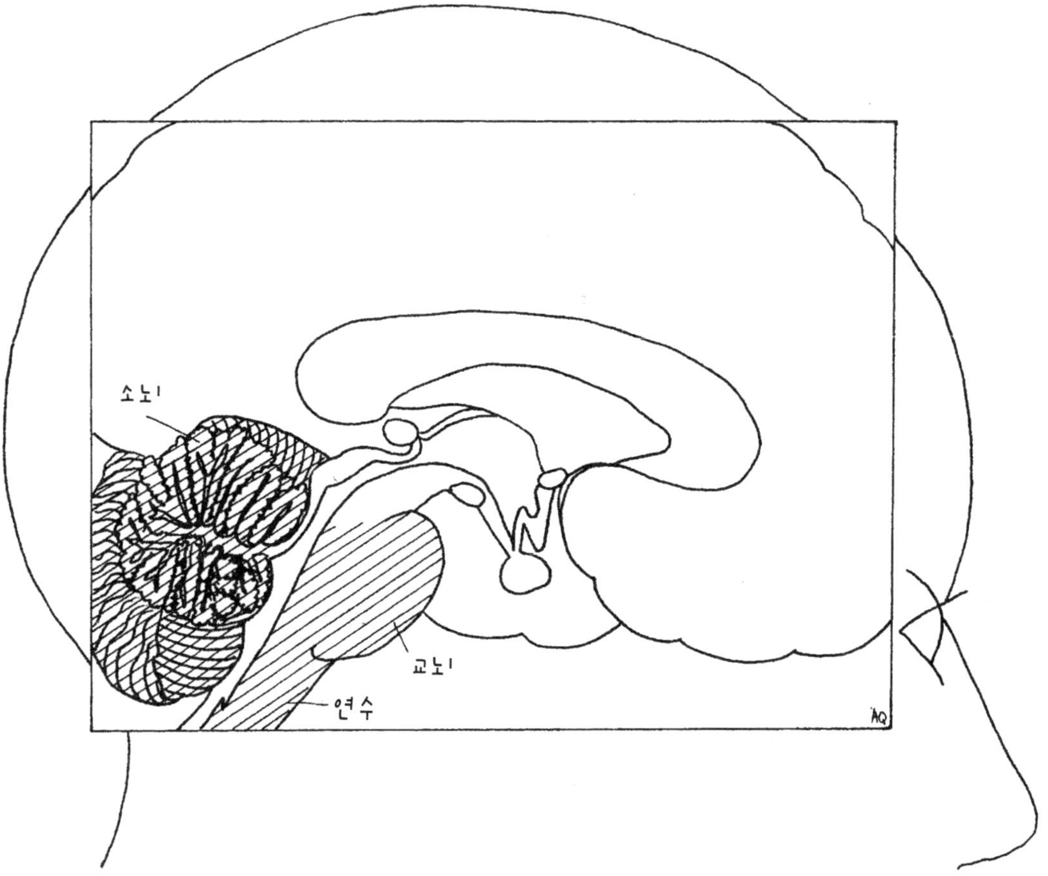

(그림 5-4) 마름뇌
마름뇌는 그림의 빗금쳐진 부분이다. 전체는 옆에서 본 머리이다.
마름뇌의 부분은 연수와 제4뇌실을 가진 연수와 교뇌, 소뇌 제3뇌실의 부분과 중뇌수도관을 가진 후뇌로 나누어진다.

고른 심장박동 등, 가장 기초적인 생리현상을 관장한다. 이는 구토와도 많은 관련이 있다(그림 5-7). 연수의 밑부분을 자른다면 죽게될 것이다. 연수를 포함한 뇌줄기 손상은 언제나 심각하거나 죽음으로 이어진다.

격한 분노나 공포, 위험 등의 감정을 느낄 때에는 신경전달물질이자 호르몬인 노르에피네프린이 우리의 심장, 숨쉬기, 근육 등을 거의 완전히 제어한다. 노르에피네프린은 연수의 핵을 통해 이 기능들과 다른 장기들을 제어한다.

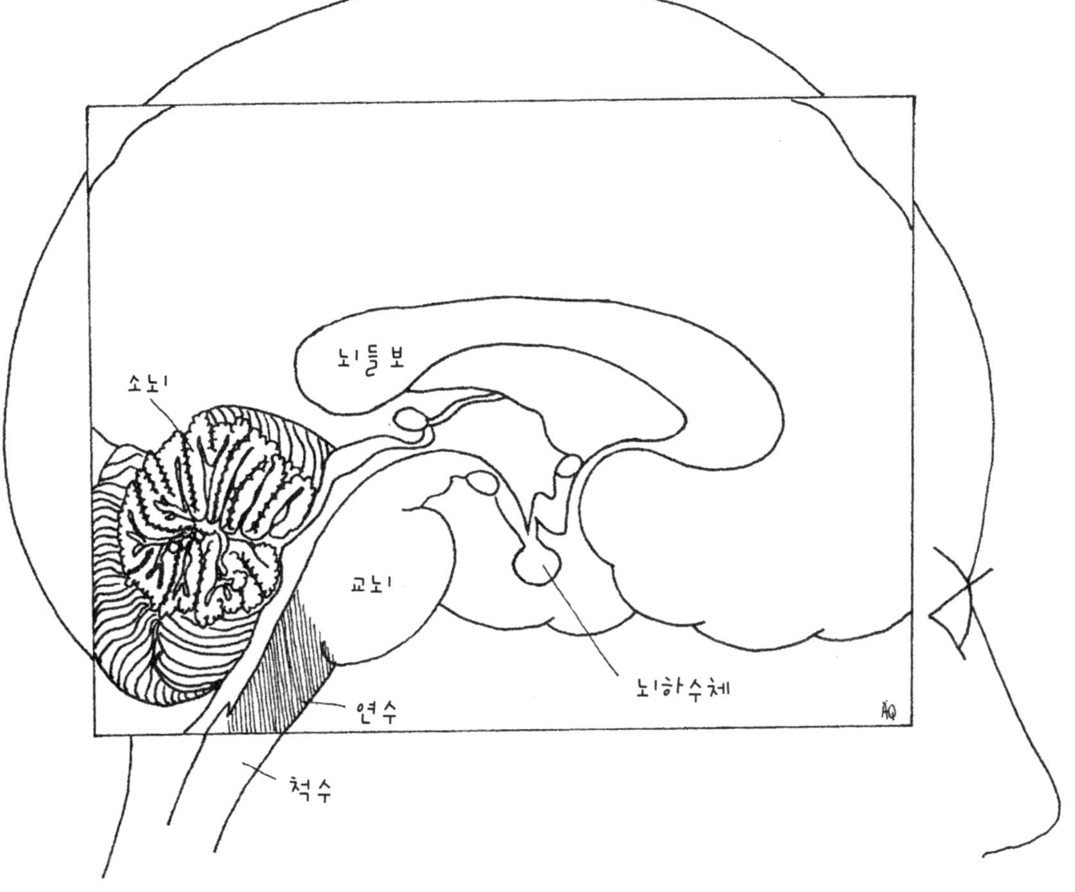

(그림 5-5) 연수

이 그림은 연수를 빗금칠하여 교뇌와의 경계를 보여준다.

연수는 머리와 목의 감각과 시각, 청각, 고유감각 등의 입력을 받는 감각신경세포 연결망을 가지고 있다. 연수는 또한 대뇌피질의 운동제어부와 소뇌의 중개소 역할을 한다.

연수는 특히 조건반사와 같은 몸의 움직임과 상관이 많다는 것을 알 수 있다. 이 반사는 우리가 보고 듣고 느끼면서 일어난다. 연수를 지나가는 추체외계는 연수의 다른 부분과 협력하여 우리의 자세와 움직임에 많은 영향을 끼친다(그림 5-8).

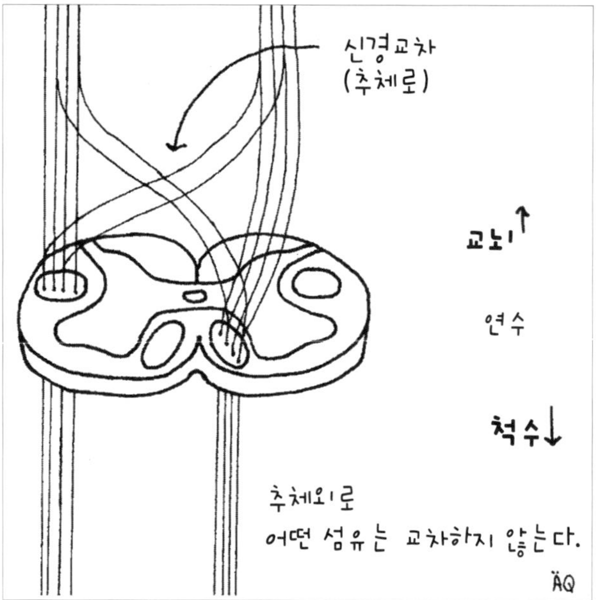

(그림 5-6) 연수의 신경섬유교차

이 그림은 연수의 신경섬유교차를 보여준다. 교차한 섬유는 추체로를 만든다. 교차하지 않은 섬유는 추체외로를 만든다.

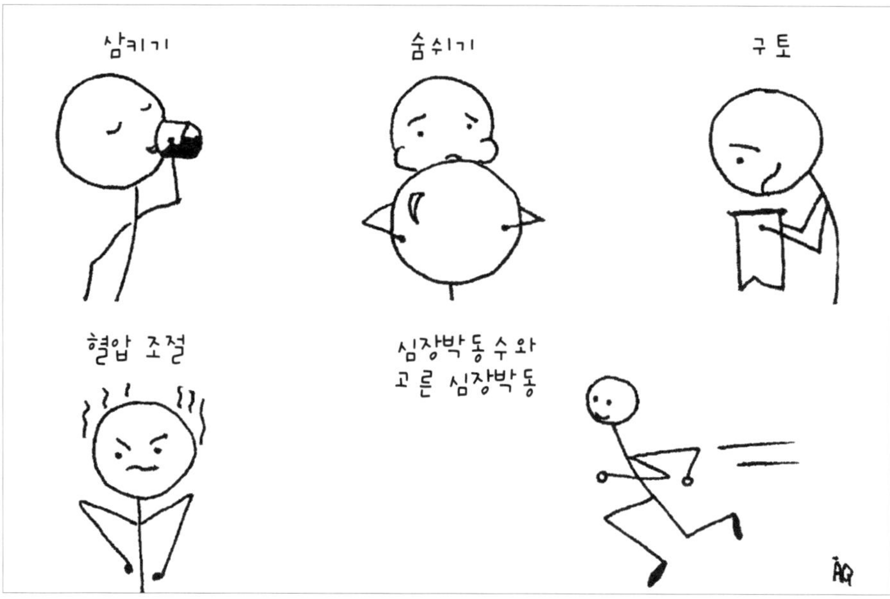
삼키기
숨쉬기
구토
혈압 조절
심장박동 수와
고른 심장박동
AQ

(그림 5-7) 연수의 기능

연수의 핵은 위 그림에 보이는 동작들을 제어한다. 연수의 손상은 심각하면 죽음으로 이어질 수도 있다.

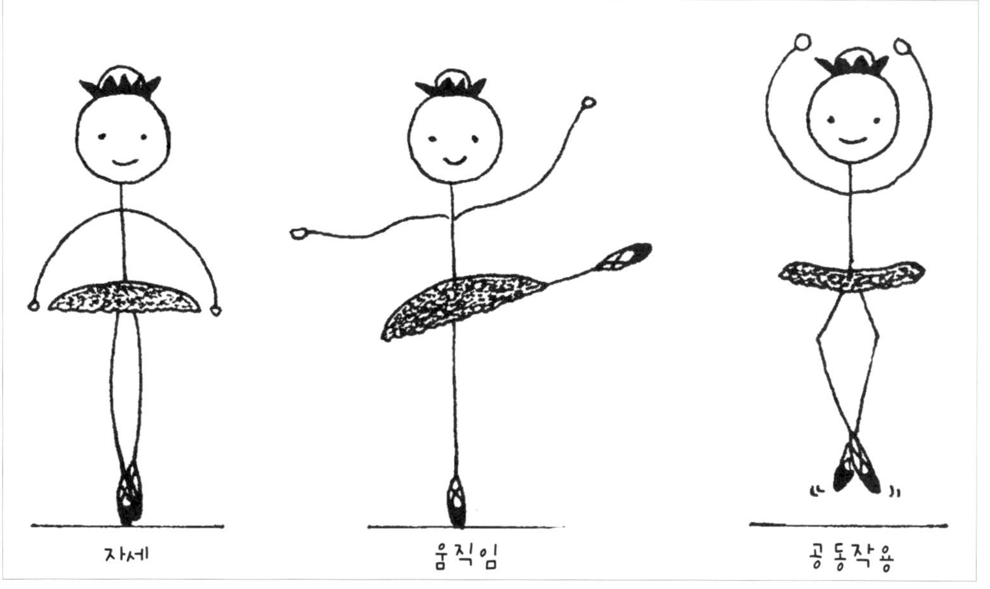

(그림 5-8) 추체외계의 기능
추체외계는 연수를 지나며 교차하지 않는다. 이는 자세, 움직임, 공동작용 등과 많은 관련이 있다.

제4뇌실

제4뇌실은 가장 낮은 데에 있는 뇌실이다. 제3뇌실로부터 뇌척수액을 공급받으며 마장디공, 루시카공, 몬로공을 통해 지주막하공간과 척수 안에 있는 관으로 흘려보낸다(그림 3-38).

교뇌

마름뇌의 후뇌부분은 교뇌, 소뇌, 중뇌수도관, 제3뇌실의 앞부분을 가지고 있다.

교뇌는 후뇌의 앞부분이다. 이는 연수와 중뇌를 연결해 주는 다리이다. 교뇌는 소뇌와 연결된 여러 핵을 가지고 있다. 또한 소뇌로부터 여러 가지 신경로를 받아 연결되어 있다. 교뇌는 뇌의 고위중추, 소뇌, 척수 사이에 다리 역할을 한다. 척수는 몸 주변으로 자극을 전송해주는 마지막 중개소이다.

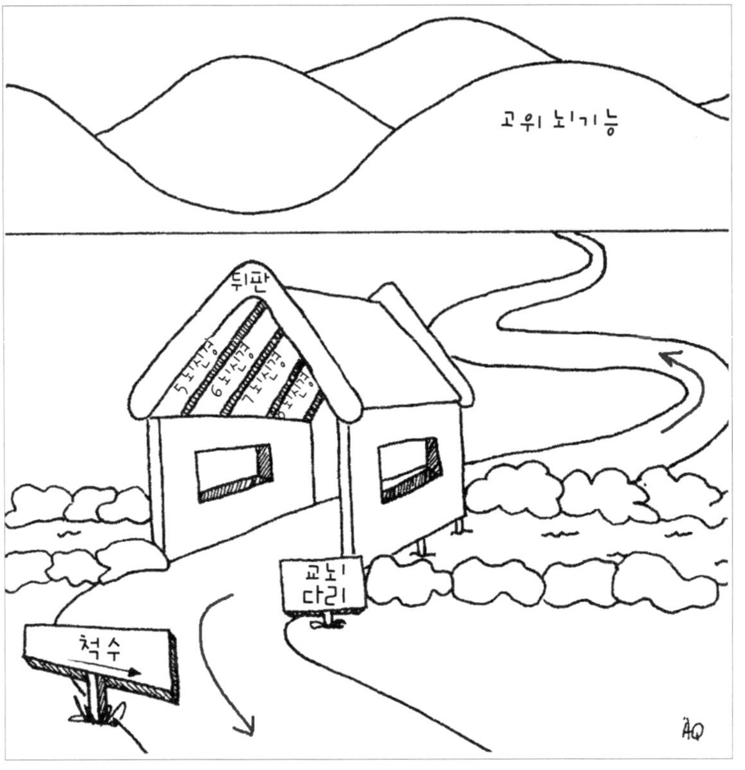

(그림 5-9) 교뇌는 다리이다

교뇌는 뇌의 고위중추와 척수를 이어주는 다리 역할을 한다. 또한 그 지붕에는 5번 삼차신경, 6번 외전신경, 7번 안면신경, 8번 내이신경 등이 있다. 이 뇌신경들은 6장 36절에 자세히 나와 있다.

교뇌의 지붕인 뒤판은 등쪽에 있다. 이는 중뇌의 뒤판과 연수의 뒤판과 연결되어 있다. 이 교뇌의 등쪽부분은 그 물체와 5, 6, 7, 8번의 뇌신경핵을 가지고 있다. 그러므로 이는 머리와 목의 운동계와 감각계에 중요한 역할을 한다. 교뇌는 뇌의 결정기관과 몸을 이어주는 가장 중요한 연결고리이다(그림 5-9).

교뇌의 솔기핵(봉선핵)

교뇌의 중간선에 있는 신경세포를 솔기핵이라 한다(그림 5-10). 중요한 신경전달물질 중 하나는 세로토닌이라 한다. 이 솔기핵 안에 가장 많이 농축되어 있다. 나머지 중추신경계의 세로토닌 분배는 솔기핵이 뻗어나감으로써 이루어진다.

교뇌의 청반핵

교뇌의 청반핵은 작은 조직으로 제4뇌실의 바닥을 이룬다(그림 5-11). 이 조직은 30만개의 세포밖에 가지고 있지 않다. 이는 다른 뇌의 조직들에 비하면 적은 숫자이다. 그러나 이 청반

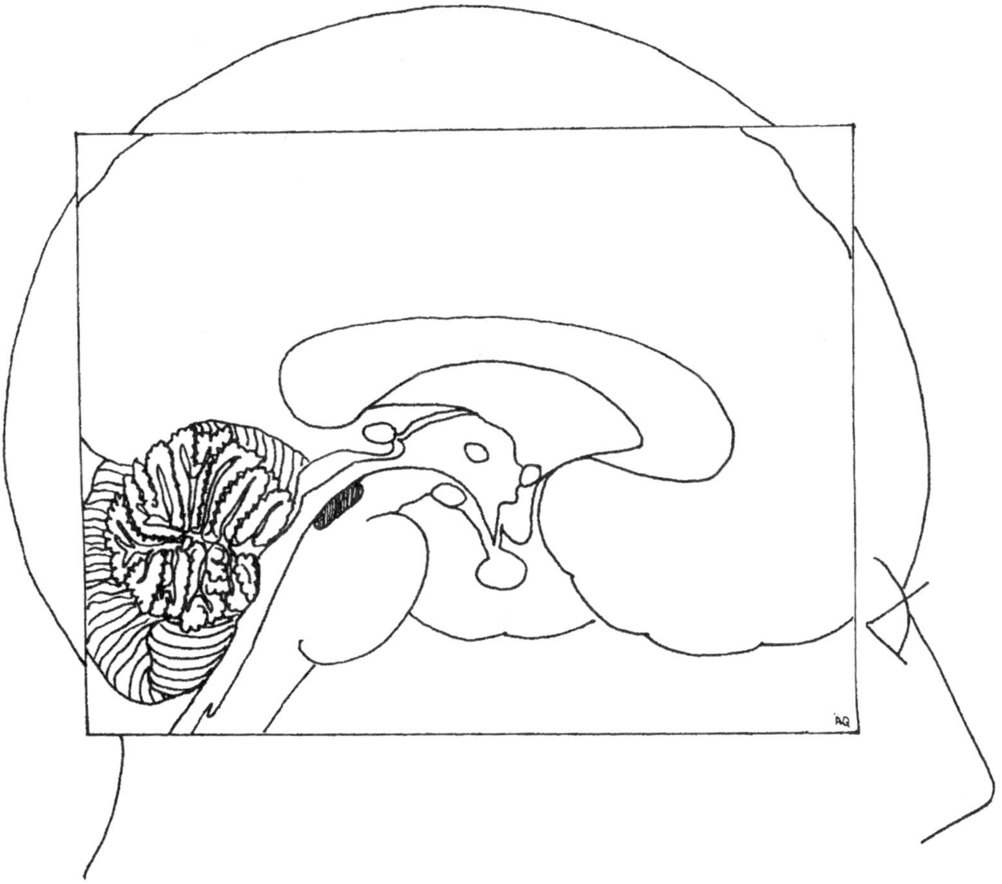

(그림 5-10) 교뇌의 솔기핵

교뇌의 솔기핵은 뇌의 안에 세로토닌을 만들어낸다. 이 핵의 위치는 빗금으로 나타나 있다.

핵은 신경세포를 통해 뻗어나가 뇌의 거의 모든 부분과 연결된다.

청반핵은 뇌의 노르에피네프린을 대부분 생산한다. 그러므로 이 점은 감정적 격앙에 많은 영향을 끼친다. 이는 쾌락과 분노, 공격적 성향에 중요한 역할을 한다. 또한 이는 학습, 기억, 수면에 필요하다. 그리고 쾌락과 걱정의 균형에 영향을 미친다. 만약 좋은 일이 너무 많이 일어나면 나쁜 일이 일어날 지도 모른다는 생각을 하게 하는 곳도 이곳이다.

청반핵의 기능은 알코올과 다른 정신상태에 영향을 끼치는 약물에 의해 억제된다. 또한 세로토닌에 의해 억제되기도 하며 자신이 만들어낸 노르에프네프린의 피드백에 의해 스스로 억제되기도 한다.

청반핵은 시상, 시상하부, 대뇌피질, 소뇌, 척수 등과 연결되어 있다.

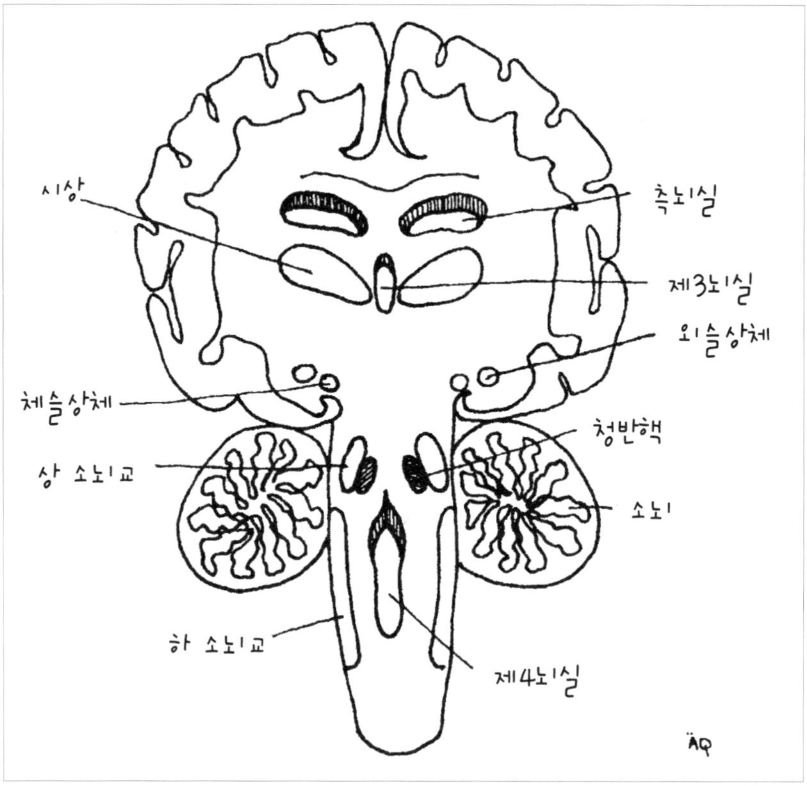

(그림 5-11) 청반핵

빗금친 부분이 청반핵을 나타낸다. 청반핵은 각각 30만개 정도의 세포를 가지고 있다. 그러나 이 조직은 뇌의 거의 모든 부분과 연결되고 노르에프네프린의 대부분을 생산한다.

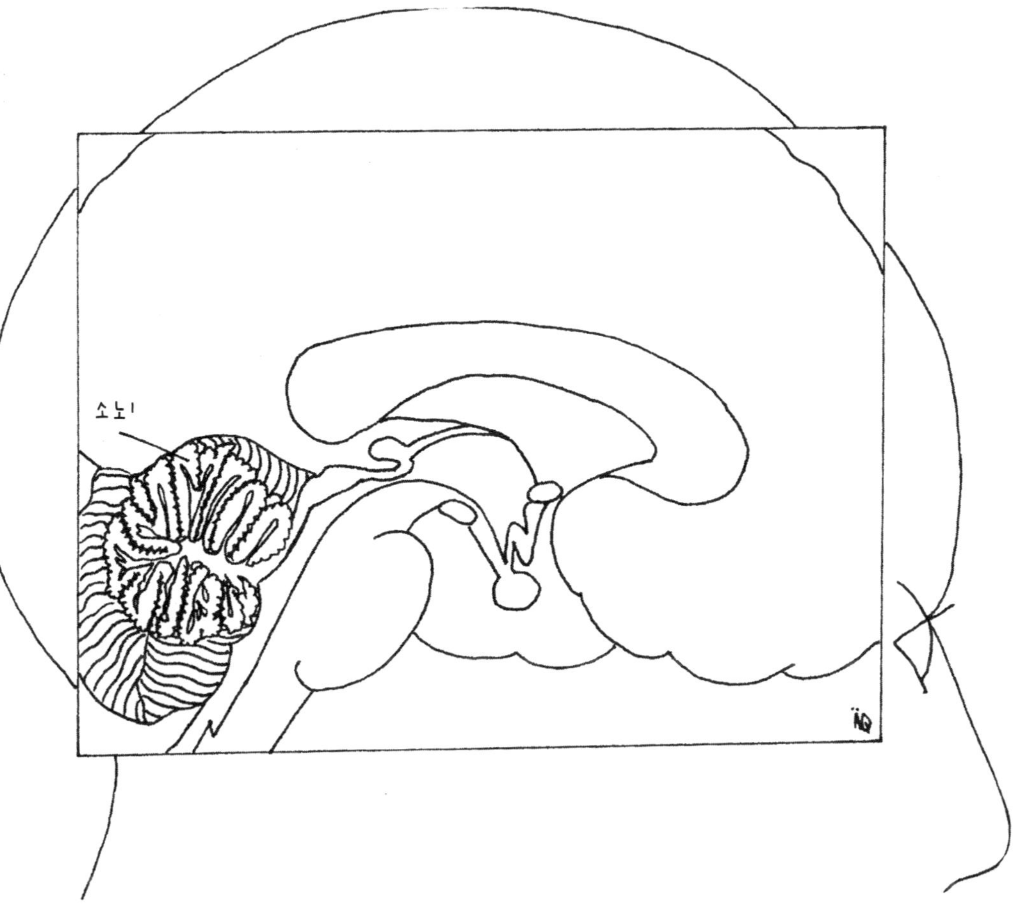

(그림 5-12) 소뇌

옆에서 본 이 그림은 소뇌의 위치를 보여준다. 소뇌는 뇌의 양쪽에 두개의 엽을 가지고 있다.
이 엽들은 경막으로 만들어져 있는 대뇌겸에 의해 갈라져 있다.

소뇌

소뇌 역시 마름뇌의 후뇌에 위치해 있다(그림 5-12). 소뇌는 경막으로 이루어져 있는 소뇌천막 아래에 위치한다. 이 소뇌천막이 후두엽의 무게를 받쳐 주어 소뇌에 부담이 가지 않게 한다. 소뇌는 두 개의 반구로 나뉘어 있다. 신생아의 소뇌반구는 대략 호두껍질만하다. 뇌의 윗부분에 있는 기저핵과 같이 소뇌는 근육의 움직임을 제어한다. 소뇌는 걷기, 달리기, 뛰기, 피

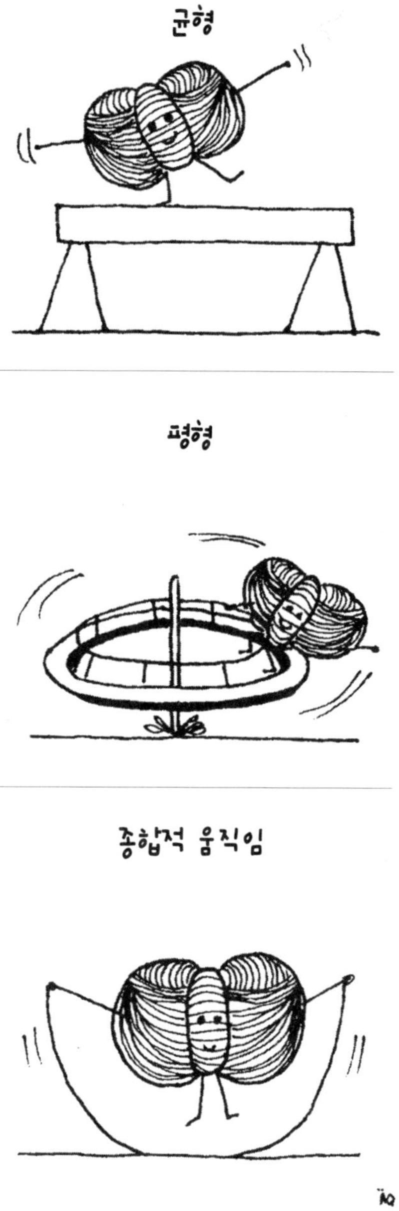

(그림 5-13) 소뇌의 기능

소뇌는 우리에게 생각없이 균형잡기, 부드럽게 움직이기, 체조 등을 할 수 있게 해준다.

아노 연주 등의 동작을 기억한다. 또한 소뇌는 움직임을 부드럽게 해준다. 소뇌는 온 몸의 정확한 움직임을 지휘한다(그림 5-13). 또한 바늘에 실꿰기, 동전 튕기기 등의 섬세한 동작을 지휘한다. 소뇌는 몸의 모든 감각신경과 운동신경에 연결되어 있어 보조뇌라고 할 만하다. 소뇌는 피질과 척수와 가까이 연결되어 있다. 소뇌에 문제가 생기면 몸의 움직임에 문제가 생긴다. 소뇌기능에 장애가 있는 환자들은 포크를 입대신 눈으로 가져갈지도 모르는 일이다. 이 환자들은 취한 것처럼 걷는다. 소뇌가 없다면 몸의 모든 동작은 우리의 의식을 통해 이루어져야 한다. 이 글을 칠 때에 의식적으로 모든 팔, 손, 손가락의 근육에게 언제 어디로 가라고 하는 것이 얼마나 어려울지 생각해 보라.

제3뇌실

후뇌는 교뇌와 소뇌 외에 제3뇌실의 뒷부분과 중뇌수도관을 가지고 있다. 이 제3뇌실은 두 개의 측뇌실로부터 뇌척수액을 공급받아 중뇌수도관을 통해 제4뇌실로 보내준다. 만약 이 관이 기형이라면 수두증을 유발할 수 있다(그림 3-38).

17_ 중뇌
The Midbrain

중뇌는 교뇌와 대뇌반구(전뇌의 간뇌 부분) 사이에 있는 부분이다. 이 중뇌는 배아기에 전뇌나 마름뇌처럼 두 개로 갈라지지 않는다. 중뇌는 쾌락, 기분, 현실감, 운동기능 등에 영향을 끼친다. 피질과 변연계와의 연결로 중뇌는 뇌의 다른 부분으로 도파민을 공급한다.

뇌줄기의 부분은 덮개, 대뇌각, 뒤판, 대뇌섬유각, 흑색질, 중뇌수도관, 셋째와 넷째 뇌신경, 그물구성물질들로 이루어져 있다(그림 5-14).

중뇌는 마름뇌를 포함하는 뇌줄기의 가장 높은 부분이다(그림 5-15).

덮개

덮개는 중뇌의 지붕이다. 덮개(피개)는 세포들의 집단이 4개 모여 이루어지는 사구체를 가지고 있다(그림 5-15). 이 네 개의 모임은 두 개의 위쪽 둔덕과 두 개의 아래쪽 둔덕으로 나뉜다. 두 개의 위쪽 둔덕은 시각 자극의 중개소이다. 두 개의 아래쪽 둔덕은 청각 자극의 중개소이다. 그러므로 덮개에 문제가 생기면 어떤 둔덕이 영향을 받았냐에 따라 시각과 청각에 장애가 올 수 있다.

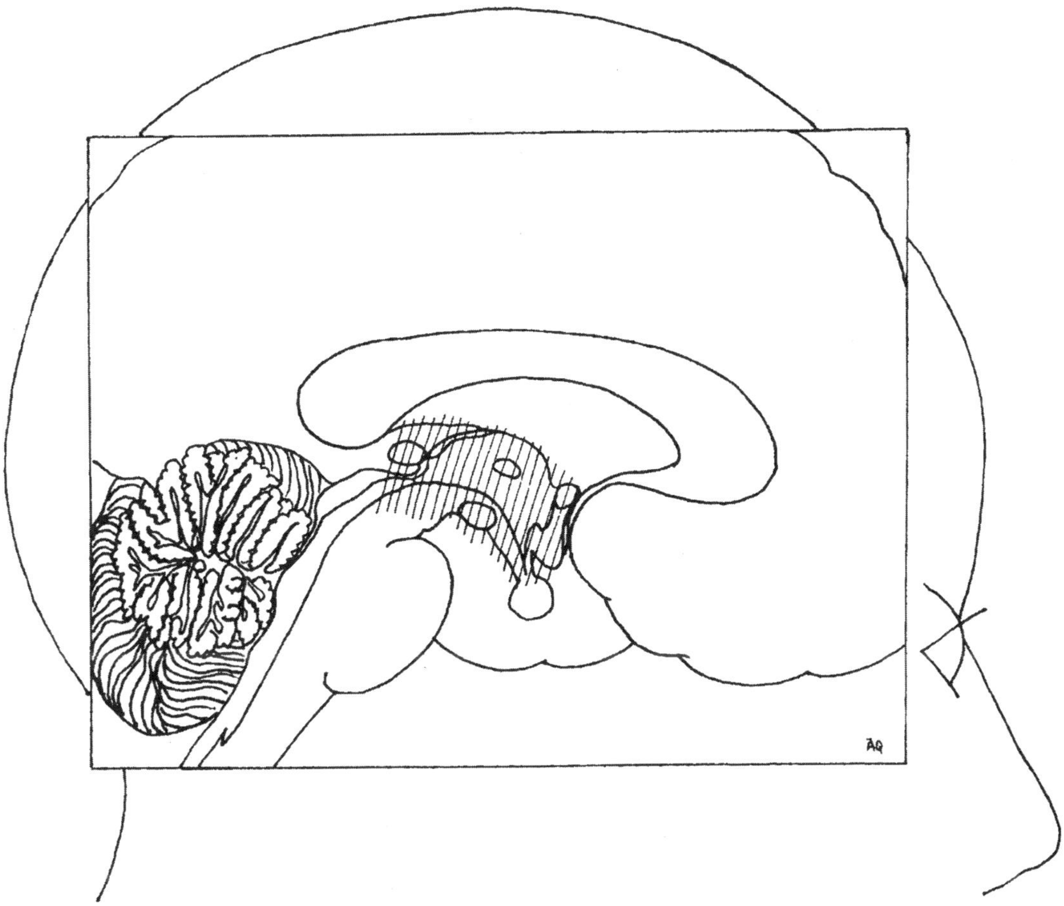

(그림 5-14) 중뇌
이 그림은 빗금쳐진 중뇌를 보여준다. 파킨슨병은 이 중뇌에서 일어난다

대뇌각

대뇌각은 두 개가 있다. 중뇌 앞의 옆쪽에 하나씩 있다. 이 대뇌각은 대뇌피질에서 나와 중뇌를 지나 척수로 내려가는 섬유를 가지고 있다. 두 개의 다리 사이에는 뇌의 깊은 곳까지 혈액을 공급하는 혈관으로 가득 차 있다.

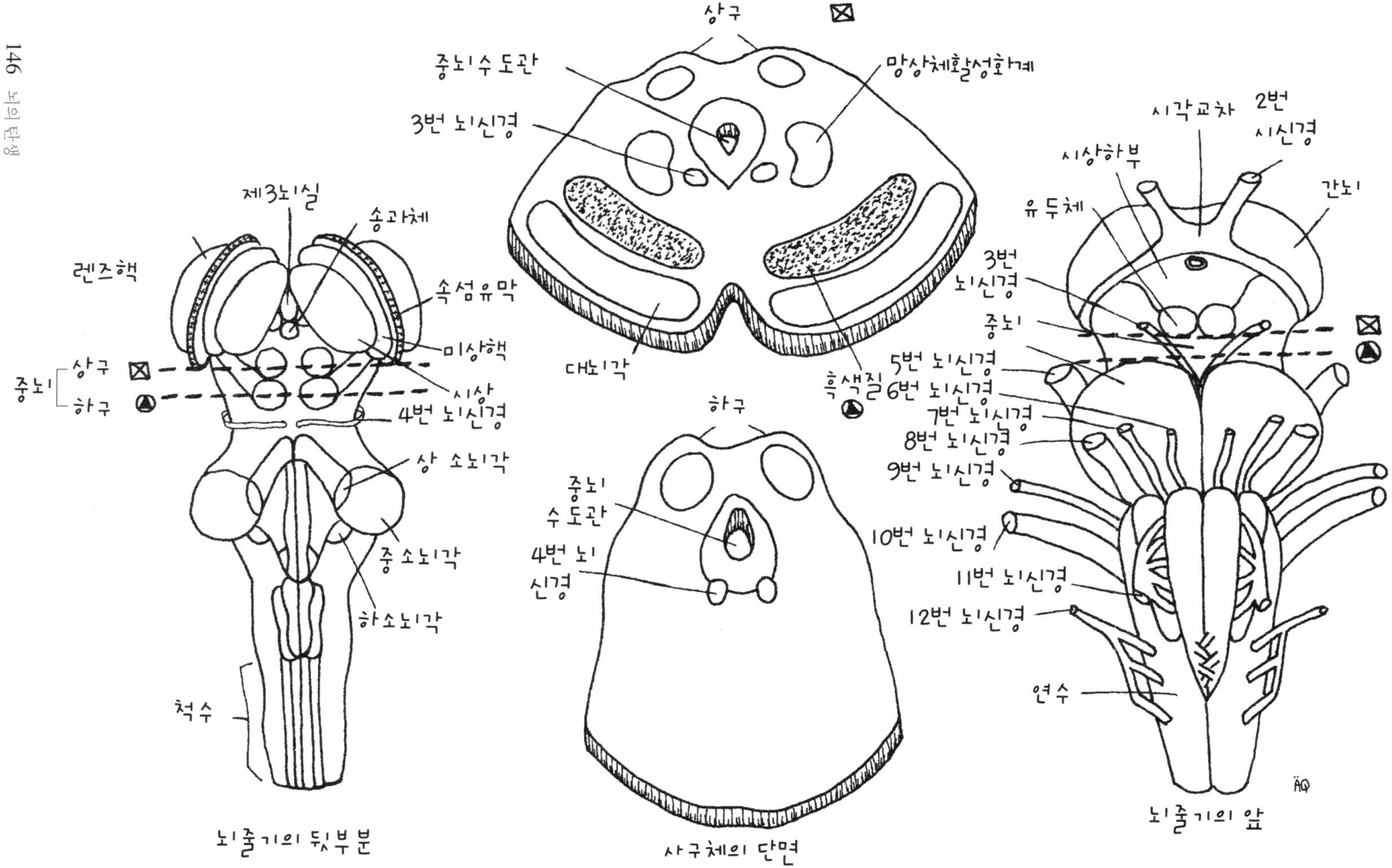

(그림 5-15) 뇌줄기를 이루는 부분들

이 그림들은 뇌줄기를 이루는 부분들을 보여준다. 앞, 뒤, 옆면이 보인다.

뒤판

뒤판은 중뇌의 뒤에 있다. 이 판은 뇌의 고위중추와 뇌줄기, 척수를 이어주는 신경섬유를 포함한다. 뒤판은 또한 그물구성물질과 셋째, 넷째 뇌신경의 핵을 가지고 있다. 그러므로, 만약 뒤판에 문제가 일어난다면 뇌의 고위중추와 몸의 교신이 영향을 받을 것이다. 이 문제들은 오르내리는 섬유신경에 일어난다. 만약 그물 구성 물질에 문제가 일어나면 환자는 위급상황에 제대로 대처하지 못할 것이다. 만약 셋째, 넷째뇌신경핵(눈돌림신경과 도르래신경)에 문제가 발생하면 안구의 운동에 문제가 생길 수 있다.

대뇌섬유각

대뇌섬유각은 대뇌의 고위중추와 뇌줄기의 여러 핵(특히 교뇌와 척수)을 이어주는 신경섬유로 구성되어 있다. 이 대뇌섬유각은 중뇌의 앞부분에 있다. 이 신경섬유들은 거의 세로로 뻗쳐 있다(그림 5-15).

흑색질

흑색질은 대뇌섬유각과 뒤판 사이에 있다. 이 물질은 파킨슨병에서 망가지는 조직의 일부이다. 이 흑색질은 뇌의 고위중추를 뇌줄기의 하위중추와 연결해준다. 이 물질은 이름이 말해주듯 검정색을 띄고 있다. 이는 멜라닌을 가진 세포들이 존재하기 때문이다. 멜라닌은 우리가 살을 햇빛에 노출하였을 때 나타나는 물질이다. 흑색질은 대뇌기저핵의 일부분이다. 흑색질은 우울증과 관련된 신경전달물질인 도파민을 분비한다. 또한 도파민의 부족이 파킨슨병의 원인이 된다. 도파민은 즐거운 감정과 연관이 되어 있는 것 같다.

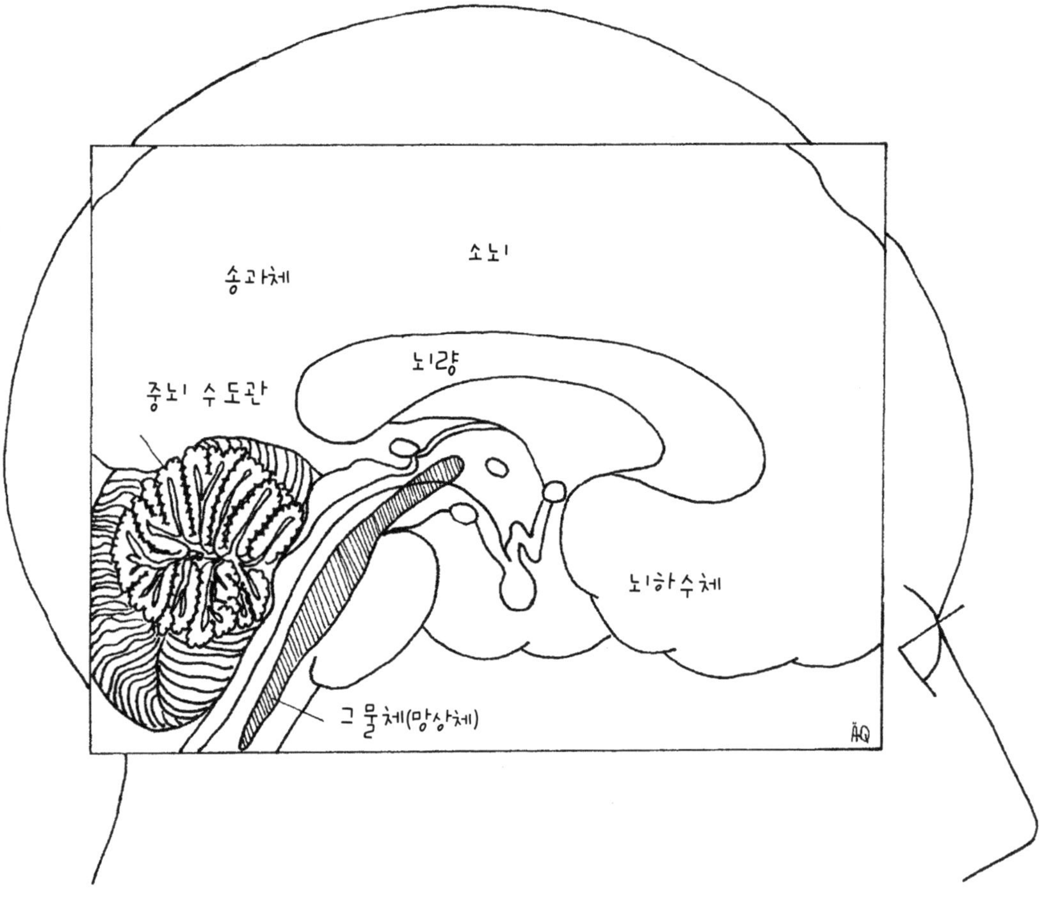

(그림 5-16) 그물체

그물체는 척수를 따라 위로 올라가 마름뇌를 지나 중뇌로 통한다. 이 그림에서 빗금친 부분이다.

중뇌수도관

중뇌수도관은 제3뇌실과 제4뇌실을 이어주는 관이다(그림 3-38). 이는 중뇌의 앞부분에 위치해 있다. 이는 앞서 말한 두 뇌실 사이에 거의 수직으로 놓여 있다. 만약 이 관이 기형이거나 역할을 제대로 수행하지 못하면 수두증을 유발한다. 이 경우에는 측뇌실과 제3뇌실의 뇌척수액이 제4뇌실을 지나 척수의 중심관이나 지주막하공간으로 스며들지 못한다.

3번, 4번 뇌신경핵

3번 뇌신경(동안신경), 4번 뇌신경(활차신경)의 뇌신경핵은 중뇌의 뒤판 안에 있다(그림 5-15). 이 뇌신경들에 문제가 생기면 안구운동과 초점맞추기가 불가능해 질 수 있다. 아이가 내사시가 되지는 않는다. 내사시는 후뇌에 핵을 가지고 있는 6번 뇌신경(외전신경)과 관련이 있다.

그물체(망상체)

그물체는 중뇌의 뒤판부분을 지나간다(그림 5-16). 이 그물체는 눈의 운동신경(3번, 4번 뇌신경), 흑색질과 밀접한 관련을 맺고 있다. 그러므로 그물체(그물경보체계, 그물구성물질)는 경보체계의 역할을 수행하므로 눈이 반사적으로 돌아가는 것과 도피반응을 관장한다. 또한 흑색질의 몸의 움직임과 밀접한 연관이 있으므로 그물체의 경보는 비상시에 재빠른 행동을 가능하게 한다. 그물체에 문제가 생기면 이러한 반사행동이 일어나지 않게 된다. 그물체는 감정에도 관여한다. 그러므로 그물체에 문제가 생기면 정서에 영향을 끼칠 수 있다.

18_ 전뇌

The Forebrain

전뇌는 배아기에 두 부분으로 갈라진다. 이들을 뒤에 있는 간뇌, 앞에 있는 종뇌라고 한다. 전뇌는 배아의 신경관에서 생성되는 세 개의 소포 중 가장 앞의 것으로부터 생성된다(그림 3-12). 이 종뇌와 간뇌로의 분화는 임신 3주 후에 일어난다(그림 5-17).

간뇌

간뇌는 전뇌의 옆 벽이 두꺼워지며 생성된다. 연수같은 하위중추와 대뇌피질같은 고위중추로 이어지는 계보에서 간뇌는 중뇌와 같이 두 번째 서열에 위치한다.

간뇌는 두 개의 측뇌실과 제3뇌실의 대부분을 감싸고 있다. 또한 이들의 연결관 역시 감싸고 있다. 간뇌 안에 있는 부분들은 시상, 슬상체, 시상상부, 시상저부, 시상하부 등이 있다.

간뇌는 자율신경계와 뇌하수체를 제어한다. 또한 감각자극을 고위중추로 보내는 중개소의 역할도 한다.

간뇌의 뇌실 구조

측뇌실은 제3뇌실과 몬로공(그림 3-38)을 통해 연결되어 있다. 이 뇌실들은 뇌척수액을 생산

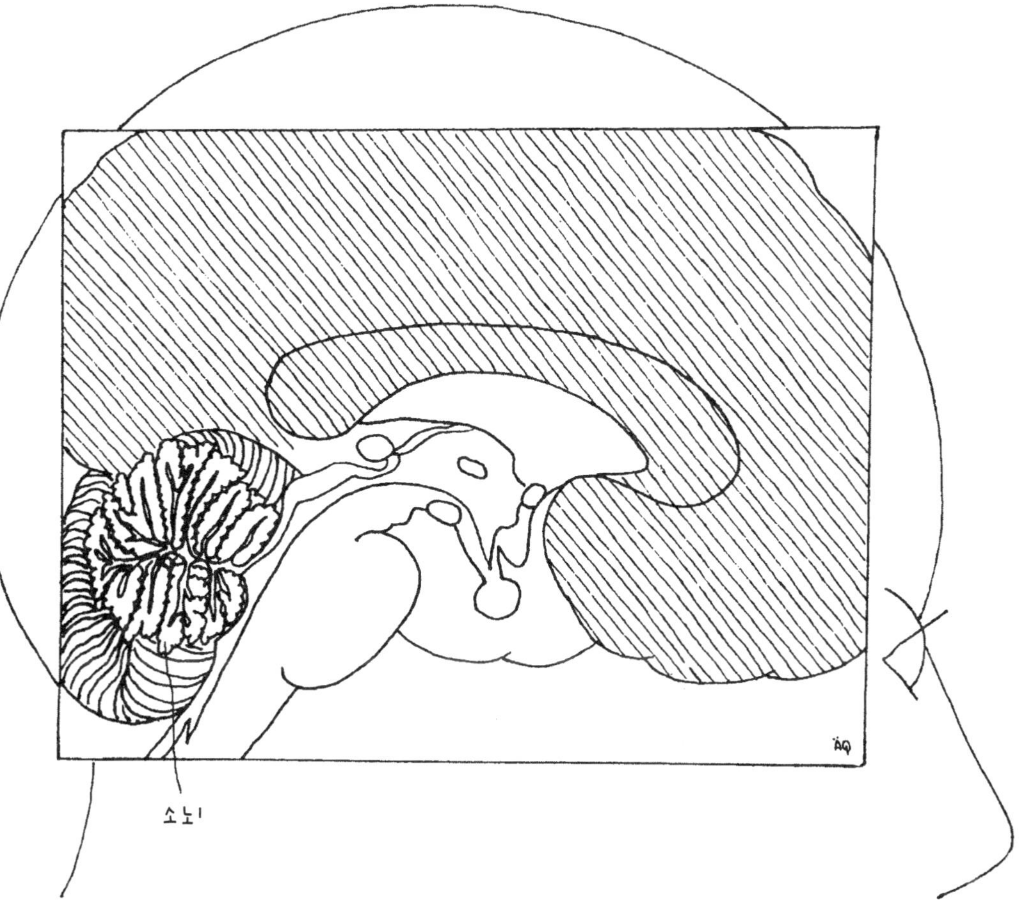

(그림 5-17) 출생시의 전뇌
전뇌는 빗금쳐진 부분이다. 이는 종뇌와 간뇌로 갈라진다. 소뇌는 그림에 표시되어 있다. 전뇌의 한 부분으로 착각하지 말라.

하여 중추신경계의 주변과 안쪽으로 공급하는 역할을 한다. 앞서 말한 3개의 뇌실 모두 뇌척수액을 생산한다. 측뇌실은 뇌척수액을 제3뇌실로 흘려보낸다. 제3뇌실은 여기에 자신이 생산한 뇌척수액을 더해 중뇌수도관을 통해 제4뇌실로 흘려보낸다. 제4뇌실은 마장디공과 루시카공을 통해 지주막하공간과 척수의 중심관으로 뇌척수액을 공급한다.

시상

시상은 쌍으로 이루어져 있다. 대뇌반구가 하나씩의 시상을 가지고 있다는 뜻이다. 시상이라 함은 오른쪽과 왼쪽 모두의 시상을 뜻한다. 시상들은 간뇌의 제3뇌실 양 옆에 위치해 있다. 이들은 **시상사이붙음**이라는 조그마한 조직으로 연결되어 있다. 이 조직은 대부분의 경우 존재한다. 있다면 몬로공 바로 뒤에 있다.

제3뇌실의 양 옆에 위치한 시상은 세로로 서 있는 타원형이다. 그러므로 시상들은 제3뇌실과 평행으로 위치해 있다. 성인의 시상은 세로로 1 1/2~2인치이다. 이 시상들은 제3뇌실의 뒤를 돌아 만나는데 이 과정에서 송과체를 감싸 버린다.

시상에는 여러 핵이 있고 뇌의 여러 부분들과 척수와 많은 부분이 연결되어 있는데 감각입력의 선별, 중개 등의 역할을 한다. 후각을 제외한 나머지 모든 자극은 이들을 판독하고 구별하는 시상을 지나 대뇌피질로 전달된다. 고통자극은 가끔 중추신경계의 시상까지 전달되지 않을 때도 있다. 대략 50퍼센트의 고통자극은 뇌줄기 위로 전달되지 않는다. 이렇게 시상에서 대뇌피질로 전달되지 않는 고통을 **역치하고통**이라 한다. 이는 우리가 느끼지 못하는 고통이다. 많은 경우 우리는 계속 지속되는 고통이나 비상시의 고통을 느끼지 않는다. 이 부분은 현재 명확히 밝혀진 분야는 아니다. 엔돌핀도 고통을 막을 수 있기 때문이다. 엔돌핀은 생화학적 단계에서 역할을 수행한다. 우리는 시상의 중개에 엔돌핀이 영향을 끼친다는 것을 발견할지도 모른다. 왜냐하면, 시상에 **'뮤' 수용체**가 있기 때문이다. 이 수용체는 엔돌핀의 수용과 아편 중독에 관련이 있는 것으로 생각되고 있다.

알콜로 인한 뇌의 심각한 손상은 **코르사코프 증후군**으로 분류된다. 이 상태에서는 시상에 심각한 손상이 있다. **코르사코프 증후군**은 기억상실, 치매, 논리적 사고 불능 등으로 나타난다. **코르사코프 증후군**의 환자들은 끊임없이 중얼거린다. 알콜중독자 어머니를 가진 아이들은 많은 경우에 중추신경계의 기능에 심각한 장애가 있다. 이 아이들의 시상은 심각한 손상을 입었으며 시상의 중개기능에 장애가 있을 때 일어나는 모든 문제점을 가지고 있다.

최근의 연구에 의해 시상은 장기 기억과 조건 공포반응과 연관이 있다는 것이 밝혀졌다.

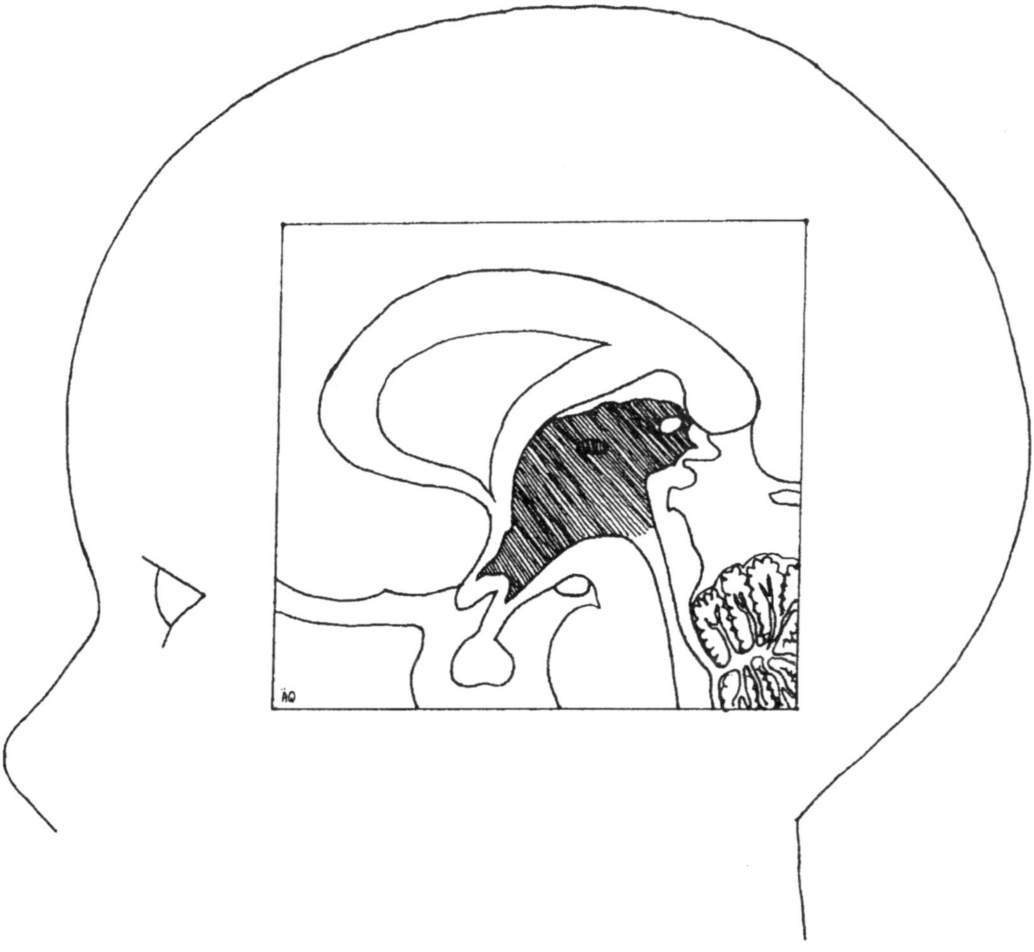

(그림 5-18) 시상
시상은 빗금친 부분으로 나타나 있다. 시상이 어떤 식으로 끼여있는지 보여준다.

시상저부

시상저부 역시 쌍으로 되어 있다. 시상저부는 시상과 중뇌 뒤판의 지붕 사이에 위치한다(그림 5-19). 시상저부는 시상보다는 작은 회색 타원형의 덩어리이다. 시상저부는 포유동물에서만 발견된다. 시상저부의 성장에 문제가 생기면 반무도병을 유발한다. 반무도병은 몸의 반쪽에서 제어할 수 없는 뒤기를 반복하는 병이다. 몸의 윗부분에서 가장 심하게 나타난다.

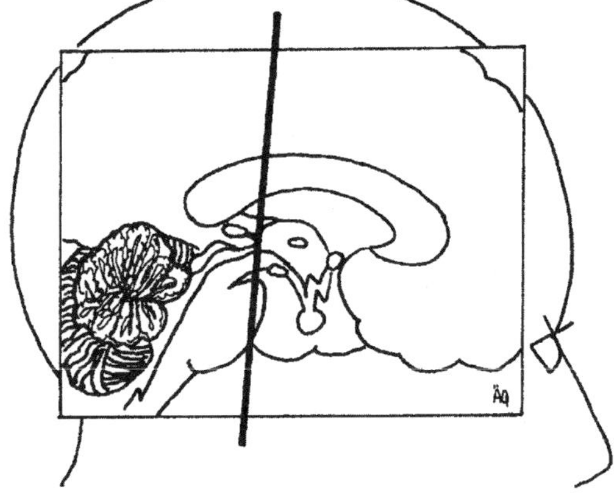

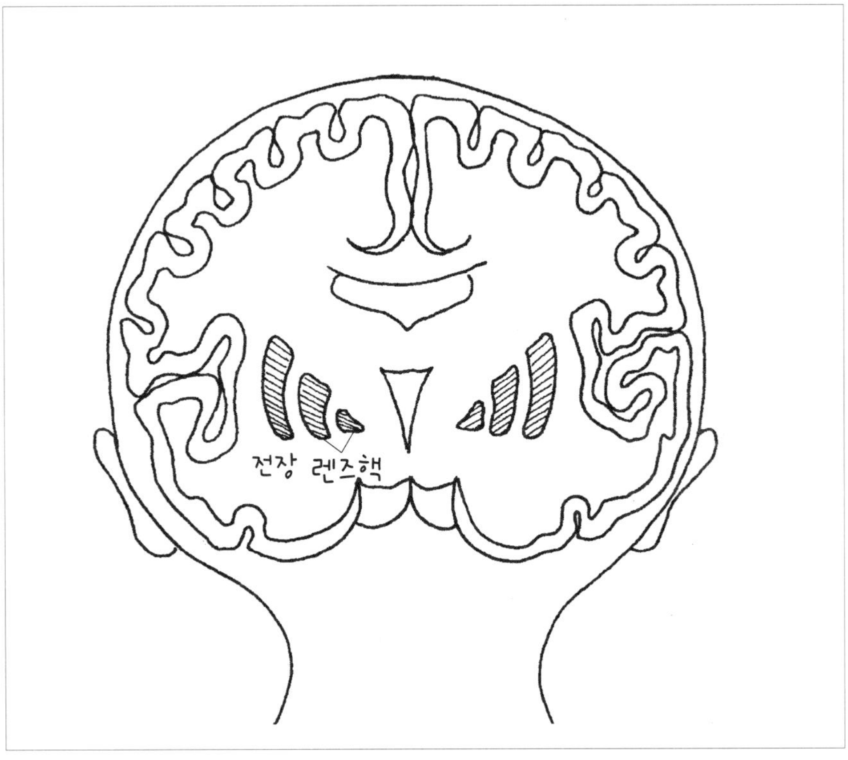

(그림 5-19) 시상저부 창백핵과 시상저부핵

윗 그림에 세로 줄은 단면의 위치를 보여준다. 아래 그림의 빗금친 부분은 시상저부의 위치를 보여준다.

시상상부

시상상부는 쌍으로 이루어져 있지 않다. 이는 송과체와 시상상부맞교차, 고삐삼각으로 이루어져 있다(그림 5-20).

송과체는 교차신경에서 뻗어나온 줄기에 매달려 있다. 송과체는 우리의 일간리듬, 지구 자기장에 의한 방향감각, 면역체계 등에 관련이 있다고 생각되어지고 있다. 유럽의 토끼를 이용한 연구 결과에 따르면 송과체의 기능에 장애가 오면 척주가 굽을 수도 있다고 한다(척추측만

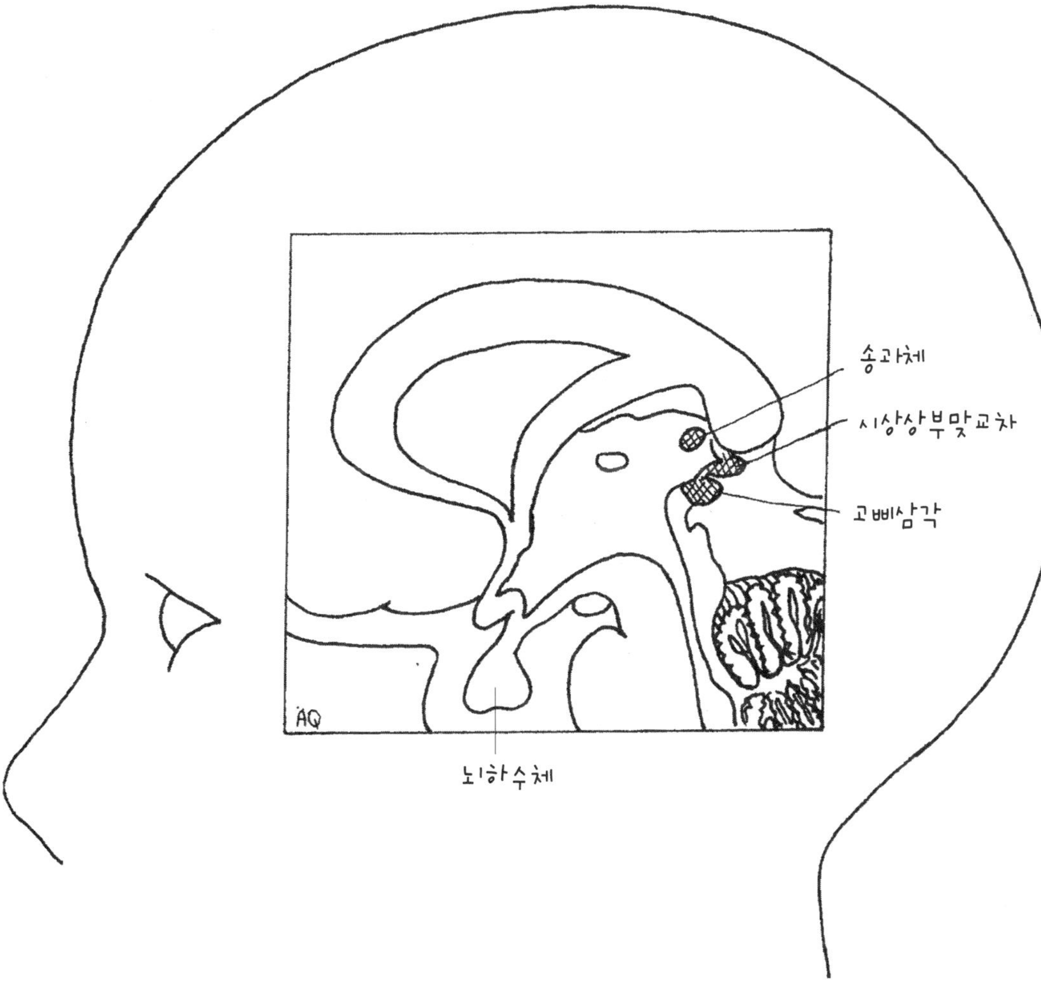

(그림 5-20) 시상상부

시상상부는 송과체, 시상상부맞교차, 고삐삼각으로 이루어져 있다. 이들은 그림에 빗금쳐져 있고 이름이 붙어 있다.

증). 이것은 송과체가 우리에게 똑바로 서도록 조절하기 때문이라고 생각된다. 만약 이러한 종용이 없다면 척주는 한쪽으로 무너진다. 이는 척주뼈 몸통 중 몇몇이 쐐기꼴로 변하게 하고 이는 척주의 굽음으로 연결된다.

시상상부맞교차는 뇌의 오른쪽과 왼쪽을 연결해주는 신경섬유이다(그림 3.35).

고삐삼각은 작고 움푹 들어간 곳으로 후각과 관련이 있다. 고삐삼각은 고삐핵 위에 겹쳐 있다. 이 고삐 조직은 후각을 변연계와 연결시킨다. 그 결과는 후각에 의한 기억이나 감정의 자극이다. 그 정확한 과정은 밝혀지지 않았지만 고삐삼각은 여러 가지 냄새가 감정에 영향을 끼치는 데 중요한 역할을 한다.

탄생시에 시상저부에 문제가 발생하면 일간리듬, 방향감각, 면역체계, 뇌의 오른쪽과 왼쪽의 연결, 특히 감정에 관한 그리고 냄새와 감정의 연관 등에 영향을 끼칠 수 있다.

시상후부

시상후부는 간뇌에 위치한 부분이다. 이는 내슬상체와 외슬상체로 구성되어 있다(그림 5-21). 시상후부 역시 쌍으로 이루어져 있다.

내슬상체는 작고 타원형이며 쌍으로 이루어져 있다. 이는 청각자극의 중개소 역할을 한다.

내슬상체는 시상후부의 끝쪽에 위치한 작고 타원형이며 쌍으로 이루어진 조직이다. 이는 시각자극의 중개소 역할을 하는 세포덩어리를 가지고 있다. 이 시각자극은 후두부의 피질로 중개되어 판독, 선별 과정을 거친 후 우리가 보는 영상이 된다.

시상저부에 생긴 문제는 어떤 슬상체가 영향을 받았냐에 따라 시각 또는 청각에 문제를 가져올 수 있다.

시상하부

시상하부는 제3뇌실의 바닥과 벽을 이룬다(그림 5-22). 이는 쌍으로 이루어져 있지 않다. 이것의 무게는 대략 1/7온즈보다 약간 작은 4그램이다. 시상하부는 5센트 동전보다 가볍다. 이

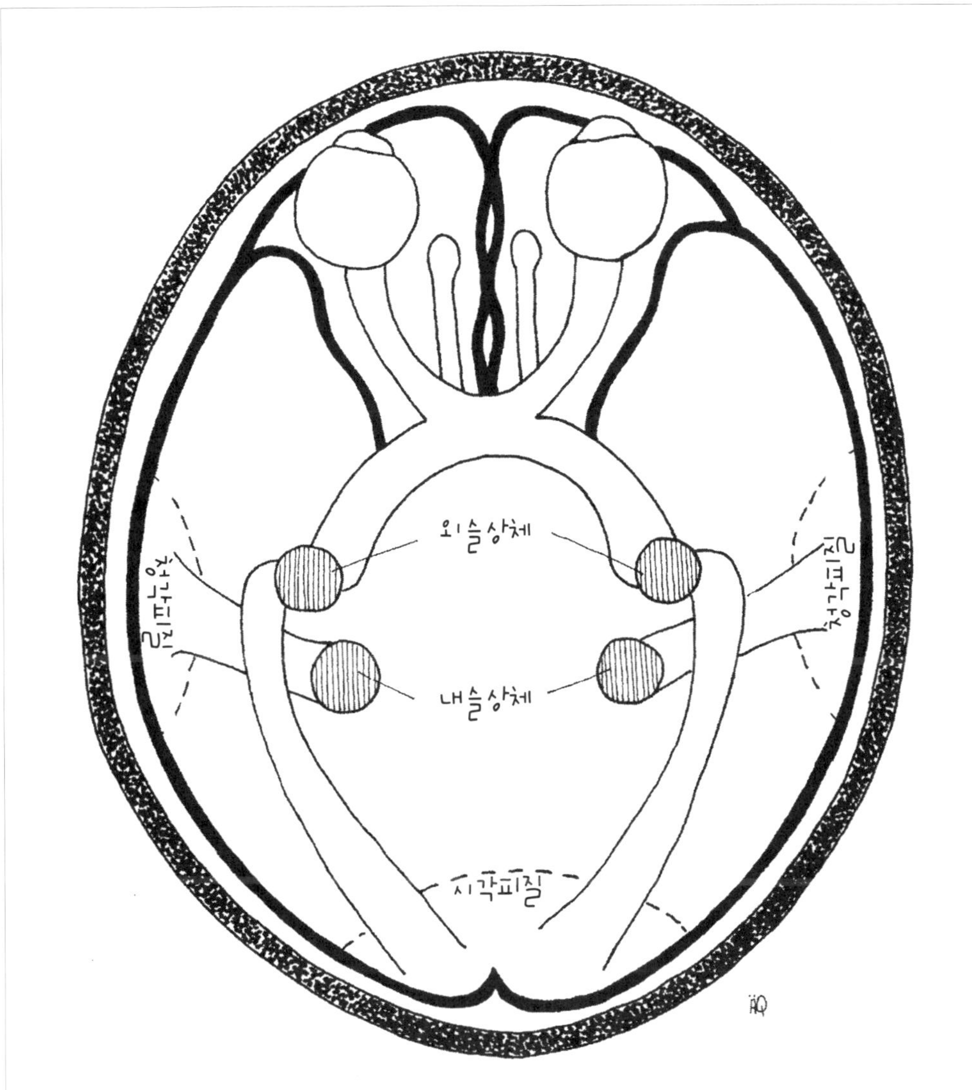

(그림 5-21) 시상후부 내 · 외슬상체

내 · 외슬상체는 그림에서 빗금 쳐진 부분인 시상후부를 이룬다. 외슬상체는 시각에, 내슬상체는 청각에 관련되어 있다.

는 뇌 전체 무게의 0.5퍼센트보다 가벼운 무게이다. 시상하부는 뇌하수체 위, 시상 아래에 위치한다. 뇌하수체는 시상하부에서 뻗어 나온 줄기에 달려 있다.

이 작은 조직이 체온, 배고픔, 목마름, 성욕, 감정, 꿈, 내분비샘의 기능, 자율신경계의 활

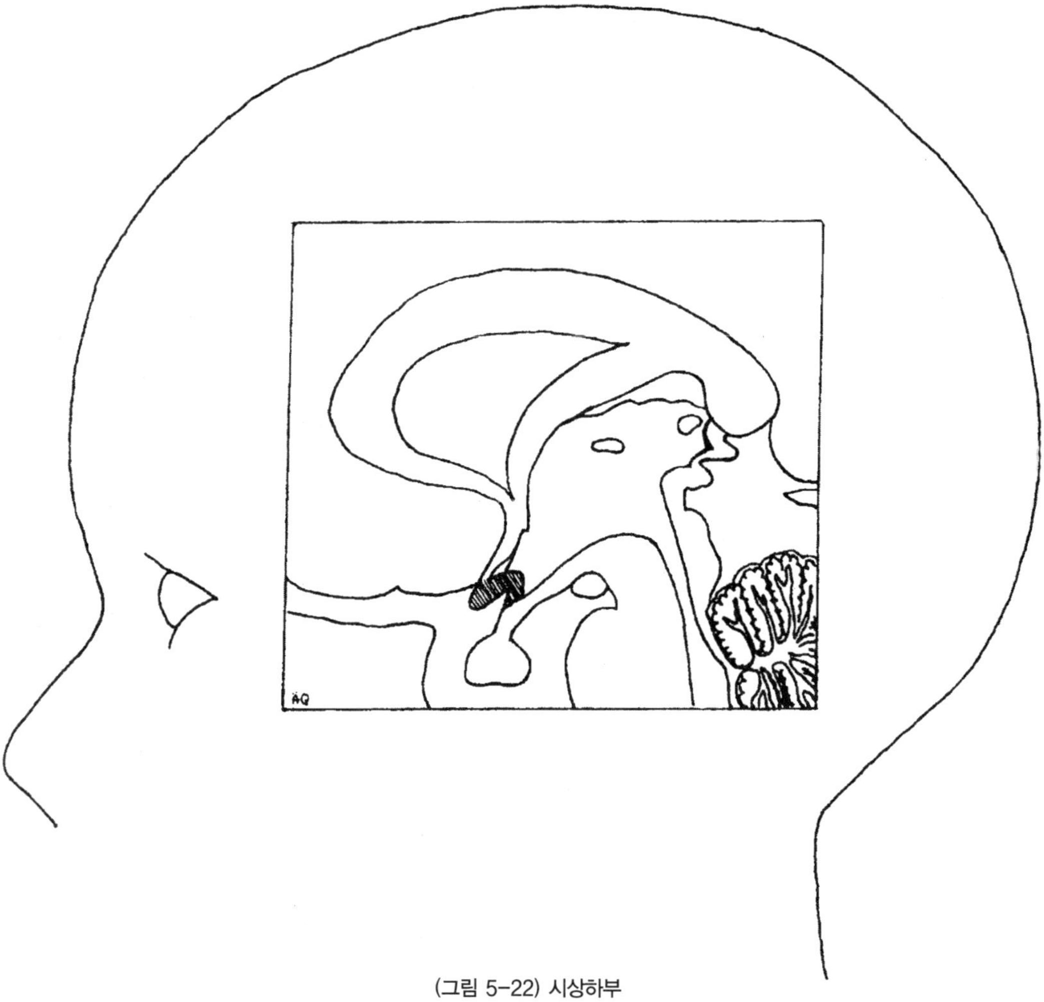

(그림 5-22) 시상하부
시상하부는 빗금으로 표시되어 있다.

동 등을 제어한다는 것은 놀라운 일이다. 또한 이는 잠과 깊은 연관이 있는 것으로 추정된다. 시상하부는 대뇌피질과 변연계로부터 많은 신경자극을 받는다. 대뇌피질과 변연계는 자율신경계에 내려진 시상하부의 명령을 무시할 수 있다.

이 작은 시상하부는 또한 체내 화학물질의 수치를 분석한다. 예를 들어, 만약 시상하부가 몸의 소금 농도가 너무 높다고 판단하면 몸의 장기에 명령을 내려 적절한 조치를 취하게 한다. 또한 시상하부는 성호르몬의 수치를 감시하기도 한다. 만약 이 호르몬의 수치가 너무 높거나 낮으면 관련 기관에 명령을 내려 생산속도를 조절하게 한다. 그러므로 시상하부는 성욕에 많은 영향을 준다.

또한 시상하부는 아직 밝혀지지 않은 방법으로 우리에게 쾌락과 윤리의 균형을 잡아주는 것같다. 그러므로 시상하부는 양심이라고도 할 수 있을 것이다.

시상하부에 가장 많은 신경전달물질은 최근에 발견된 단백질로 이루어진 신경전달물질인 펩티드라 할 수 있다. 펩티드의 종류는 여러 가지가 있으며 계속 발견되고 있다. 시상하부에 많은 펩티드 중에는 아편제와 관련된 엔돌핀이 있다. 이로 미루어 시상하부는 약물중독에 관련이 있는 것 같다.

종뇌

종뇌는 중추신경계에서 가장 높은 위치에 있다. 이는 전뇌의 가장 앞쪽의 위에 위치해 있다.

종뇌는 두 개의 대뇌반구와 종말판을 가진다. 종뇌는 배아기의 3 1/2~4주에 형성된다. 이는 배아의 전뇌에서 생성된다. 대뇌반구는 태아의 탄생시에 가장 발달이 덜 된 부분이다. 그러나 종뇌의 한 부분인 대뇌피질이 두뇌의 대부분을 덮는다는 것을 기억하라.

대뇌반구

대뇌반구는 쌍으로 이루어져 있으며 뇌의 대부분을 이룬다. 이 반구들은 대뇌피질, 난형중심, 기저핵, 후각뇌 등을 형성한다. 어떤 과학자들은 측뇌실을 앞서 말한 간뇌의 부분이 아니라 종뇌의 부분으로 간주한다.

결국 대뇌반구는 뇌의 여러 엽으로 나뉜다. 이들은 전두엽, 두정엽, 측두엽, 후두엽, 중심엽(섬) 등이 있다(그림 5-23).

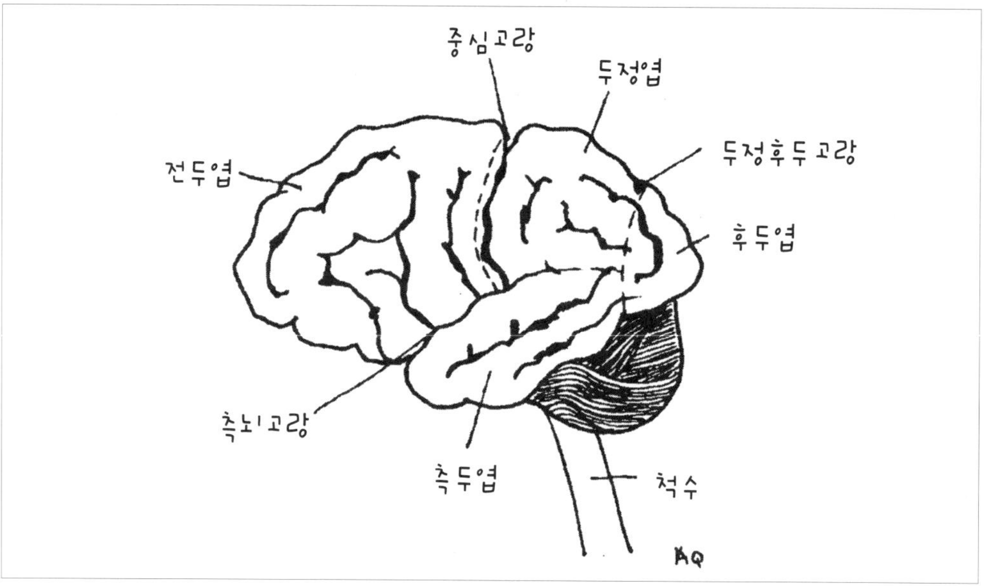

(그림 5-23) 옆에서 본 대뇌반구
이 그림은 피질 아래의 뇌의 조직들이 어떻게 겹쳐 있는지 보여준다.

대뇌피질

대뇌피질은 대뇌반구를 덮는 회색의 굴곡이 심한 물질이다. 이는 2~4밀리미터의 두께를 가지며 6겹의 층으로 이루어져 있다. 각각의 층은 각각의 역할이 있다. 이 굴곡은 두개골 안의 한정된 공간 내에서 많은 표면적을 확보하기 위해 필요하다. 움푹 들어간 부분은 고랑(sulcus), 나온 부분은 이랑(gyprus)이라고 한다. 또한 더 깊이 파인 곳은 틈새(fissures)라 한다(그림 3-33, 5-23). 이 틈새가 뇌의 여러 엽을 갈라준다. 대뇌피질 표면적의 절반 가량이 이 고랑과 틈새에 숨겨져 있는 것으로 추정된다.

대뇌피질이 회색인 까닭은 구성하고 있는 세포가 회색이기 때문이다. 이 세포들의 섬유는 하얀데 말이집이라는 하얀 물질에 감싸여 있어 회색으로 보인다. 말이집은 신경섬유를 격리시켜 신경자극이 섬유 사이로 건너 뛰는 일이 없게 해준다. 만약 신경자극이 신경섬유 사이를 건너 뛴다면 근육이나 장기가 오동작을 하게 될 것이다.

대뇌피질은 100억 개에서 1,000억 개의 별아교세포를 가지고 있다. 이는 6층의 구조로 이루어져 있다. 신경세포는 감각입력기관에서 받은 자극을 뇌로 보내고, 뇌의 다른 조직 사이에 신경자극을 보내며, 뇌에서 몸의 각종 장기로 명령을 하달한다는 것을 기억하자. 시냅스 사이의 신경자극 전달은 전기적 신호의 형태를 띈다. 시냅스에서는 이 전기신호가 화학적 작용으로 바뀌어 반대쪽 신경세포에 도달하거나 몸의 장기에 도달해 활성화시킨다. 가끔 작은 틈을 가진 시냅스에는 단백질의 다리가 있어 신경자극을 전기자극 형태로 반대쪽 뉴런까지 전달시킨다. 이때에는 화학작용으로 바뀌지 않는다.

대뇌피질은 가장 고등한 지적 행동에 필요한 조직을 가지고 있다. 대뇌피질은 인식, 대부분의 기억, 말과 언어의 해독, 시각적 해석, 고등운동기능 등에 중요한 역할을 한다(그림 5-24).

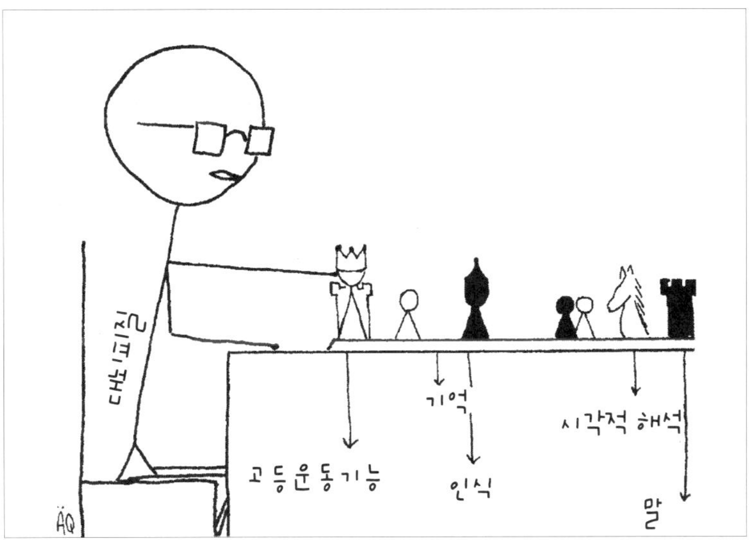

(그림 5-24) 대뇌피질의 여러 기능
대뇌피질은 지성의 집처럼 생각된다. 이는 또한 우리의 감정과 본능을 제어한다.
이 시도는 언제나 성공적이지는 않다. 대뇌피질의 주요 기능은 문제 파악과 해결이다.

연구가 계속 진행되면서 특정기능과 연관된 대뇌피질의 부분이 명확하지는 않지만 대뇌피질의 특정부분은 특정기능과 연결되어 있는 것처럼 보인다. 이들에는 운동영역, 전운동영역, 체성감각영역, 시각연합영역, 청각연합영역, 측두면, 베르니케 영역, 브로카 영역, 전두영역

등이 있다(그림 5-25). 이 영역들은 새로운 연구 결과에 위배되지는 않지만 그들이 그 기능을 담당한 유일한 영역이라고도 생각지 않는다. 이는 뇌의 다른 부분들이 손상된 부분의 기능을 떠맡는 경우를 많이 보기 때문이다. 이 능력을 형성성이라 한다. 최근까지 인간에게 있어 뇌의 형성성은 불가능한 것으로 보였다.

메릴랜드의 스프링필드에 소재한 연구소에서 어떤 원숭이들이 놀라운 결과를 보여 주었다. 이 원숭이들은 팔로 통하는 신경이 끊어졌었다. 따라서 이 원숭이들의 팔에서 신경자극을 받던 몸감각피질의 부분이 자멸사할 것으로 예상되었다. 그러나 이 부분들은 원숭이의 얼굴에서 신경자극을 전달받기 시작했다. 이는 원숭이의 뇌의 형성성을 보여주는 것이다. 여기서 문제가 발생한다. 과연 사람은 어떨까?

사람의 뇌의 형성성을 지지하는 연구 결과도 많다. 영국 셰필드의 신경과의사인 존 로버 의학박사는, IQ가 129인 학생의 뇌실 상부조직은 1밀리미터라는 것을 보고했다. 예전의 기준이라면 이 학생은 지진아로 분류되었을 것이다. 로버 박사는 뇌 조직의 두께가 감소한 수두증환

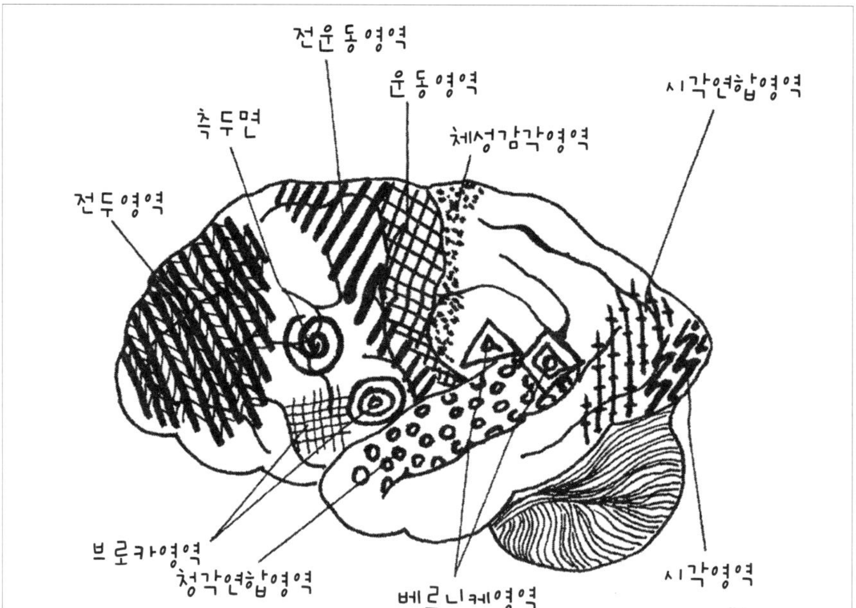

(그림 5-25) 대뇌피질의 특정한 부분들

그림은 현재 진행되고 있는 연구들에 위배되지 않는 영역들을 보여주고 있다. 브로카, 베르니케, 측두면은 언어와 연관이 있다. 몸감각부분은 감각인식에, 전두부분은 지적능력에 연관되어 있다.

자의 뇌 조직 영상을 600장 넘게 모아 본 결과, 이들 중 많은 환자들이 지적 능력에 별 탈이 없었다고 한다. 또한 캘리포니아의 연구팀이 보내온 비공식 보고서에서는 대학에서 과학을 배우는 학생들의 뇌 크기가 작다고 한다.

이 자료들은 뇌가 클수록 똑똑하다는 기존의 학설을 부정하는 것이다. 우리는 지진아의 기준을 다시 생각하고 작은뇌나 물뇌에 관해 희망을 가질 수 있을 것이다. 만약 이들에게 지적 발달의 기회를 준다면 우리는 놀라운 결과를 볼지도 모른다.

이제 뇌의 기능에 대해 생각하게 하는 것들을 살펴보자. 이들은 문제의 해답을 제시하기보다는 더 많은 문제를 던져줄지도 모른다. 그러나 이제 우리는 질문을 던지고 예전의 독단적인 태도를 버려야 할 때가 되었다.

우리는 아기가 언어에 노출되지 않으면 대뇌피질의 언어관련영역이 자멸사하는 것을 보았다. 만약 뇌가 작은 아이가 태어나 지진아로 예상된다면, 여러 가지 일이 일어난다. 첫째로, 우리는 그 아기의 뇌의 형성성이 활성화되도록 많은 자극을 주지 않을 것이다. 둘째로, 우리는 그 아이를 방치해 뇌의 자멸사를 이끌어 낼 가능성이 높다. 셋째로, 그 아이에 대해 크게 기대하지 않을 것이다. 그 결과가 어찌될까? 나는 사람이나 동물들이 기대치만큼 성장한다고 믿는다. 그러므로 아기는 어른들의 기대치를 '느끼고' 그 기대치를 만족시키려 할 것이다. 그러므로 아이에게 많은 자극을 주고 많은 것을 기대하라. 이는 놀라운 결과를 가져올 수도 있다.

해마는 단기적인 기억을 대뇌피질로 보내 장기적인 기억으로 변환되게 한다. 예전에 우리는 기억이 뇌의 한 부분에만 저장된다고 생각해 왔다. 그러나 이제는 하나의 기억이 뇌의 여러 영역에 저장되어 있다는 것을 안다. 그러므로 손상된 뇌의 영역을 회복할 수 없다는 것은 틀린 말이다. 노력한다면 놀라운 결과를 볼 수 있을 것이다.

우리는 대뇌피질의 특정한 운동세포들이 특정한 근육의 움직임을 관장한다고 배웠다. 이는 맞는 소리이기는 하지만 이제 우리는 운동피질의 세포들이 세로로 늘어선 중요성을 알게 되었다. 이 한 줄의 신경세포는 하나의 관절을 담당한다고 생각된다. 그러므로 이 세로로 늘어선 세포들은 관절을 움직여 몸의 자세를 갖추는 것이지 근육 하나하나를 움직이는 것이 아니라고 생각된다.

언어구사능력은 뇌의 주요기능 중 하나인 것 같다. 피질부분은 6~12개월 사이에 많은 성장을 한다. 만약 아기에게 많은 단어가 들린다면 이 단어들은 점점 의미를 갖기 시작한다. 이는

12~18개월에 언어와 관련된 영역에 많은 성장이 일어났다는 것을 의미한다. 6~12개월 사이에 많은 언어에 노출되지 않으면 두 번째 성장은 일어나지 않을 것이다. 대신 자멸사가 일어나 아이의 언어구사능력을 떨어뜨릴 것이다. 만약 출생시에 이 영역에 외상이 가해지면 언어에 노출되었을 때 손상이 없는 부분이 더 발달해 이를 보완해 준다. 되도록 언어를 많이 구사하여 뇌의 형성성을 활성화시켜 문제에 대처하게 하라.

24개월쯤 되면 아이는 자신의 언어능력을 한쪽으로 옮긴다. 주로 왼쪽의 뇌가 언어능력에 특화되고 오른쪽이 음악, 창의적 행동에 특화된다. 2세 전에 한쪽에 손상이 간다면 다른 쪽이 그 기능을 대신하는 경우가 많다.

재미있는 것은 여성은 오른쪽의 측두면이 크고 남성은 왼쪽의 측두면이 크다는 점이다. 이 성간에 소통에 문제가 되는 것은 남성은 정확한 사실을 말하고 여성은 직관적으로 말하는 것이다. 측두면은 우리의 단어 선택에 영향을 끼친다. 오른쪽 반구는 직관, 창의적 생각, 추상적 생각, 자기 몸의 자각 등에 집중한다. 왼쪽 반구는 사실적이고 객관적이다. 이는 논리적이며 정확하고 집중적인 사고를 한다. 그냥 아무렇게나 하는 말이 아니다. 단어의 무게를 재는 것이다(그림 5-26).

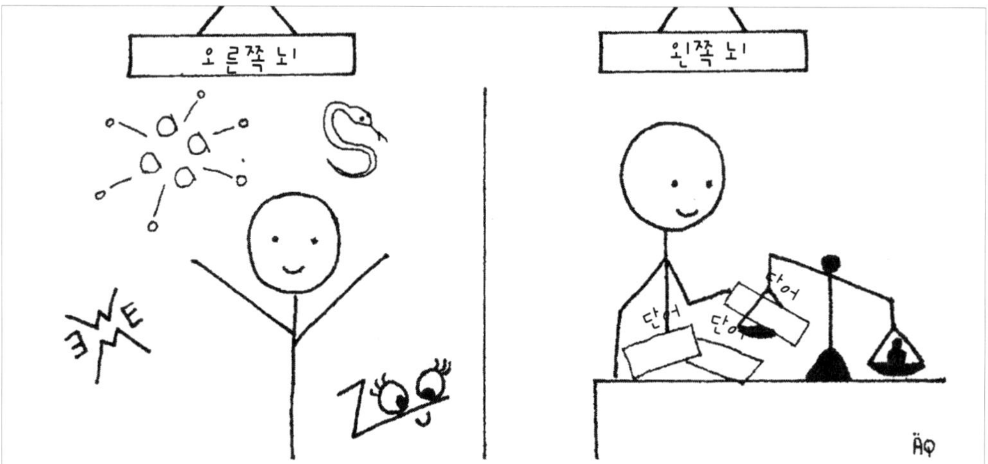

(그림 5-26) 측두면의 기능

측두면은 우리의 생각을 어떻게 표현하느냐에 영향을 끼친다.
오른쪽 측두면은 단어의 선택에 자유분방하다. 왼쪽 측두면은 단어를 조심스럽게 선택한다.

이 관점에서 보면, 남녀의 언어사용은 차이가 있을지도 모른다. 직관적인 남성이나 과학적인 여성은 측두면에 발생학적 변화가 일어난 것일지도 모른다.

통계적으로 98.9퍼센트의 오른손잡이 성인은 왼쪽 대뇌피질을 사용해 읽는다. 평균적으로 20퍼센트의 왼손잡이는 왼쪽과 오른쪽의 대뇌피질을 사용해 읽고, 10의 왼손잡이가 왼쪽의 대뇌피질을 사용해 읽는다. 그러므로 약 30퍼센트의 왼손잡이가 왼쪽의 대뇌피질을 사용해 읽는다. 이 수수께끼는 아직 풀리지 않았다.

내가 생각하건데 다른 전공을 가지고 있는 왼쪽과 오른쪽 뇌의 연합으로 우리는 균형적인 삶을 살아가고 있는 것같다. 또한 둘중 하나에 치중했을 때 다른 쪽의 기능은 억제되는 것같다. 만약 계속 정확하고 논리적인 사고만 한다면 왼쪽 반구는 더욱 발달하고 오른쪽 반구는 퇴화되어 간다. PET scan(양자방출단층촬영)이 계속 진행되면서 이 반구의 억제는 '대뇌 절도(cerebral-steal)' 라는 새로운 개념을 만들었다.

'대뇌 절도' 가 무슨 뜻인지 설명하기에 앞서 PET scan이 무엇인지 알아야 한다. 양자는 전자와 반대되는 전하를 가진 물체이다. 양자방출은 핵이 양자와 중성미자를 내보내는 현상이다. 중성미자는 전하도 없고 질량도 없는 물체이다. 양자방출단층촬영은 방사성동위원소를 대상에게 주입하고 양자의 방출을 기록하는 방법이다. 뇌의 기능을 연구하는 경우에는 포도당에 달라붙는 방사성추적자가 혈관 속으로 주입된다. 포도당은 뇌세포의 연료가 된다. 여기서의 가정은 활성화된 뇌 영역이 포도당을 더 많이 소모할 것이라는 사실이다. 포도당에는 양자를 방출하는 방사성추적자가 있기 때문에 양자가 가장 많이 방출되는 곳이 가장 활발한 활동을 보이는 것이라고 할 수 있다.

이제 '대뇌 절도' 로 돌아가자. 양자방출단층 촬영은 뇌가 할 수 있는 일의 양이 한정되어 있다는 것을 보여준다. 뇌가 사용할 수 있는 한정된 에너지가 있기 때문이다. 연구 결과에 따르면, 대뇌피질의 3분의 1은 시각정보를 처리하는 데 쓰여진다고 한다. 그러므로 우리는 책을 읽을 때 음악을 듣기 어렵다. 또한 소리내서 읽는 것은 말하는 것이나 읽는 것보다 어렵다. 이것은 읽기와 말하기가 모두 많은 에너지를 소비하기 때문이다. 이 '대뇌 절도' 의 개념은 왜 한 가지 일에 집중하면 목이 아프거나 연기가 자욱할 때까지 목이 뻣뻣하다던지 집에 불이 난 것을 모르는지 알게 해준다. 생각해 보라. 이는 우리가 무언가에 몰두할 때 다른 것을 잊어버리는 이유를 설명해 준다.

백색질 – 난형중심

대뇌피질의 회색질 아래 위치한 백색질은 말이집이 형성된 섬유로 이루어져 있다. 난형중심이란, 뇌의 윗부분(대뇌)을 제거했을 때 보이는 백색질에 붙혀진 이름이다. 이 백색질은 감각입력과 운동출력과 함께 대뇌피질 안에서 서로 연결되는 신경섬유의 덩어리이다. 이렇게 서로 연결되는 신경섬유는 (1) 같은 쪽 반구의 신경세포들을 이어주는 연합섬유 (2) 다른쪽 반구까지 연결되는 틈새섬유 (3) 시상, 속섬유막 등, 여러 가지 대뇌피질 아래에 있는 조직들과 연결되는 투사섬유 등으로 나누어진다.

기저핵

기저핵은 양쪽의 대뇌반구 안쪽 깊숙히 위치한 회색 덩어리이다(그림 5-27). 뇌줄기 안쪽까지 뻗어 있는 이 신경절은 소뇌와 함께 몸의 모든 움직임을 제어한다. 이 기저핵은 뇌조직과 척수의 거의 모든 부분과 연결되어 있다.

기저핵에 있는 조직들에는 꼬리핵, 창백핵, 조가비핵, 편도, 줄무늬체, 흑색질, 시상저핵 등이 있다.

기저핵에 생긴 문제는 운동제어장애로 나타난다. 파킨슨병의 움직임 장애와 떨림은 기저핵에 문제가 일어 났다는 것을 보여준다. 신생아의 경우 기저핵에 문제가 있을 경우 손을 잡으려는 물체의 옆으로 뻗는 경우가 있다.

기저핵은 감각입력과 몸 주변 부위와 장기에 내려지는 운동명령을 연결해 준다. 소화, 심장박동, 호흡 등의 감각입력에 따른 반응에 기저핵이 밀접하게 연관되어 있다.

기저핵은 대뇌피질의 거의 모든 부분과 연결되어 있으며, 시상에서 많은 신경자극을 받는다. 기저핵은 여러 절차가 있는 계산된 운동에 연관되어 있다. 이러한 운동의 예는 체조선수의 운동, 육상선수의 움직임 등을 들 수 있다. 걷기, 먹기, 삼키기 등, 우리가 별로 신경 안 쓰는 동작들이라도 차례로 수행되는 동작이라면 기저핵이 꼭 필요하다.

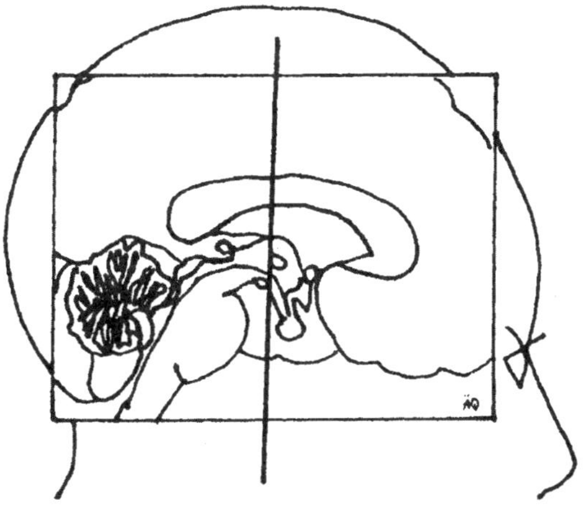

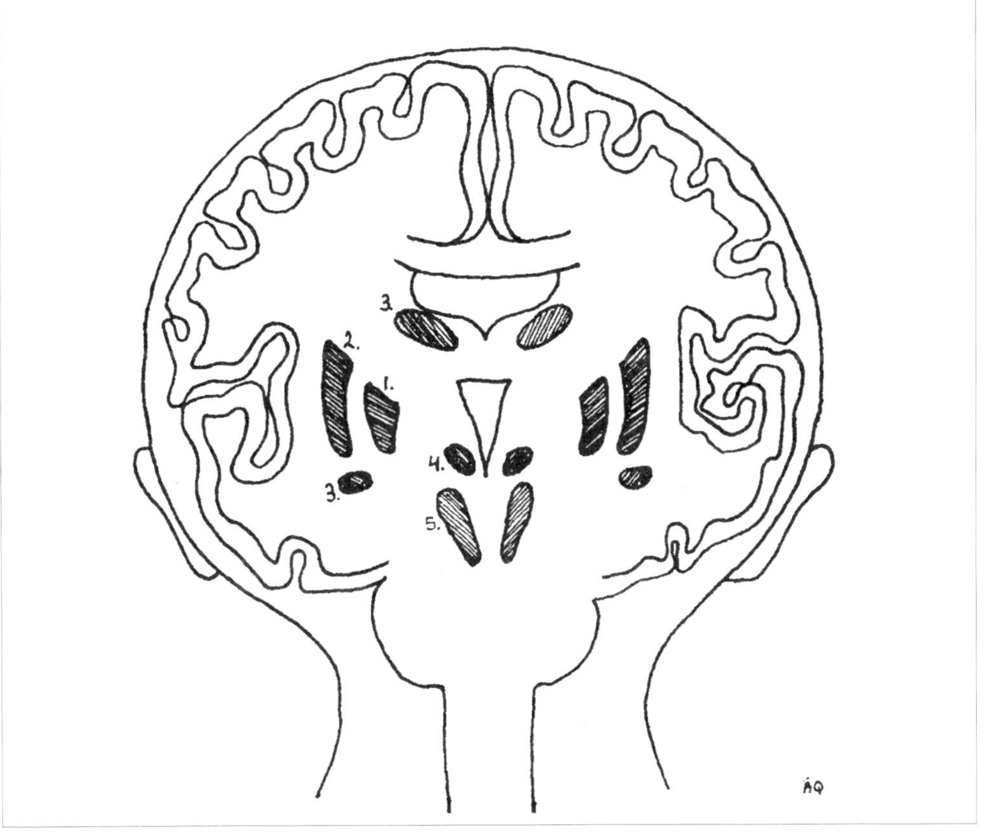

(그림 5-27) 기저핵

기저핵의 부분들은 빗금쳐져 있고 숫자가 붙어 있다.

(1) 창백핵 (2) 조가비핵 (3) 꼬리핵 (4) 시상저핵 (5) 흑색질. 편도와 줄무늬체는 이 그림에 나와 있지 않다.

후각뇌

후각뇌는 우리의 후각을 담당한다. 이는 계통발생학적으로 뇌의 가장 오래된 부분 중 하나이다. 어찌 보면 이는 대뇌반구의 일부분이며, 달리 보면 이는 독립된 뇌의 조직 중 하나이다. 후각뇌는 코 안의 후각수용체를 포함한다. 이 수용체의 섬유는 사골뼈(벌집뼈의 체판)의 작은 구멍들을 지나 그 뼈 위에 있는 후각망울과 연결된다(그림 5-28). 그곳에서부터 후각으로 일어난 자극은 뇌 밑의 후각로를 따라 후각과 기억, 감정, 식욕 등을 연결시켜 주는 뇌의 여러 기관으로 전달된다. 후각체가 변연계, 삼위일체 뇌 모델, 그물체와 맺는 관계는 뒤에 설명하

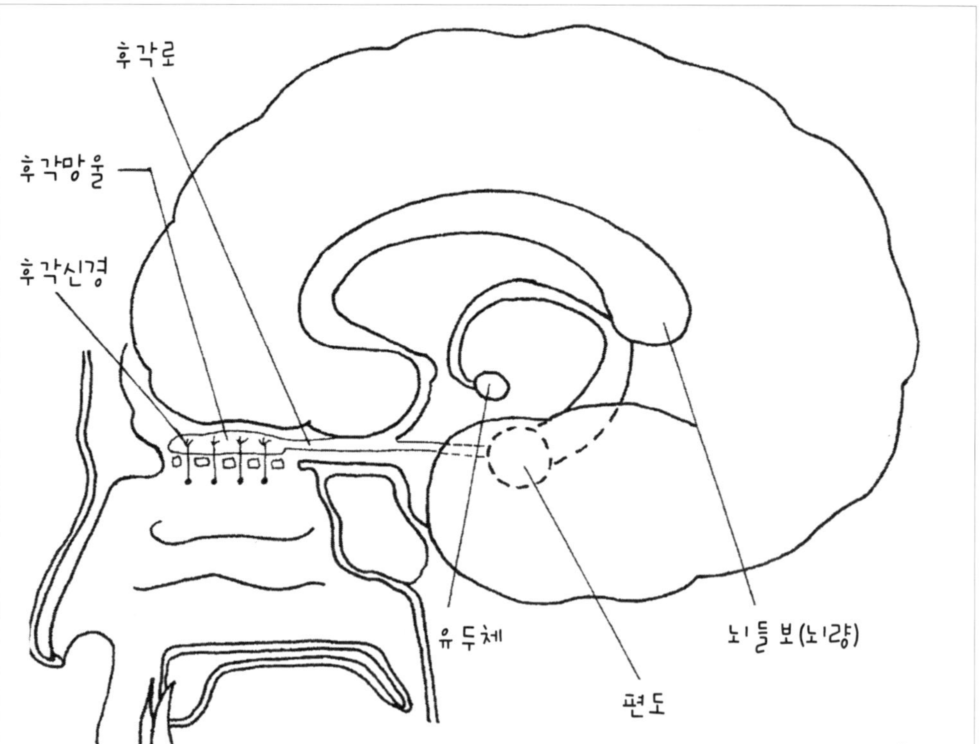

(그림 5-28) 후각뇌

후각뇌는 후각계의 집이다. 후각수용체를 자극하는 분자들은 코를 통해 들어온다.
이 자극은 후각신경, 후각망울, 후각로를 통해 뇌로 전달된다. 이는 우리의 원시적인 부분이다.

겠다.

머리에 외상을 입은 환자 중 8퍼센트가 후각을 잃어버린다. 그러나 후각신경은 재생이 가능해 이들은 후각을 되찾게 된다. 사실 외상이 없어도 우리는 후각신경을 계속 만들어내는 것 같다.

또한 태내의 태아도 후각이 존재한다고 보여진다. 후각계는 가장 먼저 성장이 완성되는 신경계 중의 하나이다. 태내에서 상처를 입으면 태아는 탄생시에 냄새를 맡을 수 없을지도 모른다. 그러나 조금 후에 후각신경이 재생되면서 냄새를 맡을 수 있게 될 것이다.

측뇌실

쌍으로 이루어진 측뇌실은 제3뇌실의 양 옆에 위치해 있다. 이 뇌실들은 그림 3-38에 나와 있다. 측뇌실들은 가끔 종뇌의 일부가 아니라 간뇌의 일부로 취급되기도 한다. 측뇌실은 뇌척수액을 생산해 제3뇌실로 보내고 제3뇌실은 뇌척수액을 조금 더 생산해 모두 제4뇌실로 흘려보내며 제4뇌실은 이 뇌척수액을 마장디공과 루시카공을 통해 척수의 중심관과 지주막하공간으로 흘려보낸다. 이 뇌실들에 문제가 생기면 뇌척수액 생산에 차질이 빚어져 뇌와 척수의 기능에 장애가 올 수 있다.

종말판

종말판 역시 종뇌/간뇌 종속논쟁에 휩싸여 있는데 이 판이 어디에 종속이 되었건간에 뇌의 다른 부분에 대해 이야기하기 전에 이 판에 대해 짚고 넘어가는 게 맞다고 생각한다. 종말판은 배아기에 종뇌로부터 형성되었다. 이는 신경관의 맨 앞부분이었고 제3뇌실의 앞 벽을 형성했다. 탄생시에 이는 두 개의 반구를 이어주며 간뇌의 천장에서 시각교차까지 세로로 뻗어 있다. 이는 종뇌와 간뇌를 갈라놓는다(그림 5-29). 만약 신경관의 머리쪽 마지막 신경구멍이 닫히지 않는다면 종말판에 기형이 생긴다. 사실 나는 이 기형이 신생아에게 어떠한 영향을 끼치는지 모른다. 종말판이 제3뇌실의 앞 벽을 이루는 것으로 보아 뇌척수액이 새어 나올지도

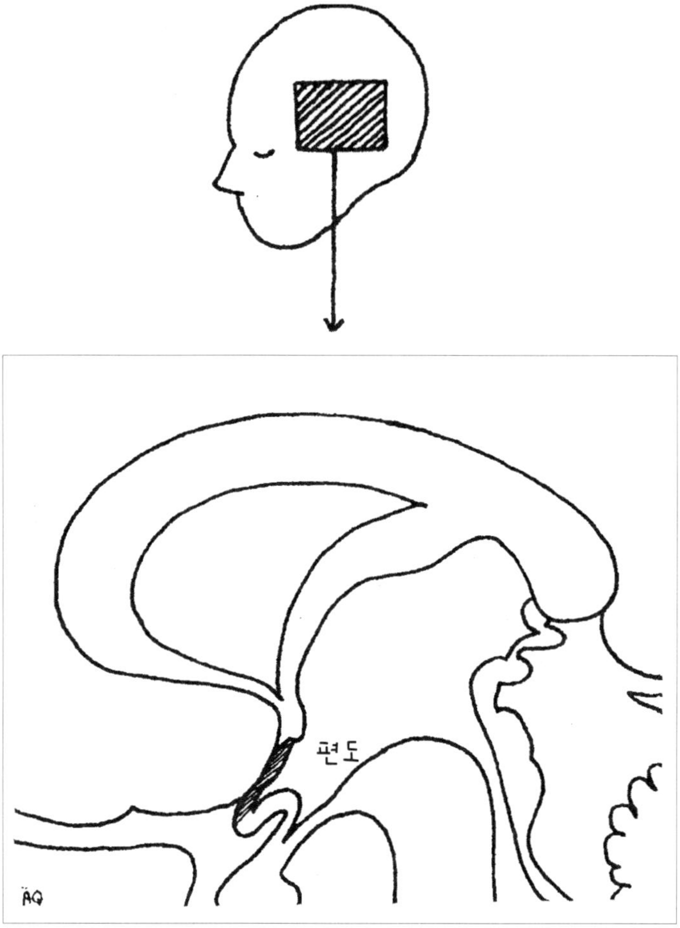

(그림 5-29) 종말판
종말판은 빗금으로 표시되어 있다. 이는 신경관의 가장 앞부분이다.
탄생시에 이는 뇌의 두 개의 반구를 이어주며 제3뇌실의 앞 벽을 이룬다.

모르겠다. 이는 수두증의 한 종류로 이어질 수 있다. 그러나 이는 가설일 뿐 입증된 사실이 아니라는 것을 기억하길 바란다. 나는 또한 간뇌와 종뇌가 완전히 갈라지지 않았을 때에 무슨 일이 일어날지 가설을 세우지 않겠다. 이 두 경우 대자연 어머니가 어떻게든 보상할 것이다. 그러나 이러한 보상이 어떤 기능저하를 가져올지 추측할 수 없다.

뇌들보(뇌량)

뇌들보 역시 종뇌/간뇌 종속논쟁에 휩싸여 있지만 우리는 뇌들보를 종뇌와 같이 취급한다. 이 뇌들보는 오른쪽 반구와 왼쪽 반구를 이어주는 중요한 조직이다(그림 5-30). 이는 대략 2억 개의 교차신경을 가지고 있고 시상틈새의 가장 밑바닥에 위치한다. 이 틈새가 뇌를 두 개의 반구로 나누는 것이다. 이는 여성에게서 더 크게 나타난다. 뇌들보의 존재가 뇌의 오른쪽과 왼쪽을 연합할 수 있게 해준다.

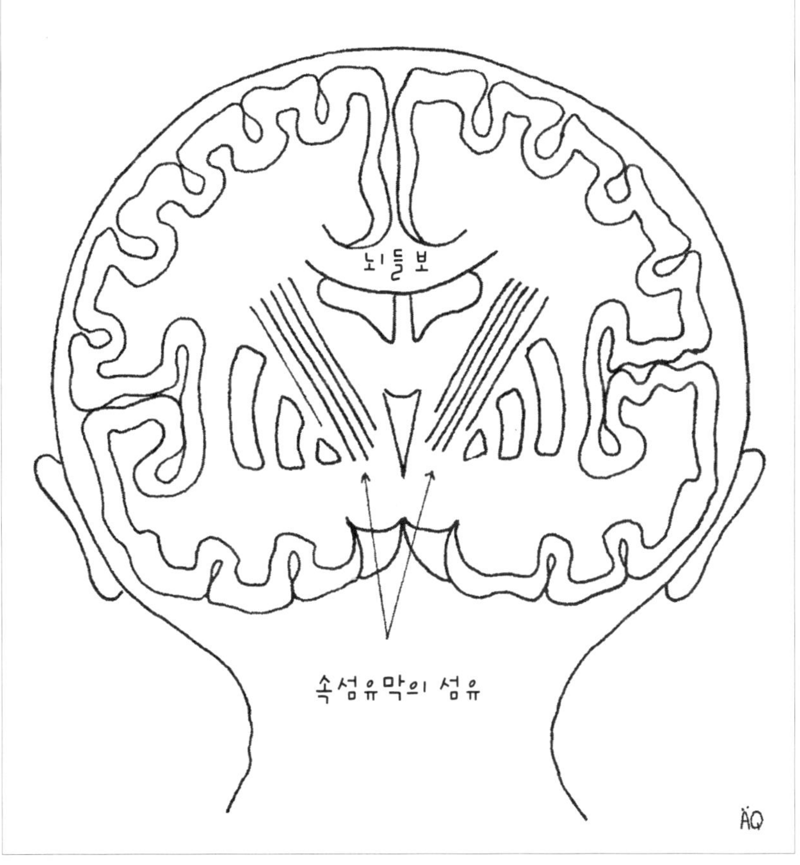

(그림 5-30) 속섬유막(내포)

속섬유막의 섬유는 피질과 피질 아래의 뇌의 중추부를 연결한다.
이는 기저핵계의 일부로 취급된다. 뇌들보 역시 그림에 표시되어 있다.

아이들은 가끔 뇌들보없이 태어난다. 이는 언어구사능력, 생각과 감정, 운동연합능력 등에 영향을 끼친다. 아이가 커가면서 뇌들보가 없다는 것이 지성과 직관을 연합시키지 못하고 음악, 색채 등의 예술과 문법, 수학 등의 학문을 입체적으로 연합시키지 못하는 것 같다. 이들은 입체적 지성이 없다.

속섬유막(내포)

속섬유막은 부채꼴로 펼쳐진 하얀 말이집형성이 된 섬유이다. 이는 대뇌피질과 여러 대뇌피질 아래의 조직과 연결하는 역할을 한다. 이 속섬유막은 혈액의 공급이 가장 미약하기 때문에 성인의 졸도가 가장 많이 일어나는 영역이다. 이는 기저핵계의 일부로 취급된다(그림 5-30). 이곳에 손상이 생기면 운동연합에 지장이 생기거나 심하면 전신마비가 올 수도 있다. 이는 시각과 청각에도 연관되어 있으며 신생아 때 생긴 문제와 관련이 있을 수도 있다.

19_ 대뇌엽

The Lobes of the Cerebral Hemispheres

대뇌반구에는 다섯 쌍의 엽이 있다. 이들은 전두엽, 두정엽, 측두엽, 후두엽, 중심엽이다(그림3-41). 중심엽은 섬이나 뇌섬엽이라고도 한다. 이 엽들은 여러 번 분화되었다. 이러한 분화의 결과는 복잡한 뇌의 구조이다. 여기선 대략적인 구조만을 살펴보기로 한다.

주요 틈새

주요 틈새는 대부분의 대뇌 엽들을 갈라놓는다. 그러나 모두 그런 것은 아니다. 틈새란 갈림이나 고랑을 뜻한다. 주요 틈새들은 대뇌피질의 회색질을 2~4밀리미터 정도 뚫고 들어간다. 우리가 살펴볼 주요 틈새는 (1) 대뇌세로틈새 (2) 대뇌중앙틈새 (3) 대뇌가로틈새(실비우스 열구)이다. 나는 틈새란 말을 사용했지만 다른 저자들은 고랑이라는 말을 쓰기도 한다. 대체로 고랑은 틈새보다 얕다. 그러나 이 두 용어 모두 쓰이니 혼동하지 않기 바란다.

대뇌세로틈새는 대뇌를 오른쪽과 왼쪽의 반구로 나눈다. 이 틈새는 경막으로 이루어진 대뇌경으로 채워져 있다. 이는 두 개의 대뇌반구가 서로 부딪히지 않게 해 준다. 대뇌피질의 회색 조직이 틈새의 옆면을 덮고 있다. 이 틈새의 바닥에는 두뇌의 양쪽을 물리적으로, 기능적으로 연결해 주는 우리의 오랜 친구인 뇌량이 있다. 대뇌세로틈새는 전두엽, 두정엽, 후두엽을 양쪽으로 나눈다. 고로 대뇌세로틈새는 전두엽, 두정엽, 후두엽의 중간선이다(그림 5-31).

대뇌중앙틈새는 롤란도 틈새라고도 하며 가로 방향으로 나 있다(그림 5-31). 이는 전두엽과 두정엽을 갈라준다. 이 틈새의 벽도 역시 회색질로 덮혀 있으며 깊이는 위치에 따라 다르다. 이 깊이는 대략 10~20밀리미터이다. 그림에 보듯이 두정엽은 전두엽 바로 뒤에 있다(그림 5-31).

해부학적으로 중요한 다른 틈새는 대뇌가로틈새이다(그림 5-31). 대뇌가로틈새는 전두엽의 아랫부분과 측두엽을 갈라놓는다. 또한 이는 두정엽 앞부분의 아래를 측두엽과 갈라놓는다. 측두엽의 뒷부분은 두정엽의 뒷부분과 명확하게 갈라져있지 않다. 또한 두정엽과 측두엽의 뒷부분은 후두엽과 명확히 갈라져 있지 않다. 이 뇌의 뒷부분을 구별하는 것은 자연적이 아니라 인위적인 개념이다. 신경해부학자들이 뇌 기능에 대한 가설을 세우면서 마음대로 그린 선에 지나지 않는다. 그림을 잘 보면 이해가 쉬울 것이다.

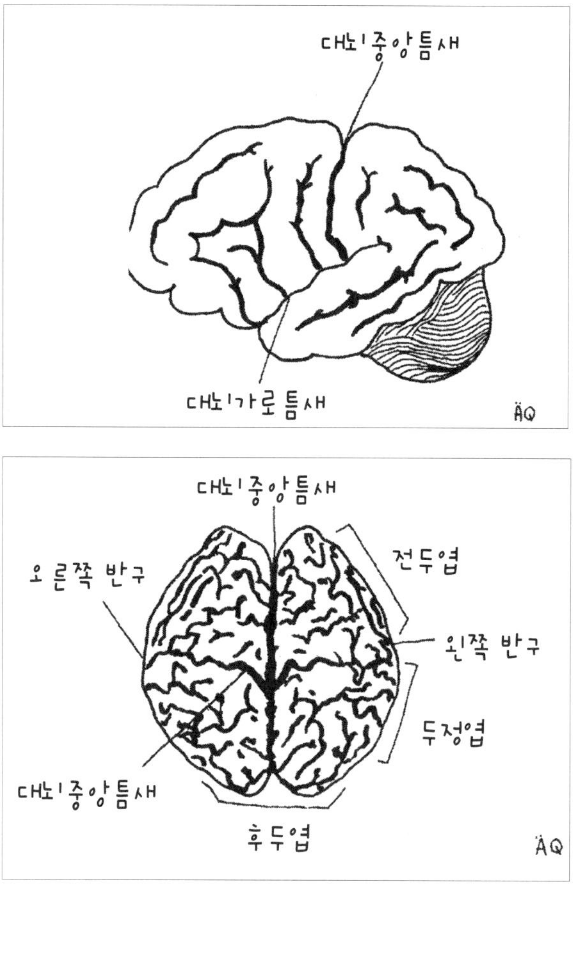

(그림 5-31) 위와 옆에서 본 대뇌의 틈새
옆에서 본 그림에서는 전두엽과 두정엽을 가르는 대뇌중앙틈새가 보인다. 또한 측두엽과 전두엽, 두정엽을 가르는 대뇌가로틈새도 보인다. 위에서 본 그림에서는 두 개의 반구를 나누는 대뇌세로틈새가 보인다. 또한 전두엽과 두정엽을 가르는 대뇌중앙틈새(롤란도 틈새)도 보인다.

전두엽과 그 피질

기능적인 면에서 전두엽과 그 피질은 여러 가지에 연관되어 있다. 몸의 운동제어에 연관되어 있다. 이 연관은 근육의 큰 움직임, 섬세한 움직임, 연합동작, 자세의 무의식적인 제어 등에 걸쳐 있다. 전두엽의 피질은 안구운동, 초점맞추기 등에 연관되어 있다. 전두엽에는 여러 가지 연합영역이 있다. 피질의 상호연결은 생각, 직관, 기억, 우리가 지성이라 부르는 여러 가지 사고를 도와준다. 또한 전두엽의 피질은 시상하부에서 변연계로 올라오는 우리의 감정에 대한 반응을 조절한다. 이는 집중력, 정보분류, 작업기억, 응용력 등의 기능을 가진다. 음의 고저를 분별하는 영역도 있다.

총체적으로 전두엽의 피질은 우리로 하여금 사고를 논리적이게 하며 성질을 잘 참게 하고, 사회에 적응할 수 있게 하며, 문제를 해결하고, 창의적인 생각을 하게 하며, 적절하고 효율적으로 움직이게 한다. 이는 중요한 기능들이다.

두정엽과 그 피질

두정엽의 피질은 감각수용, 판독과 운동언어에 관련되어 있다. 두정엽은 우리 주위에 있는 세계와 우리 안에 있는 세계에서 정보를 받는다. 그 후 어떤 조치가 취해져야할지 결정된다. 짐작하겠지만 만약 우리가 움직여야 한다면 두정엽의 피질은 전두엽의 피질과 상의해 어떠한 동작을 취할 것인지 결정한다.

또한 운동언어는 두정엽과 측두엽이 공유한다. 많은 경우 뇌의 왼쪽이 말을 관장하고 오른쪽이 노래를 관장한다. 그러므로 왼쪽에 문제가 생기면 말을 할 수 없더라도 노래는 부를 수 있는 것이다. 만약 뇌의 왼쪽이 우세하다면 그 반대가 될 것이다. 우리가 움직이는 물체에 집중하고 있다면 아래 두정피질만이 활성화되는 것같다. 계속 연구가 필요한 분야이다.

측두엽과 그 피질

측두엽의 피질은 청각과 관련이 있다. 이는 귀에서 전해져 온 청각자극을 판독하는 역할을 한다. 귀는 소리를 전기자극으로 바꿔 준다. 측두엽은 시각자극의 판독과 내장기능, 감정 등도 담당한다. 측두면은 양쪽 측두엽의 피질에 위치해 있다. 이는 두정엽의 일부분도 덮는다. 측두면은 우리의 단어선택에 영향을 끼친다. 대부분의 경우에 여성은 오른쪽, 남성은 왼쪽의 측두면이 더 크다. 이는 왜 여성은 직관적으로 말을 하고 남성은 정확히 말하는지를 설명해 주고 있다. 또한 측두엽은 우리가 모양에 관심을 가졌을 때 활성화된다. 오른쪽 측두엽이 왼쪽보다 더 활성화된다.

아래 측두피질은 시각적 기억과 관련되어 있다. 이 영역은 새 경험을 분류하여 저장한다. 또한 측두엽의 피질은 해마와 편도를 감싸고 있다. 측두면의 특정부분은 이 조직들과 연결되어 단기기억을 장기기억으로 저장시키는 데 일조한다.

후두엽과 그 피질

후두엽은 뇌의 가장 뒤쪽에 있다. 후두엽의 가장 중요한 기능은 눈에서 전달되어 온 시각자극의 수용, 판독, 중개이다. 후두엽이 경계와 시각에서 담당하는 역할에 대해서는 여러 가지 논란이 일고 있다. 후두엽의 기능과 중요성을 모두 이해하기까지는 많은 시간이 소요될 것으로 생각된다. 이는 다른 모든 엽에도 해당되는 말이겠지만 후두엽에 가장 맞는 말이라고 생각한다. 워싱턴 세인트 루이스 대학의 연구팀은 최근에 색을 바라보고 있을 때는 오른쪽 후두피질이 왼쪽의 후두피질보다 약 2 : 1의 비율로 더 활성화된다는 것을 밝혀내었다.

중심엽과 그 피질

중심엽 또는 뇌섬엽이라 알려져 있는 뇌의 부분은 대뇌가로틈새 안에 숨어 있다. 그러나 중심엽은 띠피질이라 불리는 회색질로 감싸여 있다. 출생 후 1년이 지나면 중심엽은 완전히 묻

히고 뇌들보와 붙게 된다.

중심엽의 기능은 아직까지 잘 알려져 있지 않다. 그러나 중심엽의 피질은 변연계의 일부로 감정에 연관된 편도와 밀접한 관계를 맺고 있다. 또한 중심엽의 피질은 감정과 연계되는 쪽의 감각 입력처리를 담당하는 것으로 생각된다. 최근에 워싱턴 세인트 루이스 대학에서 행해진 양자방출단층촬영(SPECT)에 의하면, 중심엽은 주의력과 듣기에 관련되어 있을 수도 있다고 한다.

20_ 변연계
The Limbic System

변연계는 '포유동물의 뇌' 로도 알려져 있으며 뇌줄기를 감싼다. 이는 개, 소, 호랑이, 고래, 사람 등, 모든 포유동물 안에 존재한다. 이는 단세포동물부터 사람까지 계통 발생학적 사다리를 타고 올라가면서 처음으로 이타적 행동을 하는 뇌이다. 어떤 종족이 이 사다리의 가장 위를 차지하는지에 대해서는 논란이 많다.

어쨌든 변연계는 당신의 자식, 가족들에 대한 사랑과 가족이라는 개념, 집이라 부를 곳을 찾아가는 행동(동굴이건 목장이건 맨션이건 오두막이건 간에)을 하게 한다. 또한 이는 충성심, 쾌락, 성욕, 즐거움, 증오, 분노, 공포 등의 감정을 담당한다. 또한 촉각, 시각, 청각, 몸감각, 균형감각, 미각과 후각계의 입력을 받는다. 만약 본능적인 충동이 있다면 변연계가 그 주체가 된다.

변연계는 뇌줄기 위쪽 간뇌 아래에 V자 모양을 하고 있는 조직이다. 이는 거들과 비슷한 띠이랑에 싸여 있다. V의 쐐기 부분은 앞으로 향해 있고 V자는 누워있는 형태를 취한다. 사실 V의 날개 부분은 숫양의 뿔처럼 생겼다(그림 5-32).

다른 효율적인 시스템처럼 변연계의 구성은 여러 학설이 많다. 여기서 볼 변연계의 구성원 목록은 다른 데서 보는 것과는 다를 수 있다. 이렇게 다른 것은 오류가 아니라 논쟁의 증거이다. 거의 대부분이 편도, 뇌천장, 해마들, 중격핵, 유두체 등이 변연계의 일부분이라는데 동의한다. 그러나 어떤 사람들은 시상, 시상하부, 중뇌, 후각망울들의 일부분 역시 변연계의 일부분이라 한다. 우리는 이 논쟁에 참여하고 싶지 않다.

변연계의 대부분은 측두엽에 속한다. 변연계 관련 발작증상은 측두엽 발작, 정신운동 발작,

변연계 발작이라 한다. 이 발작은 후각, 미각, 촉각, 시각, 청각 등의 환각증세와 입술을 치는 등, 이유 없는 움직임을 동반한다. 또한 측두엽 발작 또는 변연계 발작은 이유 없는 감정을 초래할 수도 있다. 이런 발작 환자들은 발작 도중에 격한 행복이나 슬픔, 쾌락이나 고통을 느낄 수 있다. 또는 성적 흥분, 분노, 공포 등을 경험할 수도 있다. 이러한 일들이 한꺼번에 일어날 수도 있다.

발작 중에 몸의 주요 기능은 외부에서 자극을 받은 것처럼 행동한다. 피부가 빨개지거나 창백해질 수 있고, 심장박동이 무서운 수치까지 오를 수 있으며, 근육이 자극을 받는다. 이러한 현상을 놓고 볼 때 변연계는 강력한 기능을 가지고 있는 것 같다.

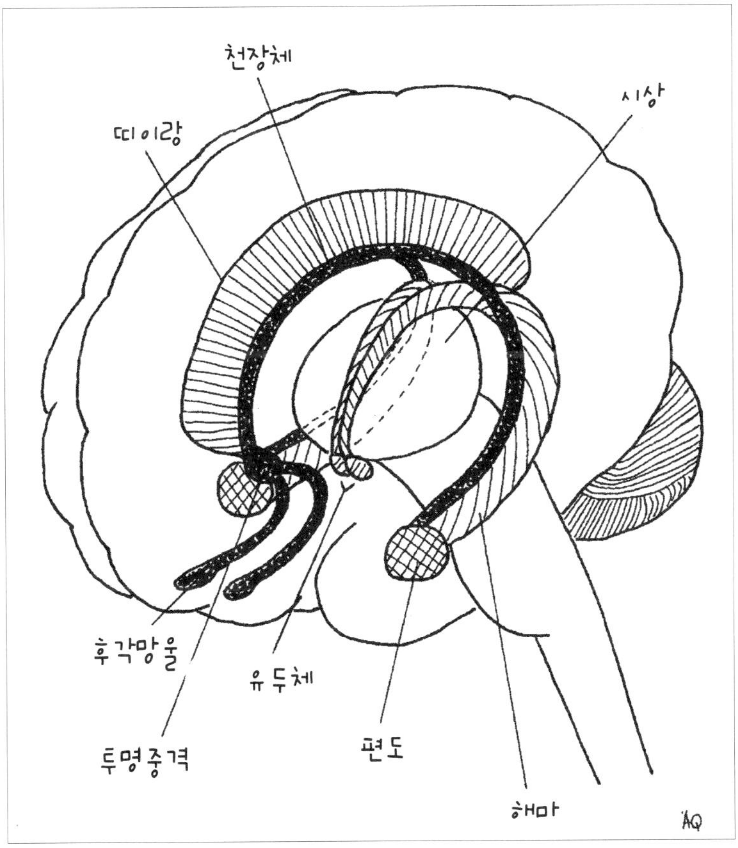

(그림 5-32) 변연계

변연계는 3차원으로 이루어져 있어 2차원인 종이 위에는 그리기가 어렵다.
이 그림을 보고 대략적인 구조를 이해하길 바란다.

신생아의 경우 이 발작은 알아차리기가 어려울 수도 있는데, 이는 신생아의 보통 감정적 반응과 구분하기가 힘들기 때문이다.

많은 과학자들이 창의성은 뇌의 오른쪽의 전유물이라고 생각한다. 그러나 다른 저명한 과학자들은 변연계가 창의성과 많은 관계를 가진다고 생각한다. 현재 나는 이 논쟁을 지켜보며 무슨 일이 일어나는지 지켜보고 싶다.

변연계는 우리의 도덕이나 윤리에 많은 영향을 끼친다. 중뇌와 함께 변연계는 우리의 성적 취향, 음식 섭취 태도, 방어적 태도에 영향을 끼친다.

변연계 자체는 모성애, 온정, 어머니와 아이의 대화, 놀아주기 등에 영향을 끼친다. 이제 변연계의 구조들을 하나씩 살펴보도록 하자.

편도

편도는 뇌의 양쪽에 위치한 호두만한 크기의 회색 신경세포 덩어리이다. 이는 측두엽으로 둘러싸인 전뇌의 옆쪽 깊은 곳에 위치해 있다(그림 5-32). 이들은 공격적 성향, 공포반응과 조건공포반응에 연관되어 있다. 또한 이는 자기보존감각에 부분적으로 연루되어 있다. 그리고 이것들은 학습에 중요한 부분이다.

해마

해마는 변연계의 주요 부분이다. 이는 뇌의 양쪽 반구에서 측뇌실의 바닥을 이루는 굽은 조직이다(그림 5-32). 그러므로 뇌의 양쪽에는 두 개의 해마가 있다. 해마는 뇌의 후각계와 밀접한 연관을 가지고 있다. 이는 계통 발생학적으로 가장 오래된 조직 중의 하나이다. 해마는 양쪽 측두엽 안에 위치한다. 해마는 대략 5센치미터이며 뇌들보 아래에서 앞으로 뻗어 나가면서 굽는다. 해마는 편도의 바로 옆에 위치한다.

해마는 우리의 감정에 많이 기여한다. 혈액에 당분이 부족하면 아미노산의 일종인 메티오닌의 농도도 낮아진다. 해마는 많은 양의 메티오닌을 필요로 한다. 메티오닌이 부족하면 해마는 강력한 감정적 반응을 보인다. 이는 저혈당증의 증상 중 하나인 감정 불안정의 이유이다.

또한 해마는 기억에 많은 관련이 있다. 이는 단기기억의 정보를 뇌의 여러 조직으로 보내 장기기억으로 저장되게 한다. 그러므로 해마는 여러 정보를 분류하여 필요 없는 것은 버리고 나중에 필요할 것은 저장시키는 역할을 한다. 최근에 발견된 신경전달물질로 기억에 꼭 필요한 것으로 산화질소가 있다. 이는 흥분신경전달물질인 글루탐산염처럼 해마에 많이 포함되어 있다.

불안한 기분은 해마에 의해 나타난다. 해마의 활동이 활성화되면 불안한 감정이 나타난다. 해마의 활동은 알코올과 아편제에 의해 억제된다. 그러므로 이 두 성분은 공포감을 낮추고 기분이 좋게 한다.

불안은 변연계내, 특히 대뇌피질과 해마의 판독 차이일 것이다. 이유없는 공포는 해마의 활동을 억제함으로써 줄일 수 있다. 조건공포반사 역시 해마의 기능이다. 그러니까 만약 개에 물리면 해마가 당신으로 하여금 개가 무섭게 한다.

중뇌와 해마는 쾌락주의와 자기인식에 기여한다. 유두체와 해마는 남성의 발기를 책임진다.

해마는 고등학습에 필요하다. 해마가 없다면 우리는 어제 한 일 위에다 오늘 한 일을 더할 수 없다. 실제로 해마환자가 어떤 일을 하다 커피를 마시면 처음부터 새로 시작해야 한다. 신기하게 그들은 그 작업을 어떻게 하는지 알고 있기는 하다. 그냥 중간에 그만둔 곳에서부터 이어서 할 수가 없는 것이다.

해마는 발작에 취약하다. 해마에 발작이 일어나면 공황발작, 성적 환상, 유체이탈같은 경험을 한다.

천장(체)

천장은 해마와 시상을 연결해준다. 천장의 몸체는 제3뇌실의 위에 있고 뇌량에 붙어 있다. 천장은 두 개로 갈라져 두 개의 해마와 연결된다(그림 5-32).

천장은 변연계와 두 개의 대뇌반구를 이어주는 역할을 하고 있는 것 같다. 천장의 하얀 색은 천장이 신경자극을 고속으로 전달하는 말이집이 형성된 섬유로 만들어져 있다는 것을 뜻한다. 현재 천장의 연결/자극전달기능 외에는 다른 기능은 밝혀진 것이 없다.

투명격막

격막은 변연계의 부분으로 천장을 통해 해마로부터 신경자극을 전달받는 부분이다. 이는 얇은 벽의 구조를 가졌으며 천장과 뇌량 사이에 위치한다(그림 5-32).

신경전달물질의 하나인 아세틸콜린은 사이막에 많이 존재한다. 격막은 해마에 아세틸콜린을 공급해 준다.

격막은 교배, 교미, 생식에 중요한 역할을 하는 것같다.

21_ 자율신경계

The Autonomic Nervous System

자율신경계는 운동기능만을 담당한다. 이는 몸의 장기와 근육들에 신호를 보내 주인이 일일히 명령하지 않아도 그 기능을 다 할 수 있게 한다. 서양에서는 생체피드백의 개념이 존재하기 전까지 자율제어는 의식적 명령으로는 제어가 불가능하다고 생각되었다. 그러나 몇몇 급진적인 생물학자들은 최면과 그밖의 별도의 방법으로 이 제어를 약간이나마 해 내었다. 동양에서는 요가 수행자들과 수련자들이 몇 십년 동안 자율제어되는 장기들에 의식적으로 영향을 끼쳐왔다. 엘머와 앨리스 그린 박사는 생체피드백 학설의 선구자이며 신체장기에 영향을 끼칠 수 있는 기교를 발명해냈다. 이들은 여러 해에 걸쳐 메닝거 재단에서 정신생리학연구소를 맡고 있었다.

사람의 장기는 자율신경계의 제어만을 받는다고 생각하지는 말라. 호르몬, 신경전달물질과 펩티드(엔돌핀과 엔케팔린 등) 등, 혈액내의 분자들도 내부장기에 많은 영향을 끼친다. 그러나 우리의 초점은 자율신경계이다.

거의 모든 생물학자들이 자율신경계는 중추신경계와 연관이 없다고 믿는다. 그러나 나는 신생아, 아이, 어른에 상관없이 제대로 평가를 하려면 자율신경계를 약간이나마 이해하고 있어야 한다고 생각한다. 그래서 중추신경계에 대해 이야기할 때 자율신경계에 대해서도 이야기를 하겠다. 자율신경계의 핵은 중추신경계 안에 있다.

자율신경 연결은 중추신경계 안의 중앙제어부와 주변 장기에 이르기까지 두 개의 신경세포를 가지고 있다. 중앙이나 고위의 신경세포의 몸은 중추신경부 안에 있다. 2차 신경세포의 몸은 중추신경부 밖의 각각의 신경절 안에 있다. 중앙 자율신경세포는 신경절로 신경섬유를 보낸다. 이 섬유는 시냅스를 통해 이 신경절 안에 있는 신경세포의 몸과 연결된다. 신경절이란 신경세포의 몸의 집합체이다. 중추신경계의 세포에서 나온 섬유는 이 신경절 안에 위치한 약 32개의 자율신경세포와 연결된다. 그러므로 이 중앙 자율신경세포(1차 신경세포)는 여러 신경절안 자율신경세포(2차 신경세포)에 영향을 끼친다. 평균적으로 1개의 1차신경세포가 32개의 2차신경세포와 연결되는 것으로 나타났다.

자율신경계는 두 개로 나누어져 있다. 교감신경계와 부교감신경계가 그것이다. 교감신경계의 신경절은 대부분 척수 옆에 위치한다. 부교감신경절은 대부분 그 신경절이 자극을 보내고 활성화시키고 본질적으로 제어하는 장기의 주변에 위치해 있다(그림 5-33).

교감신경계는 흉요부라고도 하는데 이는 그 신경근이 척수의 가슴 부분과 허리 부분을 통해 나오기 때문이다. 부교감신경계는 두개천골부분이라고도 한다. 이는 그 신경근이 뇌줄기나 척수의 아래쪽 천골뼈에서 나오기 때문이다(그림 5-3).

자율신경계의 교감신경부분은 긴급반응을 담당한다. 이는 뇌가 필요하다고 결정했을 때 초

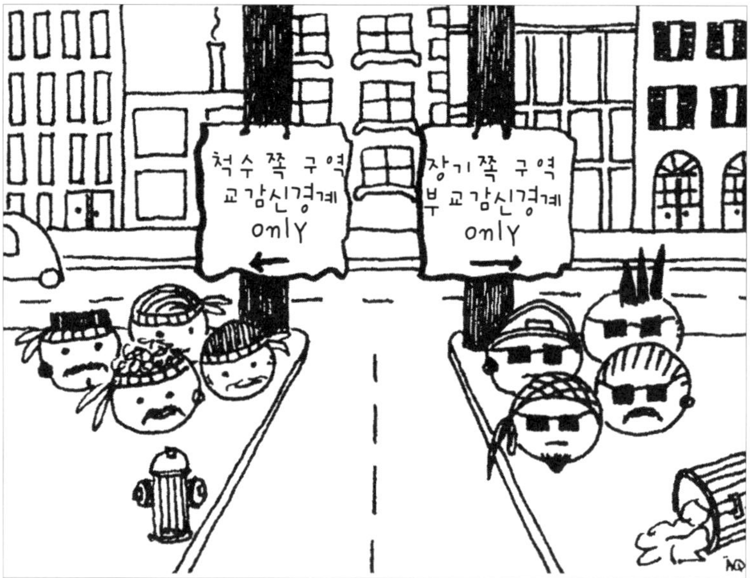
척수 쪽 구역
교감신경계
only
장기 쪽 구역
부교감신경계
only

(그림 5-33) 신경절의 위치

부교감신경절은 종말기관 옆에 위치한다. 교감신경절은 척수 옆에 위치해 있다.
우리의 화가 콰이드 양의 유머를 음미하기 바란다.

인적인 능력을 보이게 도와주는 곳이 바로 이것이다. 교감신경은 장기적인 안목은 없다. 그냥 현재의 위급 상황을 도와주는 것 뿐이다. 가끔 교감신경은 계속 에너지를 공급받으면서 매일 사용될 때가 있다. 이러한 상황이 계속 되다보면 교감신경계의 기본 활동량이 늘어나게 된다. 이런 교감신경의 과다활동 결과는 만성스트레스이다. 이렇게 만성적으로 스트레스가 늘어나게 되면 위와 장의 종양, 고혈압, 동맥경화, 높은 콜레스테롤 수치, 심장동맥병, 심장마비나 뇌졸증으로 이어질 수 있는 가슴통증(가슴조임증) 등, 여러 가지 스트레스 관련성 문제를 유발할 수 있다. 그러므로 교감신경계는 장기적인 안목이 없다는 것을 볼 수 있다. 저장된 에너지로 특정 상황에 대처할 수 있게 하지만 써버린 에너지의 보충에 대해서는 전혀 걱정하지 않는 것 같다.

한편 우리는 부교감신경계를 통해 교감신경이 써버린 에너지를 보충한다. 본질적으로 부교감신경계는 에너지를 헤프게 써버리는 교감신경계와 보조를 맞추려 노력하는 것이다. 교감신경계의 에너지를 쓰는 버릇은 사람의 성격에 따라 다르다. 만약 당신이 만성적으로 화가 나있거나, 공포에 떨거나, 양심에 가책을 느끼면 당신의 교감신경계는 만성적으로 과다긴장, 과다활동을 하게 될 것이다. 만약 당신이 만족을 할 줄 알고, 행복하다면 당신의 교감신경계는 활동이 많지 않고 부교감신경계가 균형을 맞추기에 어렵지 않을 것이다. 이렇게 생각하면 분노, 공포, 양심의 가책을 줄이고 안정감과 행복을 느끼게 하는 기법이 교감신경계의 활동을 줄임과 동시에 부교감신경계의 활동을 보조하는 것을 알 수 있을 것이다. 생체피드백, 최면술, 두개천골요법, 체성 · 감성풀어주기, 치료적 연상과 대화 등, 몸과 마음을 일치시켜주는 기법들이 이에 해당한다. 내 의견으로는 교감신경의 활동을 줄이고 부교감신경 기능의 유연성을 길러주는 것이 가장 효과적인 건강예방법이며 건강을 지키는 방법일 것이다.

이제 자율신경계가 장기에 미치는 영향을 살펴보도록 하자.

우리의 몸은 교감신경계와 부교감신경계의 영향을 받는다. 자극을 받았을 때 교감신경은 (1) 심장박동수를 늘리고, (2) 심장근육에 혈액공급을 늘리며, (3) 골격근에 혈액공급을 늘리고, (4) 골격근의 힘과 기능을 강화시키고, (5) 피부에 혈액공급을 줄이며, (6) 신체내 다른 장기들에 혈액공급을 줄이고, (7) 뇌의 고위중추에 의식적 생각을 줄이며, (8) 소화과정을 중단시키고, (9) 소화관의 꿈틀운동을 중단시키며, (10) 콩팥의 기능을 중단시키고, (11) 기관지를 열며, (12) 혈당을 높이는 등, 여러 가지 일을 한다. 즉각적인 행동에 필요없는 기능들은 모조리 억제된다. 상처의 치유도 멈춰버린다. 예를 들어, 인위적인 교감신경계의 신경자극은 부러진 다리뼈가 치유되는 것을 중지시킨다. 교감신경계의 활동이 정상으로 돌아오면 뼈는 다시 붙는다. 교감신경이 잘라지면 뼈는 더 빨리 붙었다. 그렇다면 왜 그냥 교감신경을 잘라버리지 않는가? 만약 그렇다면 치유된 다리는 어려운 일을 할 힘이 없을 것이다.

자율신경계의 부교감신경계는 교감신경계와 거의 반대되는 일을 한다. 부교감신경계는 활성화되면 심장박동을 느리게 하고 혈압을 낮추며 피부와 장기로 통하는 혈관을 연다. 부교감신경은 골격근에 영향을 끼치지 않지만 민무늬근육과 위장기관근육을 자극하여 연동운동, 소화, 대사를 촉진시킨다. 대부분의 샘은 부교감신경계가 활성화되면 분비를 시작한다. 그러나 부신은 부교감신경계에 의해 억제된다. 부신은 교감신경계를 도와주기 때문이다. 부교감신경은 동화작용을 장려한다. 이는 영양분과 칼로리를 흡수해 저장하거나 단백질 벽돌을 만든다는 뜻이다. 그러므로 보다시피 부교감신경은 교감신경이 써버린 에너지나 몸의 저장물을 다시 복구하는 역할을 한다.

교감신경은 부신과 강한 동맹관계를 맺고 있다. 부신의 연수는 교감신경계의 신경절과 같은 신경능선의 세포에서 생성되었다. 부신의 연수는 교감신경계의 1차 신경세포(신경절이전세포)로부터 신경자극을 받는다. 교감신경으로부터 자극을 받으면 부신의 연수는 아드레날린과 노르아드레날린으로 알려진 호르몬을 혈관 안으로 분비한다. 에피네프린과 노르에피네프린으로도 알려져있는 이 호르몬들은 2차 교감신경계세포와 비슷한 효과를 보인다.

아드레날린 분비를 촉진하려면 어떻게 해야하는지 알 것이다. 아드레날린의 힘을 처음 목격한 것은 등뼈가 부러진 중년 여성을 입원시키고 나서다. 이 여성은 척추뼈 여러 군데에 금이 가 있었다. 그 이유는 자신의 아들이 차를 수리하다가 잭이 미끄러져 차 밑에 깔렸는데 그녀가 차를 들어올려 아들을 나오게 했다는 것이다. 이는 아드레날린의 힘이다.

교감신경계는 아드레날린 화합물을 비상시에 신경전달물질과 호르몬으로 사용한다. 부교감신경계는 아세틸콜린을 주요 신경전달물질로 이용한다. 이러한 신경전달물질은 중추신경계보다 자율신경계쪽에 더 많이 분포한다.

중추신경계의 자율신경계에 대한 제어는 그다지 엄격하지 않다. 자율신경계는 이름 그대로 자율적으로 기능을 수행하기 때문이다. 중추신경계에서 내려지는 명령은 대부분 시상에서 교감신경으로 내려지는 명령이다. 부교감신경으로 내려지는 명령은 대부분 뇌줄기핵이나 척수의 천골쪽 부분에서 내려지는 명령이다.

최근에 자율신경계의 다른 부분에 대한 가설이 세워졌다. 이는 자율적인 활동을 하는 광범

위 장신경계로 교감신경과 부교감신경의 제어를 받으며 그 둘 사이의 균형에 영향을 받는다. 이 새로운 부분은 소화관을 담당한다.

간접적으로 자율신경계는 공포, 분노, 쾌락 등의 감정에 영향을 준다. 실제로 이 감정들은 뇌의 고위중추에서 나와 자율신경계로 보내지는 것이다. 이러한 자율적 반응은 감각입력을 유발하고 감정의 반응을 더욱 심화시킨다. 이런 감정의 반응은 뇌의 고위 중추의 간섭이 없으면 격해질 수도 있다.

22_ 뇌줄기
Brain System

뇌줄기는 척수와 대뇌반구를 이어주는 조직이다. 모든 과학자들이 숨뇌(연수), 교뇌, 중뇌를 뇌줄기에 포함시킨다. 어떤 과학자들은 간뇌(전뇌의 뒷부분)를 포함시키기도 하나 이는 논란의 소지가 있다(그림 5-34).

우리가 뇌줄기에 한 절을 할애한 이유는 많은 부모들이 아이의 '뇌줄기가 손상되었다' 는 것만 알고 있는 심각한 문제이기 때문이다. 또한 그물체는 뇌줄기가 척수와 연결되는 곳과 뇌줄기가 대뇌반구와 연결된 곳을 가로질러 연결되어 있기 때문에 따로 한 절을 할애하는 것이 필요하다(그림 5-16).

뇌줄기의 구성원인 척수에서 대뇌피질까지 거슬러 올라가며 한번 살펴보았다. 그러므로 뇌줄기에 문제가 생기는게 얼마나 심각한 상황인지 알았을 것이다. 숨쉬기, 심장박동 등, 주요한 기능은 뇌줄기에 사령부 또는 보조사령부를 두고 있다. 그러므로 뇌줄기에 문제가 생기면 생명유지 장치에 의존해야 하거나 식물인간이 될 수도 있다.1번 신경은 후각신경으로 후각을 담당한다. 2번 신경은 시각신경으로 시각을 담당한다.

뇌줄기에 경미한 손상이 있으면 3번~12번 뇌신경에 기능장애를 불러올 수 있다. 3번(동안), 4번(활차), 6번 뇌신경(외전)은 눈운동, 눈썹 움직임, 초점맞추기와 관련이 되어 있다. 5번 뇌신경(3차)은 씹는 동작, 안구, 눈썹, 결막, 코, 이마, 눈물관의 감각과 관련이 있다.

7번 뇌신경(안면)은 감각과 운동기능이 다 있으나 주요기능은 안면근육의 의식적 제어이다. 그러므로 이 신경에 문제가 생기면 안면근육의 마비가 온다. 또한 이 신경은 침샘과 눈물샘의

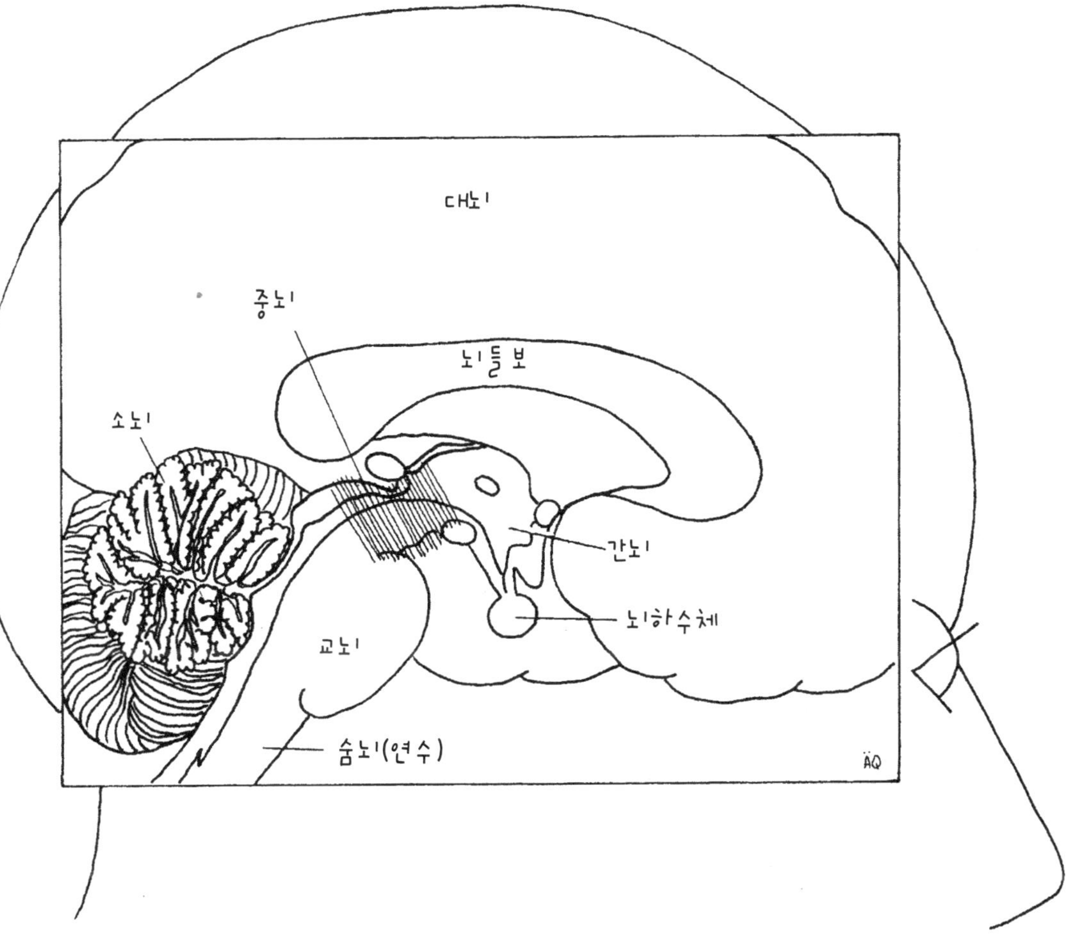

(그림 5-34) 뇌줄기

뇌줄기는 생존에 꼭 필요하다. 많은 손상은 치명적이다. 조그마한 손상이라도 장애로 이어진다. 뇌줄기는 숨뇌, 교뇌, 중뇌를 포함한다. 어떤 과학자들은 간뇌를 포함시킨다.

운동을 제어한다. 그러므로 이 신경에 문제가 생기면 침과 눈물의 생산에 혼란이 온다. 또한 이 신경은 코와 목의 점액을 생산하며 혀의 앞부분 미각(달고 신 맛)을 담당한다. 이 신경은 또한 바깥쪽 귓구멍(고막의 바깥쪽), 연구개, 코인두의 감각을 담당하기도 한다. 7번 뇌신경이나 그 신경로가 손상이 되면 앞에 말한 모든 것에 문제가 발생할 수 있다.

8번 뇌신경은 내이신경(또는 청신경)이라 한다. 청신경은 오래된 이름이기는 하지만 아직 쓰이고 있기 때문에 다른 문헌에서 볼 수도 있을 것이다. 현재 이 신경의 총칭은 내이신경이며 청신경은 달팽이(와우)신경부분이다. 나머지 부분은 전정신경이라 한다. 이 뇌신경의 핵이나 신경로에 문제가 생기면 청각이나 균형감각에 문제가 생길 수 있다.

9번~11번 뇌신경은 핵들이 가까이 있고 신경들이 꼬여 있어 한꺼번에 통틀어 이야기하겠다. 이 세 뇌신경은 9번 뇌신경(설인), 10번 뇌신경(미주), 11번 뇌신경(부수)이다. 이들은 함께 침의 분비, 입, 목, 식도, 위, 큰창자의 점액 생성을 담당한다. 이들은 혈압과 뇌로의 혈액 공급을 감시한다. 또한 이들은 소화와 대사에 많은 연관이 있다. 심장박동을 내리며 기관지의 지름을 줄이고 점액의 생성으로 호흡량을 줄인다. 목의 움직임에도 기여한다. 또한 안면신경이 미각을 느끼는 데 보조한다. 또한 귀에서의 감각입력도 공급한다. 이를 보면 만약 이 신경들에 손상이 가면 어떠한 일이 일어날지 잘 알 것이다.

12번 뇌신경은 설하신경이라고 한다. 이는 혀의 근육을 움직이는 역할을 한다. 여기에 문제가 생기면 혀의 움직임에 장애가 발생한다. 만약 하나의 설하신경핵이나 설하신경로만 유효하다면 혀는 반대쪽으로 쏠릴 것이다. 혀를 앞으로 내밀려면 혀근육이 필요하기 때문이다. 혀 내밀기는 이유를 막론하고 설하신경의 과다활동으로 일어난다.

이는 혀의 움직임만을 담당하고 있기 때문에 간단하고 앞으로 나와 있다.

그물체는 뇌줄기의 전체에 걸쳐 뻗어 있는 하나의 완전한 계통이다. 그러므로 다음 절에서 따로 말하겠다.

23_ 그물체 형성
The Reticular Formation

그물체(망상체), 그물체 활성화체계 또는 그물 경보체계라고도 한다. 이는 뇌줄기의 중앙에 위치하며 척수의 천골뼈까지 뻗어 있다(그림 5-16). 그물체에는 몇 백만 개의 신경세포가 있어 밀도가 높은 세포와 신경섬유의 연결망을 만든다. 이는 현미경으로 보면 무척 혼잡해 보이나 효율적이다.

그물체는 여러 종류의 세포를 가지고 있다. 그물체는 세로로 연결되어 있다. 그물체의 신경로는 척수의 밑부분에서 전뇌의 간뇌까지 올라가거나 반대로 내려간다. 이 그물체로 모든 감각이 들어 온다.

그물체의 신경세포는 특화되어 있지 않다. 이들은 모든 기능을 한다. 그물체(망상체)는 근육과 힘줄의 체성감각수용체, 균형감각, 눈, 귀, 촉감 수용체, 온도수용체, 후각수용체, 미각수용체 그리고 다른 모든 수용체에서 감각입력을 받는다.

그물체 세포의 상호 연결은 너무 복잡하여 이해하기가 어렵다. 그물체가 분류하는 정보의 양은 엄청나다. 그물체는 온 몸의 감각입력을 받는 것 외에도 소뇌, 시상, 기저핵, 대뇌피질(특히 운동전피질)에서 부분적으로 처리된 정보를 입력받는다. 이는 체내에서 가장 탁월한 선별기관이다.

이 모든 정보를 받은 그물체는 주인에게 '알릴 준비'를 하든지 알리든지 선택을 하게 된다. 만약 감각입력이 지속되거나 상황이 좋지 않으면 활동을 하기로 결정한다. 그물체가 활동을 하기 위해서는 반사반응을 일으킬 수 있어야 한다. 이 일을 하기 위해서 그물체는 피질로 올라가는 섬유로를 통해 의식에게 지금 움직여야 할 필요가 있다고 알려준다. 또한 그물체는 척수로 내려가는 신경로를 통해 피질이 판단을 하기 전에 몸의 동작을 시작한다. 이는 거의 대뇌피질이 깨어나 몸의 보존계가 하는 일을 지켜보는 것같다.

그러므로 그물체에 문제가 생기면 생존에 필요한 경계감각에 지장을 초래하는 것은 놀라운 일이 아니다. 만약 이 경보계에 문제가 생긴다면 우리 몸은 갑자기 공격을 받게 될 것이다. 다른 말로 경계심이 악화된다는 것이다.

또한 5번 뇌신경(3차)이 그물체와 많은 연결을 가지고 있다. 3차신경은 입의 씹기 등의 움직임을 관장하는 것을 기억하라. 사람같은 포유동물은 생존을 위해 턱과 이빨을 많이 사용한다. 그러므로 5번 뇌신경은 사람이 사냥을 하거나, 자기방어를 할 때 많은 도움을 준다. 그러므로 경보계는 이 신경과 자유롭게 교신을 해야 하는 것이다.

그물체의 과다활동은 이갈이의 원인이 될 수 있다. 치과적인 기구로 이가 갈리는 것을 막는다고 해서 그물체의 과다활동을 막지는 못한다. 언제나 외부로 나타난 증상보다는 문제의 근본원인을 찾아 고쳐야 한다. CST – 두개천골요법은 그물체(망상체)의 과다활동을 줄인다. 이는 문제의 원인에 조금 더 접근한 것이다. 동시에 그물체의 과다활동 원인을 밝혀야 할 것이다.

24_ 뇌하수체

The Pituitary Gland

뇌하수체는 시상하부에서 뻗어나온 줄기에 달려 있다. 이는 기능과 구조가 다른 앞과 뒤로 나뉘어 있다. 뇌하수체의 전엽은 시상하부와 신경적으로 연결되어 있지 않지만 다른 시상하부와의 순환계통을 가지고 있다. 그러므로 뇌하수체 전엽은 시상에서 호르몬을 받고 이 신호에 적절하게 반응한다.

뇌하수체 후엽은 시상하부로부터 신경자극을 공급받아 역시 적절한 반응을 보인다. 뇌하수체 전엽과 시상하부의 혈관연결, 뇌하수체 후엽과 시상하부의 신경로는 모두 양쪽으로 교신이 가능한 연결이다. 이는 뇌하수체의 양쪽 모두 시상하부에게 신호를 보내고 받고 하는 것이다(그림 5-36).

뇌하수체가 달려있는 줄기는 시상하부에서 나와 경막계(26절)의 긴장상태에 따라 팽창/수축하는 안장가로막 구멍을 통해 내려가 매달린형태이다. 만약 이 구멍이 너무 수축하면 이는 시상하부와 뇌하수체의 교신에 영향을 끼칠 수 있다. 혈액공급과 신경자극은 압력에 의해 억제된다.

앞서 말했듯이 뇌하수체는 시상하부에서 뻗어나온 줄기에 달려 있다. 이 줄기는 경막의 구멍인 안장가로막을 통과해 내려간다. 그러면 뇌하수체는 접형골 안장에 위치하게 된다. 안장은 접형골의 움푹 파인 곳이다. 접형골은 두개골의 바닥을 이룬다.

이렇게 많은 보호를 받는 위치에서 뇌하수체는 그 기능을 다한다. 뇌하수체 전엽에 의해 혈관 안으로 분비된 호르몬은 갑상샘의 기능, 성장 호르몬 분비, 부신피질 호르몬 분비, 월경과 임신호르몬, 남성 성호르몬을 제어한다. 현재 알려져 있는 것은 이 정도이다. 아직 밝혀지지 않은 것이 많을 수도 있다.

뇌하수체 후엽은 콩팥의 기능과 소변 배출, 기억과 출산시 자궁수축의 힘과 관련있는 옥시토신을 제어하는 호르몬을 분비한다. 또한 이는 혈압을 제어하고 다른 많은 기능을 제어할지도 모르는 호르몬을 분비한다.

또한 우리는 뇌하수체가 베타 엔돌핀을 분비한다는 것을 알아냈다. 새로 발견된 이 물질은 고통, 행복 등과 연관되어 있다. 운동 후 기분이 좋은 것도 이 베타 엔돌핀의 작용이다. 베타

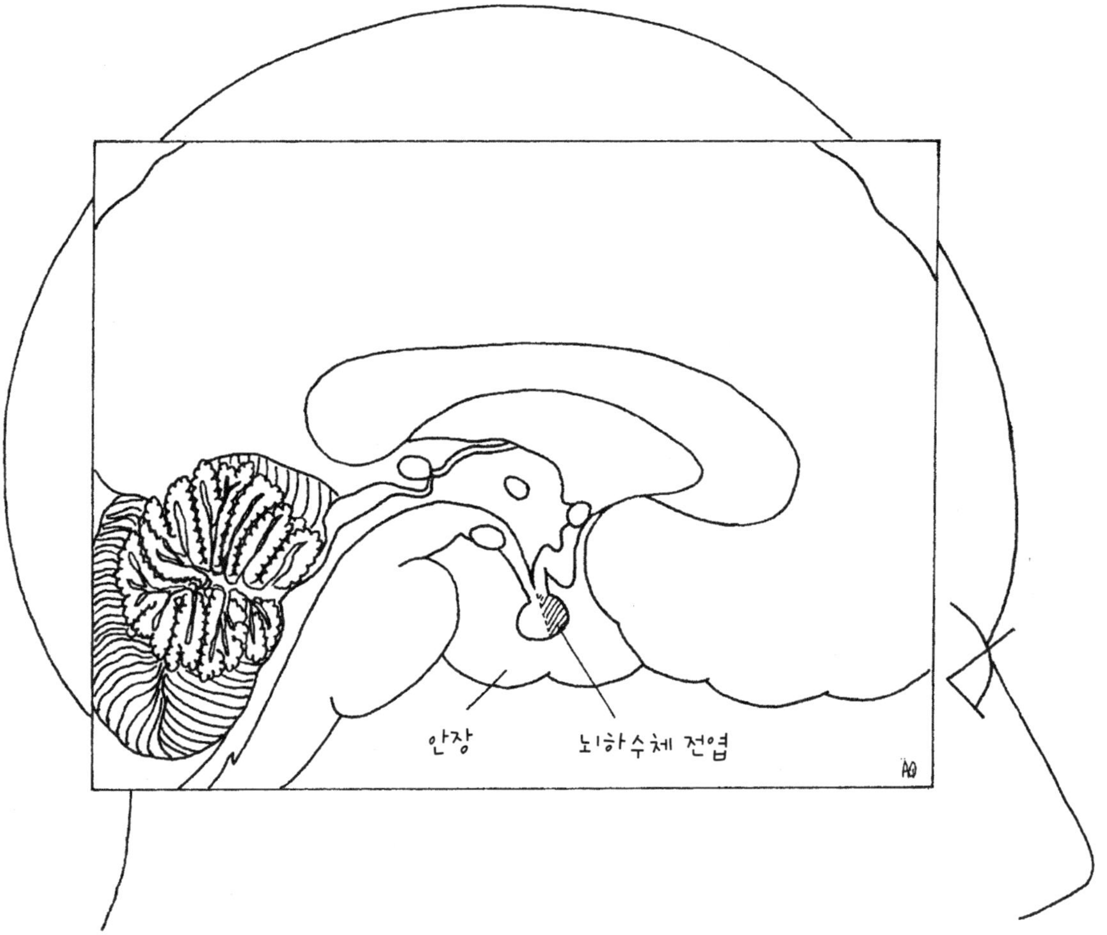

(그림 5-35) 뇌하수체 전엽
뇌하수체는 빗금이 쳐져 있고 이름이 붙어 있다. 이는 내분비계통의 '수뇌부'이다.

엔돌핀은 모르핀과 비슷한 화학구조를 가지고 있으니 중독이 될 수도 있다. 베타 엔돌핀은 자해하거나 운동함으로써 분비를 유발할 수 있다. 당신은 주위에 운동에 중독된 사람들을 알 것이다. 그들은 자기 자신의 베타 엔돌핀에 중독되었을 가능성이 높다. 베타 엔돌핀은 고통이 너무 심할 때 분비되는 자연적인 진통제이다. 고통은 느끼지 못하고 도취감에 빠진다. 만약 뇌하수체가 그 기능을 다하지 못하면 아이는 내분비 계통, 체액 평형, 고통 민감도에 문제가 있을 수 있다.

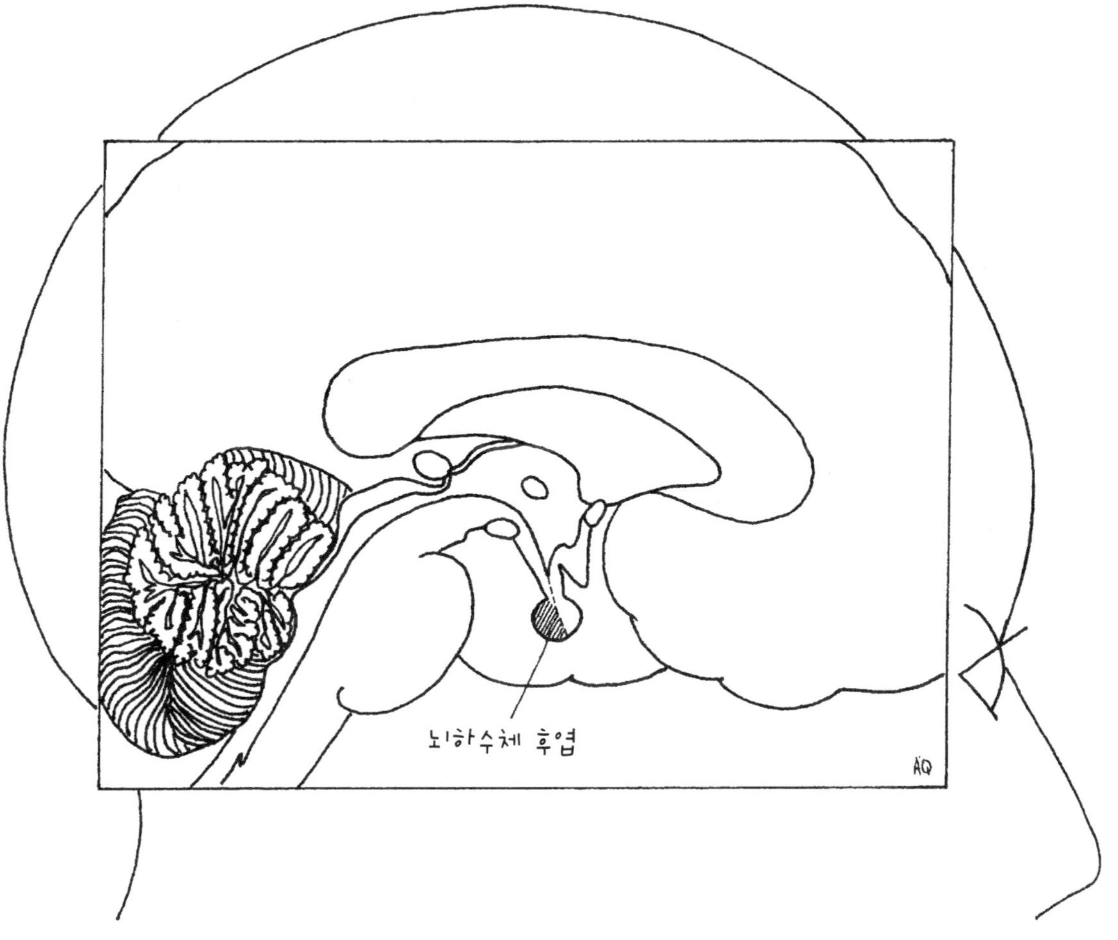

(그림 5-36) 뇌하수체 후엽
뇌하수체 후엽은 그림에 빗금이 쳐져 있고 이름이 있다.
뇌하수체 전엽과 후엽은 해부학적으로 가까이 붙어 있지만 그 기능은 전혀 다르다.

25_ 송과체
The Pineal Gland

성인의 송과체는 꼬깔처럼 생긴 6~8밀리미터의 길이와 4밀리미터의 너비를 가진 조직이다(1밀리미터는 1/16인치보다 조금 작다). 이 샘은 배아기에 시상하부에서 갈라져 나와 시상하부 뒤쪽에 위치하게 된다(그림 5-37). 송과체는 둘러싸고 있는 연막에서부터 혈액을 공급받는다.

송과체와 시각계를 연결해 주는 신경로는 시상하부와 뇌줄기를 지난다. 송과체와 시각계의 연결은 송과체가 빛에 반응하기 때문에 중요하다. 이 빛은 송과체의 활동의 양을 결정하고 이는 우리 몸의 호르몬과 신경전달물질이 낮과 밤에 따라 얼마만큼 그 수치가 오르락내리락 하는지에 영향을 끼친다. 일간 리듬이란 이러한 빛에 의한 생리변동에 붙여진 이름이다.

송과체는 세로토닌의 주요 공급원이다. 송과체는 세로토닌을 사용해 멜라토닌을 만든다. 만약 어두우면 송과체는 멜라토닌을 많이 생성하여 세로토닌의 수치를 낮춘다. 이 멜라토닌의 증가(또는 세로토닌의 감소)는 (1) 감정의 우울화, (2) 갈색지방(추울 때나 음식이 부족할 때 저장되어 연료로 쓰이는 단단한 지방) 생성촉진, (3) 성선호르몬생성 억제 등의 결과를 불러온다.

아직까지 밝혀지지 않은 원리로 어두울 때는 노르아드레날린이 분비된다. 이는 우리의 경계심을 강화시켜 준다. 이 교감신경계와 부신에서 노르아드레날린의 분비가 활성화되는 것은 송과체의 명령에 의한 것으로 보인다. 다른 재미있는 사실은 빛이 멜라토닌과 노르아드레날린 수치를 내린다는 것이다. 이는 우리가 왜 밝을 때는 안전하다고 느끼고 어두울 때는 무서워하는지에 연관이 있을 수 있다. 이 어둠에 대한 공포는 본능적이며 뇌의 고위중추에 의해 번복될 수 있다. 그리고 노르아드레날린과 멜라토닌은 성행위를 억제한다. 이는 우리가 밝을 때 더 성적 매력이 있다는 것을 뜻한다. 다시 한번 이는 뇌의 고위중추에 의해 번복될 수 있다.

송과체에는 다른 풀리지 않은 수수께끼가 있다. 송과체는 생체적 나침반 역할을 하는 자기적 수정을 가지고 있다. 만약 그렇다면 현재 여러 자기장의 방해는 우리의 나침반을 소용없게 만들 수 있다. 이는 왜 우리가 새로운 장소에 가면 길을 잃었다가 나중에 의식적으로 풍경에

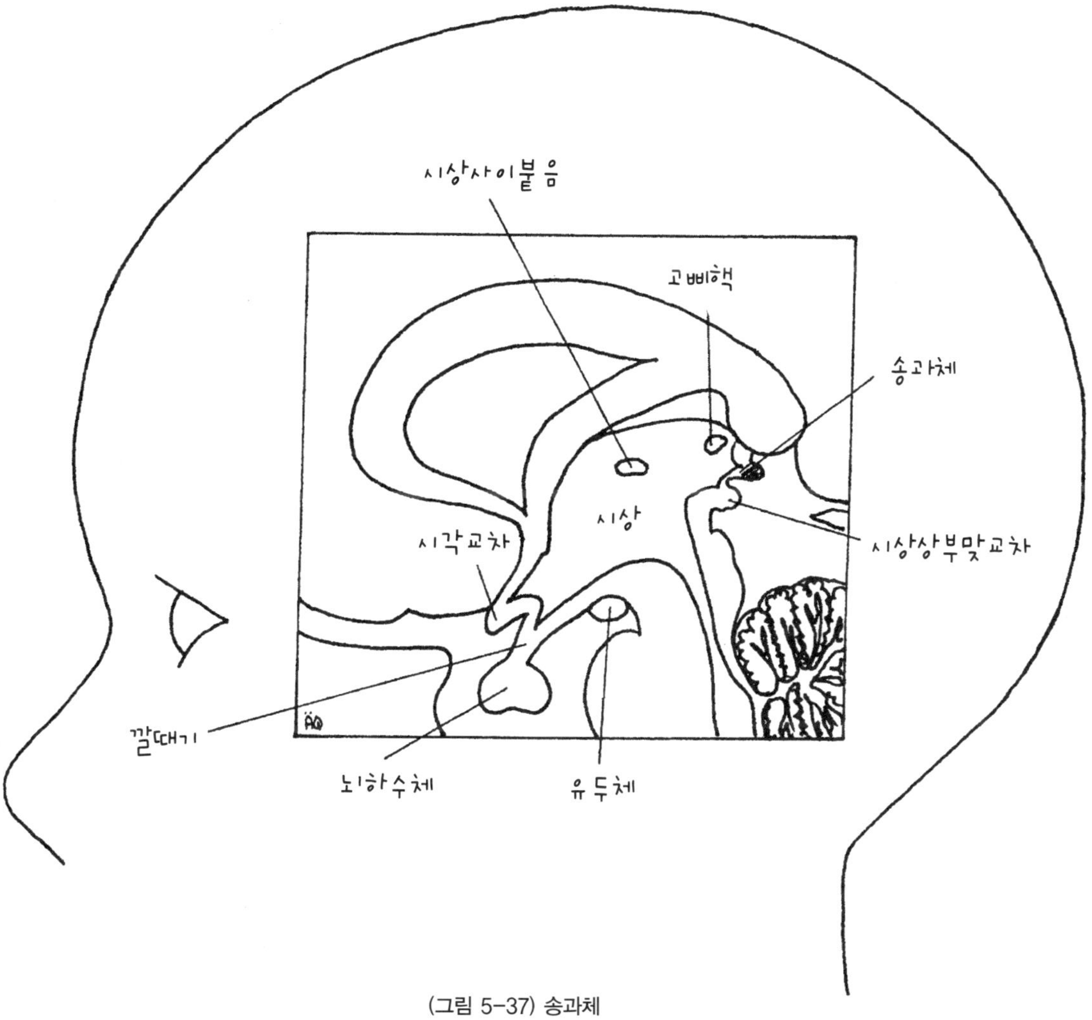

(그림 5-37) 송과체

솔과체는 체와 샘으로 알려져 있다. 이는 빛과 어둠에 대한 우리 몸의 반응에 관련이 있다. 또한 성적 기능과 암의 발병률과 관련이 있다. 우리는 아직 송과체에 관해 밝혀낼 것이 많다.

친숙해지면서 생체 나침반의 혼란을 보상하는지 설명해 줄 수 있다.

1994년에 스트롬볼리 섬(시칠리아 근처)에서 세 번째 국제 송과체 세미나가 열렸다. 송과체의 자멸사나 골화는 암의 발생률을 높힌다는 연구 결과가 속속 발표되었다. 송과체의 기능저하는 아연의 섭취로 치유할 수 있다.

또한 최근 네덜란드에서 보고된 결과에 의하면 송과체는 우리 몸의 어느 쪽이 위인지 인지하게 해 준다고 한다. 송과체가 제거된 원숭이는 척주측만증을 일으켰다. 이는 원숭이들이 어디가 위인지 더 이상 몰라 척추가 곧은 자세를 유지할 수 없었던 것처럼 보인다. 그 결과로 척주의 기형, 척주측만증이 나타났다.

요약하자면 송과체에 대해서는 아직 많은 것이 밝혀지지 않은 상태이지만 중요한 기능을 담당하고 있는 것 같다. 내가 1963년도에 학교를 졸업했을 때 송과체는 중요하게 취급되지 않았다. 나는 송과체가 배아기에는 성장에 영향을 끼치고 탄생 후에는 쓸모가 없어진다고 배웠다. 여기서의 교훈은 생각을 바꾸는 데 주저하지 말라는 것이다. 우리는 계속적으로 인체의 기능에 대해서 새로운 사실을 밝혀 나아가고 있다.

26_ 뇌막

The Meningeal Membrane System

뇌의 수막계는 3층으로 이루어져 있다. 각각의 층 사이에는 액체가 있다. 각 층 사이에 있는 액체는 윤활제의 역할을 하여 층들이 각각 떨어져 움직일 수 있게 한다.

이 수막계는 중추신경계의 전부와 그 뿌리를 감싸고 있다. 자세히 말하자면 뇌, 척수, 척수신경근, 뇌신경을 감싸고 있는 것이다.

이 층들을 분리시키는 액체를 뇌척수액이라 하며 함유성분은 혈액보다는 혈장에 가깝다. 이는 세포를 거의 포함하고 있지 않으며 단백질 역시 많이 가지고 있지 않다. 또한 포도당과 전해질의 농도 역시 혈액이나 혈청과는 다르다. 뇌척수액의 함유성분은 나중에 자세히 다루어질 것이다(5장 30절).

수막계의 세 층은 안에서부터 (1) 연막 (2) 지주막 (3) 경막이다. 여기서 안쪽이란 중추신경계와 그 주요신경뿌리에 닿은 쪽을 말한다(그림 5-38).

연막

연막은 수막계의 가장 안쪽의 막이다. 이는 중추신경계를 가까이 감싸안고 있다. 연막은 중추신경계의 모든 뇌와 척수의 굴곡을 따라간다는 것이다(그림 3-39). 이 층은 많은 혈관을 통해 신경조직에 혈액과 영양분을 공급한다. 또한 이 혈관은 폐기물을 조직에서 제거해주기도 한

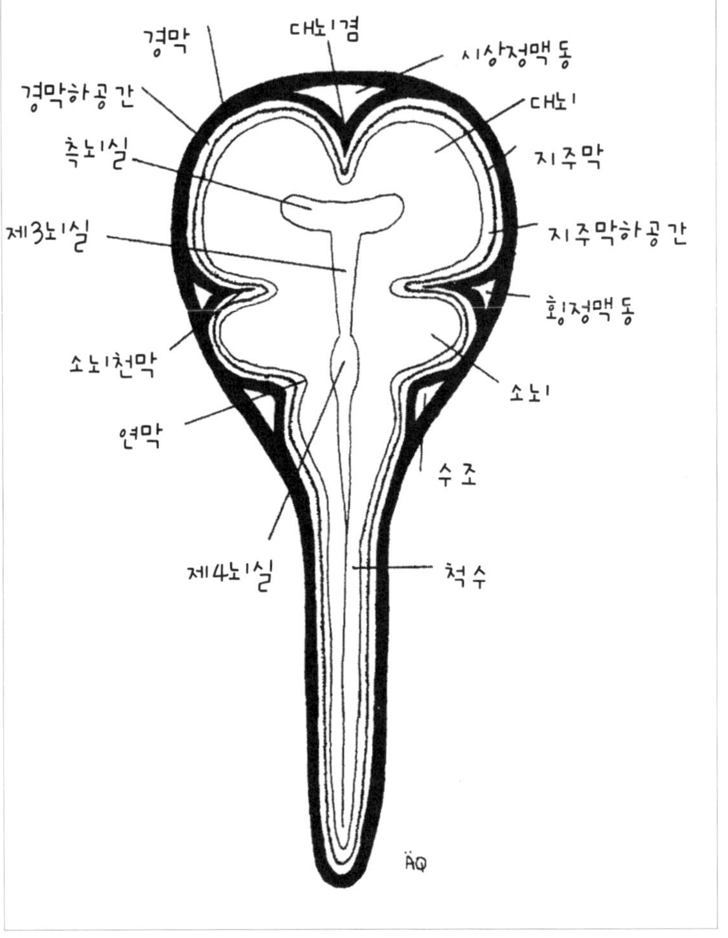

(그림 5-38) 3층으로 이루어진 수막

연막, 경막, 지주막은 모두 그림에 표시되어 있다. 뇌척수액으로 차 있는 이들 사이의 공간도 표시되어 있다. 수조와 동(sinus)은 막들이 떨어져 뇌척수액이 고이는 곳이다.

다. 뇌와 척수의 조직은 혈액과 영양분을 계속 공급받고 폐기물을 즉시 배출해야 하기 때문에 연막은 중추신경계가 작용하기 위한 중요한 기관이다.

연막은 혈관을 빼면 아교섬유와 탄력섬유로 이루어져 있다. 이들 섬유는 피부에서 보이는 것과 같은 납작한 편평세포로 덮여 있다. 또한 중추신경계의 조직은 별아교세포라는 지지물을 가지고 있다. 이 세포들은 신경세포들에게 지지대 역할을 해주고 연막으로 중추신경계의 조직을 내보낸다. 이 별아교세포들에서 뻗어나온 조직은 연막을 중추신경계에 가깝게 끌어들인다. 아직 증명되지는 않았지만 이 별아교세포에서 뻗어 나온 조직들은 연막과 중추신경계간의 화합물과 이온 교류를 담당하는 것 같다. 또한 연막은 28절에 설명된 혈액뇌장벽의 기능에 연관되어 있을 가능성이 높다.

연막의 겉부분은 다음의 지주막에 치상인대로 듬성듬성 붙어 있다. 이 차상인대는 지주막과 연막의 독립된 움직임을 허용할 정도로 유연하다. 이 둘 사이의 공간은 뇌척수액으로 차있다. 이를 지주막하공간이라고 한다(그림 3-39, 5-38).

지주막

지주막은 수막계의 중간에 있는 막이다. 이는 아주 섬세하고 보통 지주막은 셀로판처럼 얇고 투명하다. 지주막은 혈관을 거의 가지고 있지 않다. 지주막을 둘러싸고 있는 연막과 듬성듬성 연결되어 있다. 이 둘 사이의 공간은 뇌척수액으로 차있고 지주막하공간이라고 한다.

지주막은 신경뿌리를 척추사이구멍까지 따라간다. 이 구멍에서 지주막은 뼈의 겉 부분(골막)과 결합한다. 이 결합은 지주막하공간을 끝내고 뇌척수액의 순환도 끝낸다.

지주막은 다른 두 막보다 염증에 의해서 부어오르는 것이 더 심하다. 나는 수술을 하면서 이 지주막이 거의 1/4인치 정도로 부풀어 오른 것을 보았다. 지주막이 염증 때문에 부어오르면 많은 고통과 함께 장애가 오기도 한다.

지주막은 수막계의 가장 바깥쪽인 경막으로부터 경막하공간으로 인해 떨어져 있다. 이 공간 역시 두 막을 거의 독립적으로 움직이게 해주는 액체로 가득 차 있다. 이 액체는 함유성분이 뇌척수액과 거의 같지만 많은 과학자들은 이를 뇌척수액이라 하지 않는다. 하지만 우리는 이 액을 뇌척수액이라 하겠다.

지주막은 연막의 모든 굴곡을 따라가지 않는다. 그러나 이 막은 경막이 대뇌겸, 소뇌겸, 소뇌천막을 이루는 굴곡을 따라간다. 이 구조물은 각각 대뇌를 양쪽으로, 소뇌를 양쪽으로, 대뇌와 소뇌를 갈라놓는다(그림 5-39).

신경섬유로 이루어진 치상인대가 지주막과 경막을 연결해 준다. 이러한 연결은 두 막이 뼈와 동시에 만나 계류되는 곳에서만 일어난다. 이러한 계류는 후두공의 둘레를 따라, 2번과 3번 경추, 천미골에 걸쳐 있다. 이러한 구조는 지주막과 경막의 독립적인 움직임을 가능하게 한다.

지주막은 가끔 뇌의 아랫부분과 두개골의 바닥 사이에 있는 수조의 생성에 관여한다. 이 수조는 뇌척수액의 저수지로 이용된다. 또한 지주막은 막이 모여 딸기 모양을 이루는 과립체를 만들기도 한다. 이들은 상시상정맥동과 직정맥동에 모여있다. 이 지주막과립체는 뇌척수액을 재흡수하여 혈액순환계로 보낸다(그림 3-39).

아직 어느 과학자도 쓰지 않았지만 지주막은 경막과 연막의 완충작용을 하는 것같다. 이로 인해 수막계의 막들은 독립적인 움직임을 할 수 있는 것이다.

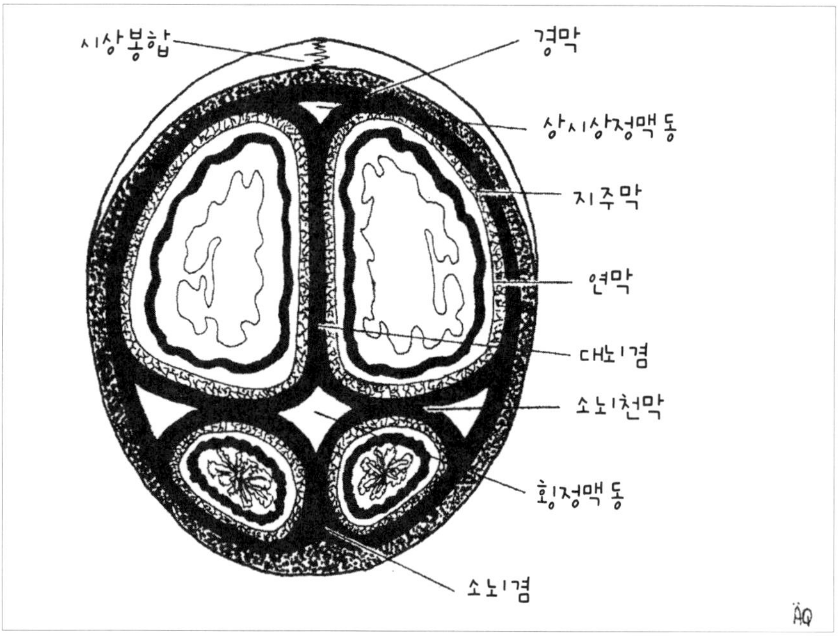

(그림 5-39) 뇌의 관상단면

귀 바로 뒤의 뇌의 관상단면은 대뇌겸이 대뇌를 양쪽으로,
소뇌겸이 소뇌를 양쪽으로, 소뇌천막이 대뇌와 소뇌를 나누는 것을 보여준다.

경막

경막은 수막계를 이루는 세 개의 막 중에서 가장 질기다. 이는 지주막과 앞서 말한 공통 계류처에서만 연결된다. 그러므로 지주막과 경막은 거의 독립된 움직임을 보일 수 있다. 만약 어떠한 이유에서든지 이러한 독립적인 움직임이 방해된다면 고통과 장애가 올 수 있다.

경막과 지주막 사이의 공간은 경막하공간이라고 한다(그림 3-39, 5-38). 이 공간 안의 액체는 뇌척수액과 유성분이 거의 같다. 그러나 많은 과학자들이 이 액을 뇌척수액이라고 하지 않는다. 하지만 우리는 지주막하공간의 액체와 경막하공간의 액체가 동일함을 알게 될 것이다. 그리고 10년쯤 후에 이 두 액체는 다 뇌척수액이라 불리게 될지도 모른다.

경막은 아주 질긴 섬유질로 이루어져 있다. 이는 방수가 되고 연막이나 지주막보다는 현저히 두껍다. 두개골 안의 경막은 치상인대로 이어진 두 겹의 막으로 이루어져 있다. 내가 사람과 원숭이의 두개골을 해부했을 때 죽은 후의 보존기간이 오래일수록 이 경막의 두 겹이 쉽게 떨어지는 것을 알아냈다. 경막의 바깥쪽은 사실 두개골의 안쪽의 내층이다. 이 막 위에 배아가 두개골을 형성하는 것이다. 이들은 전두골과 두정골, 측두골과 후두골의 납작한 부분이다. 또한 두개골 안의 경막의 아랫부분은 바깥쪽과 전략적으로 갈라져 대뇌를 양쪽으로 나누는 대뇌겸, 소뇌를 양쪽으로 나누는 소뇌겸, 대뇌를 받쳐주고 소뇌와 부딪히는 것을 막아주는 소뇌천막을 형성한다.

대뇌는 소뇌천막 위에 위치하며 소뇌는 이 옆으로 누운 경막 아래에 있다. 소뇌천막은 소뇌 위에 지붕이나 천막을 만든다. 이렇게 뇌를 분할하는 막은 두 겹으로 이루어져 있다. 이게 어떻게 이루어졌는지 알려면 그림을 보는 것이 훨씬 낫다(그림 5-39).

경막이 두개골의 내층과 앞서 말한 뇌를 분할하는 구획을 만든 후 두겹의 경막은 모두 두개골 밑의 척수가 숨뇌와 연결되는 후두공에 붙는다. 이 후두공의 아래쪽에서는 경막의 두 겹은 따로 떨어져 움직인다. 경막의 바깥쪽은 척주관(척추를 이루는 뼈)의 내층을 이룬다. 경막의 안쪽은 바깥쪽과 따로 떨어져 독립적인 운동을 보인다. 이 두 겹은 2번과 3번 경추, 2번 천골에서만 연결된다. 이 층에서 경막과의 연결은 관의 앞부분에서만 일어난다. 이 관의 밖에서는 경막의 두 겹과 지주막은 척추 사이 구멍과 미골에서 연결된다. 미골에서는 3개의 막이 만나 골막을 형성한다. 경막의 두 겹 사이의 공간은 이렇게 연결된 곳에서는 사라진다.

자연은 이 수막계로 우리가 등을 맘대로 구부릴 수 있게 구성해 놓았다. 만약 이 막들이 서로 미끌어지지 못한다면 우리는 거의 움직이지 못할 것이다.

유명한 경막외 마취주사는 척수의 경막 두 겹의 사이에 주사한다. 후두공에서 연결된 막들은 이 마취제를 머리까지 갈 수 없게 한다. 즉, 경막외마취는 머리를 제외한 척수와 그 신경뿌리에만 영향을 끼친다. 그러므로 이는 지주막하공간에 놓아지는 척수 마취주사보다는 훨씬 안전한 마취이다.

경막은 두개천골요법의 초석이다. 두개천골요법의 요지는 이 경막이 붙어 있는 뼈(두개천골)를 손잡이로 하여 수막계의 비정상적 팽팽함을 풀어주는 것이다. 또한 이 경막들은 중추신경계와 그 신경뿌리에 혈액과 뇌척수액의 공급을 원활하게 하는 것과 이 막들에 의해 뇌와 척수, 척수신경에 가해지는 비정상적 압력을 풀어주는 데 쓰인다.

27_ 말이집
Myelin

말이집은 신경섬유를 감싸 절연시켜 주는 하얀 물질이다.

말이집은 약 23퍼센트의 단백질로 이루어져 있는데 놀랄만한 것은, 말이집의 대부분을 형성하는 물질이 소위 '나쁜' 콜레스테롤이라는 것이다. 그리고 다른 지방성 물질인 세레브로시드 등도 많이 포함되어 있다. 이 세레브로시드는 말이집을 벗어나 혈액뇌장벽에 도달하면 자가면역질환을 일으킬 수 있다. 자가면역질환은 우리가 자신의 몸에서 만들어진 화합물에 알레르기 반응을 보이는 병이다. 말이집의 다른 중요한 성분은 스핑고미엘린이다. 이 물질은 온 몸에 있기 때문에 우리는 이 물질에 대해 알레르기 반응을 보일 수 없다. 그러나 세레브로시드는 중추신경계 외에는 존재하지 않기 때문에 만약 이 물질이 중추신경계를 빠져 나간다면 면역체계는 이를 적으로 간주해 공격한다.

말이집은 절연체의 기능도 한다. 이는 신경자극을 신경섬유 안에 잡아놓는다. 이는 신경자극이 합선되어 목적지에 도달하지 못하는 경우를 막아준다. 신경자극은 전기신호라는 것을 기억하자. 말이집은 신경자극의 전달속도를 빠르게 한다. 말이집이 형성된 신경섬유는 높은 전도속도를 보인다. 또한 말이집은 신경전달의 대사적 요구를 줄여준다. 그러므로 말이집이 형성된 신경은 신경전달 속도가 빠를 뿐만 아니라 더욱 효율적이다. 말이집은 콜레스테롤로 차있긴하지만 좋은 물질이다.

말이집이 형성된 신경섬유는 예리한 고통을 전달하는데 사용된다. 이들은 고통자극을 뇌의 고위중추로 빨리 보내 우리가 행동을 하게 만든다.

둔중한 고통은 말이집 형성이 되지 않은 신경을 통해 전달된다. 이는 어디에서 가해지는지 알아차리기 힘든 고통이다.

말이집이 형성된 신경들은 대부분 시상으로 연결되어 대뇌피질로 중개된다. 말이집이 형성되지 않은 신경들은 그물체로 연결되어 무시되거나 숨뇌, 교뇌, 중뇌, 시상하부로 중개되고 그 때까지 검열되지 않은 자극은 시상으로 중개되어 대뇌피질로 중개된다.

고통 입력신경만 말이집이 있다고 생각해선 안 된다. 많은 운동신경도 말이집이 형성이 되어 있다. 말이집은 속도와 효율이 필요한 곳에 형성된다.

말이집 형성은 중추신경계에서 희소돌기 아교세포에 의해 이루어지며, 말초신경계에서는 슈반세포에 의해 이루어진다(그림 3-36).

말이집에 문제가 생기면 신경계에 엄청난 문제가 발생한다. 이들은 흔히 다른 병으로 오진되는데 이는 말이집 해체가 어디서 일어나느냐에 따라 증상이 다르기 때문이다. 어디서든지 일어날 수 있으므로 이는 다른 많은 문제와 비슷한 증상을 보일 수 있다.

28_ 혈액뇌장벽

Blood-Brain Barrier(B. B. B.)

혈액뇌장벽은 뇌의 모세혈관을 따라 돌던 물질들이 뇌의 모세혈관을 벗어나지 못하게 한다. 모세혈관의 벽은 특별한 세포로 둘러싸여 대형 단백질의 출입을 금한다. 또한 특정한 작

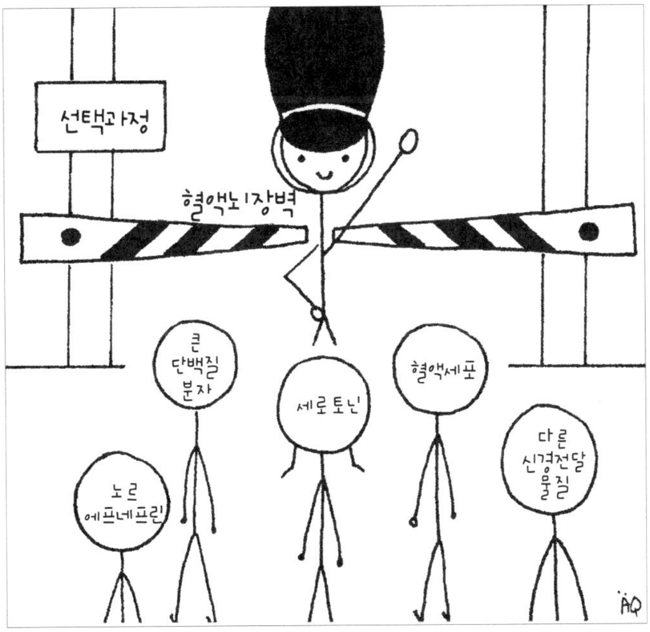

(그림 5-40) 혈액뇌장벽

혈액 속의 많은 물질들은 혈액뇌장벽을 통과하여 중추신경계로 진입하지 못한다.

은 분자들도 통과하지 못한다. 이렇게 통과하지 못하는 물질 중에는 노르에프네프린이나 세로토닌같은 신경전달물질도 있다. 뇌는 이러한 물질들을 그들의 전단계 아미노산인 라이신과 트립토판에서 만들어내야 한다. 혈액뇌장벽의 여과기능은 지방 용해도, 이온 전하 그리고 당연히 크기와 관련되어 있다(그림 5-40).

니코틴은 이 장벽을 자유롭게 통과하는 것으로 보여진다. 이는 왜 임신한 여자가 담배를 피우거나 간접흡연을 하면 태아에게 심각한 영향을 미치는지 알 수 있게 해주는 대목이다. 또한 니코틴은 말초신경계의 연접 신경전달물질 수용체를 진정시키는 역할을 하기도 한다. 그러므로 흡연자는 간접흡연은 말할 것도 없고 신생아와 아기에게 미치는 영향을 조심해야 할 것이다. 미숙아의 혈액뇌장벽은 아직 완전히 성장하지 않아서 자궁내에서 어머니가 섭취한 물질에 많이 영향을 받는다. 또한 출생 후에도 마찬가지이다. 혈액 뇌장벽은 뇌의 이상한—가끔은 정신병적인 활동을 유발하는—여러 가지 뇌 알레르기를 일으킬 수 있다.

29_ 맥락총
The Choroid Plexus

맥락총은 성인 뇌의 뇌실계의 벽을 이루는 막이다. 이 막은 연막(수막계의 가장 안쪽에 있는 막)의 특화된 세포(뇌실막세포)들로 덮인 혈관으로 이루어진 주름이다. 이 세포들은 겉에 섬모가 있다. 이 섬모들은 뇌척수액의 흐름을 돕는 쪽으로 움직인다(그림 3-31).

뇌실 안의 혈관주름은 송이처럼 뻗어 나온 모습을 보인다. 이 송이들은 혈관 속의 혈액에서 여러 물질들은 선택적으로 분비해 뇌척수액을 생산한다. 뇌척수액을 만들기 위해서 혈액의 어떤 성분들은 맥락총을 통해 여과되고, 어떤 성분들은 여과되지 않는다(그림 5-40). 대부분의 액체는 맥락총의 벽을 자유롭게 통과한다. 크기가 큰 화합물이나 특정한 전하를 가진 화합물은 통과하지 못한다. 혈액세포 역시 통과하지 못한다. 이 체계는 출생시에는 90퍼센트 정도밖에 기능을 발휘하지 못한다. 이 체계의 기능 대부분은 임신 3개월에 이루어진다.

30_ 뇌척수액
Cerebrospinal Fluid

뇌척수액(C.S.F)은 뇌실 벽의 맥락총에 의해 혈액에서 추출된다. 이 뇌척수액은 혈청과 가장 비슷하며 혈액에서 추출되었음에도 투명하다. 이는 세포를 거의 포함하고 있지 않으며 단백질과 당분의 함량은 혈액보다 낮다(그림 3-39). 뇌척수액은 뇌실계와 지주막하공간(그리고 경막하공간)을 채운다. 성인의 뇌척수액 부피는 125밀리미터이다. 생성과 재흡수 속도는 성인의 경우 하루 약 500밀리미터이다. 신생아의 경우 당연히 어른보다 적다.

외상이나 갑자기 흔들릴 때 뇌척수액은 뇌의 완충장치 역할을 한다. 또한 영양분을 공급하고 폐기물을 처리한다. 뿐만 아니라 뇌와 척수의 물과 산도의 농도를 적당한 선에서 유지해 주기도 한다. 두개천골계에서는 뇌척수액이 봉합과 막을 반폐쇄적 수력학체계에 따라서 움직인다. 또한 두개천골 치료사에게는 주요한 치료 도구가 된다.

메리랜드대학의 마샬 레넬즈 박사는 뇌척수액이 뇌세포의 속으로 파고든다는 것을 밝혀냈다. 이는 뇌척수액에 방사성 추적자(동위원소)를 넣어서 그것을 관찰하여 밝혀진 것이다. 방사성추적자를 넣은지 5분도 되지 않아 뇌의 모든 부분에서 추적이 되었다. 이는 뇌척수액이 우리가 생각한 이상으로 효율적인 배달체계라는 것이다. 이는 영양분, 호르몬, 신경전달물질 등을 뇌에 계속 공급해 주는 역할을 하는 것일 수도 있다. 이렇다면 뇌척수액은 상상한 것 이상으로 뇌의 기능 즉, 뇌신경세포의 대사속도, 감정, 생각 등에 영향을 미치는 것 같다. 이 뇌척수액이 뇌조직 전체를 관류하는 것은 폐기물, 독, 약물 등의 독소를 효율적으로 배출하기 위한 것일 수도 있다.

두개천골요법이 뇌 전체에 걸쳐 이 뇌척수액의 흐름을 돕는다는 것은 자명한 사실이다.

31_ 지주막융모

Arachnoid Villi

지주막융모는 지주막이 정맥동 내로 뻗은 부분으로 돌기 모양이다. 이러한 돌기는 지주막

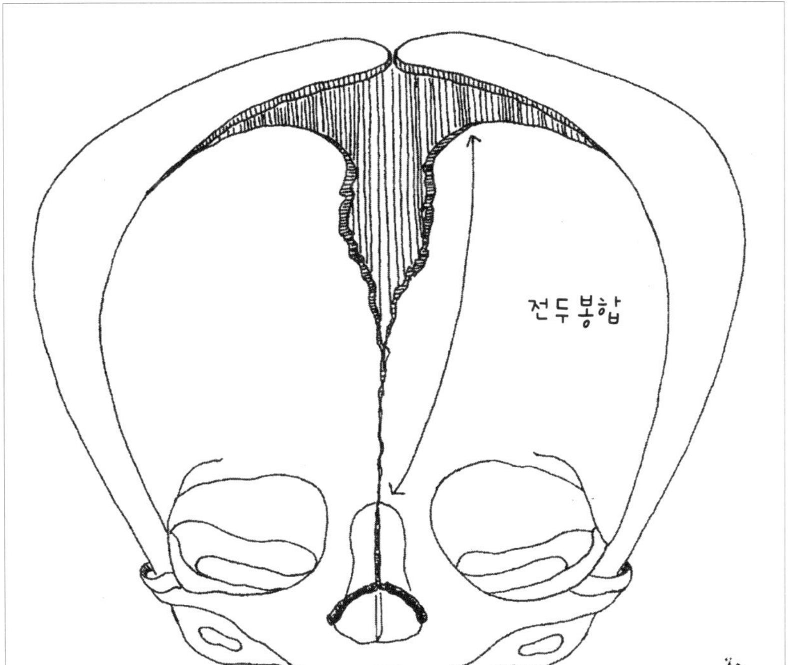

(그림 5-41) 전두봉합

두개골의 봉합면중의 일부분이다. 자라면서 전두봉합면이 붙어서 전두골이 하나로 된다.

과 정맥동 사이에 더 넓은 표면적을 확보하게 한다. 이렇게 표면적이 넓어진 이유는 뇌척수액이 정맥으로 보다 더 많이 재흡수되도록 하기 위함이다. 이 지주막의 돌기들은 경막의 구멍을 통해 정맥동으로 뻗어 있다. 대부분의 지주막융모는 시상봉합 밑의 상시상정맥동으로 뻗어 있다(그림 3-39). 시상봉합은 전두엽 뒷부분 위에서 후두부까지 뻗어 있다. 상시상정맥동 역시 두정골 아래에 위치하는데 앞에서 뒤로 뻗어 있다. 신생아의 이마뼈는 자라면서 거의 사라지는 이마 봉합으로 두 쪽으로 갈라져 있다(그림 5-41). 뇌척수액의 대부분을 혈관으로 재흡수하는 정맥동(상시상정맥동)은 이마에서 뒤통수까지 똑빠로 뻗어 있다.

다른 정맥동도 지주막융모를 가지고 있고 뇌척수액을 혈관으로 일부 재흡수하기도 한다. 지주막융모는 직정맥동의 앞부분에 대부분 모여 있다. 이 동(sinus)은 두개골 안의 대뇌겸, 소뇌겸, 소뇌천막이 모이는 곳을 피해 있다. 이는 독립되어 있는 구획 역할을 (두개골 내층이 아니라) 하는 막이 이곳에서 모이기 때문에 뇌척수액의 재흡수의 부분적 제어는 이 지주막과립체가 담당한다고 생각된다.

32_ 뇌와 척수의 혈액순환계

The Blood Circulatory System of the Brain and Spinal Cord

중추신경계의 혈액 공급은 척수와 뇌동맥에서 오는 피, 모세혈관계의 순환, 정맥으로 오는 피로 나누어진다. 먼저 뇌의 혈액공급을 살펴보기로 하겠다. 동맥에서 오는 피가 더 많은 영양분과 산소를 모세혈관계에 전달하고 모세혈관계는 이들을 조직의 세포에 공급한다. 모세혈관계의 반대편으로 나오면서 이 피는 영양분과 산소가 줄어든 채로 나온다. 이 정맥으로 흘러들어가는 피는 이산화탄소와 폐기물이 많다. 이 배달체계에서 폐기물 처리체계로 쉽게 흘러드는 것은 모세혈관계의 벽이 산소와 영양분에 반투과성이기 때문이다. 이 모세혈관계의 벽은 간질액내의 폐기물에 대해서도 반투과성이다. 이 간질액은 조직세포를 직접적으로 적신다. 이는 혈액순환계 외부에 위치한다. 이렇게 혈액내의 사용가능한 물질과 폐기물의 교환은 확산, 삼투, 능동적 전도로 일어난다.

확산이란 농도가 다른 액체가 섞이면서 균형을 찾는다는 것이다. 이 섞임의 결과는 다른 농도의 액체가 섞여 평균을 찾는다는 것이다.

삼투란 특정 함유물이 반투과성 막을 지나지 못하는 것을 말한다. 그러나 이 함유물이 포함되었던 액체는 그 막을 자유롭게 투과할 수 있다. 이 액체는 막의 안과 밖의 압력을 비슷하게 하려는 식으로 움직인다.

여기서는 혈액세포와 단백질은 모세혈관계를 떠날 수 없다. 이 상황은 혈관 내에 더 큰 압력을 야기시킨다. 이는 영양분을 액체 소량과 함께 혈관의 벽을 통해 나가게 한다. 이는 동맥계에 가까운 모세혈관에서 일어난다. 혈액이 모세혈관계를 통해 정맥계로 나아가면 혈액의 압력이 점점 줄어 간질액의 압력보다 작아지게 된다. 이 압력의 차이는 간질액이 혈관 안으로 들어옴으로써 압력의 차이를 줄인다. 이 간질액 내에는 많은 폐기물이 용해되어 있다. 이 폐기물 역시 혈관의 벽을 투과하여 혈관계로 들어온다. 이때 이 폐기물들은 정맥계쪽으로 씻겨 나가게 된다. 이 피가 콩팥, 폐, 간을 지날 때 독소 폐기물 등은 제거되어 몸 밖으로 배출된다.

능동적 전도란 특정 물질이 밖으로 전도하는 물질과 결합되어 막을 지나 밖으로 전달되는 것을 말한다. 간단한 예로 포도당에 부착된 칼륨이 인슐린에 의해 세포 안으로 전도되는 것을 들 수 있다. 그러므로 인슐린이 부족한 당뇨병 환자는 혈액내의 포도당과 칼륨 농도는 높은데 대사가 이루어져야 할 세포 안에는 부족한 상황이 초래된다. 신경계에는 능동적 전도의 예가 여러 가지 있는데 뒤에 이야기하겠다.

정맥혈 귀환계

앞서 말한대로 정맥의 피는 여러 가지 대사의 독소 폐기물이 많이 포함되어 있다. 이 정맥혈은 유용한 물질을 확산, 삼투, 능동적 전도, 아직 밝혀지지 않은 과정을 통해 내보내고 난 후, 모세혈관계의 정맥쪽에서 모인다. 세정맥이 모여 큰 정맥을 만든다. 이 폐기물이 많은 피는 폐를 지나 이산화탄소를 일부 배출하고 산소를 일부 얻는다. 이 둘의 농도는 0퍼센트로 떨어지지는 않는다. 이산화탄소와 산소의 비율은 폐에서 바뀔 뿐이다. 간과 콩팥이 나머지 폐기물의 대부분을 처리한다. 간은 그 후 좋은 물질은 혈액에 다시 공급해 유용하게 쓰이게 한다. 우리가 섭취한 음식의 대부분은 간에서 처리된다. 이는 소화된 모든 성분에 해당하는 말은 아니지만 간은 너무나 많은 일을 한다.

뇌의 혈액순환

동맥은 심장이 내보내는 혈액중 대략 15~20퍼센트 정도를 뇌로 보낸다. 이 비율은 뇌의 요구에 따라 달라진다. 생각을 많이 할수록 뇌세포의 대사가 늘어나고 더 많은 혈액이 공급될 것이다. 콩팥은 심장에서 나온 혈액의 22~25퍼센트 정도, 간은 27~30퍼센트 정도를 공급받는다. 그러므로 뇌, 콩팥, 간을 합치면 심장 혈액의 약 65퍼센트 정도를 공급받는다. 이 사실로 몸이 어느 부위를 가장 중요하게 생각하는지 알 수 있다. 이는 신생아에서도 비슷한 비율이며 급성장하고 있는 뇌가 20퍼센트보다 약간 더 많은 양을 가져가는 게 다를 뿐이다.

모든 좋은 공급체계는 설계도가 필요하다. 자연은 뇌의 혈액공급계를 잘 설계해 놓았다. 영양분과 산소가 풍부한 피는 대동맥을 통해 뇌조직으로 공급된다. 대동맥은 초기에 뇌의 여러 곳으로 갈라진다. 이 가지들을 총경동맥이라 한다. 왼쪽의 총경동맥은 대동맥에서 갈라져 나오고 오른쪽의 총경동맥은 대동맥에서 갈라져 나온 완두동맥에서 갈라져 나온다. 목젖이나 그 바로 아래쪽에서 양쪽의 총경동맥은 내경동맥과 외경목동맥으로 갈라진다. 양쪽의 외경목동맥은 얼굴과 목에 혈액을 공급한다. 그러므로 뇌의 혈액순환계에 대해 이야기할 때 외경목동맥은 빼놓기로 하겠다.

내경동맥은 뇌에게 가장 중요한 역할을 한다. 이 내경동맥 외에도 양쪽의 빗장뼈 밑의 쇄골하동맥에서 갈라져 나온 두 개의 동맥이 머리쪽으로 올라간다. 이 쇄골하동맥에서 갈라져 나온 동맥을 추골동맥이라 한다(그림 5-42). 이 추골동맥은 몇 년 전에 과격한 목 조작에 의해 한쪽이 수축하면서 뇌졸증의 원인이 될 수 있다고 알려지면서 유명해졌다. 다음에서 추골동맥에 대해 설명이 되면 스스로 생각해보기 바란다. 내경동맥과 추골동맥에 대해 자세히 말하기 전에 경동맥체와 경동맥동에 대해 먼저 알아보기로 하자.

경동맥체

경동맥체는 두 개가 있다. 양쪽의 총경동맥이 내경동맥과 외경목동맥으로 갈라지는 곳 뒤에 하나씩 있다. 경동맥체는 대략 1/8~3/16인치 정도의 지름을 가지고 있는 작은 조직이다(그림 5-42). 경동맥체의 혈액의 화학성분을 분석해 9번, 10번 뇌신경을 통해 자율신경계로 보낸다. 이 정보는 혈액내의 산소와 이산화탄소의 농도, 산도 등을 포함하여 계속 뇌로 보고가 된다. 경동맥체는 목에 적절하게 위치해서 뇌로 들어가는 혈액을 검사한다. 뇌는 혈액의 성분변화에 민감하게 반응한다.

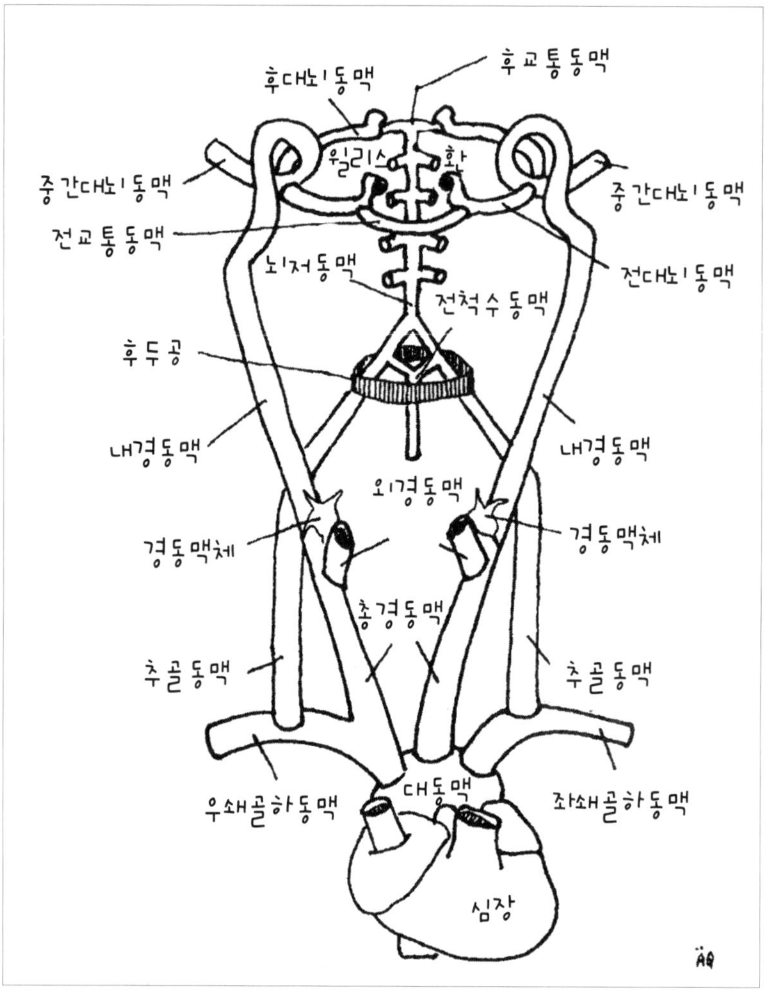

(그림 5-42) 뇌의 혈액공급계
설명은 본문 참조.

경동맥동

경동맥동은 총경동맥이 내경동맥과 외경동맥으로 갈라지기 전 넓어지는 부분이다. 경동맥동은 내경동맥의 시작 부분도 포함한다. 이 경동맥동은 위치한 혈관내의 혈압을 측정한다. 경동맥이 뇌의 혈액 공급의 대부분을 담당하고 있기 때문에 이 정보는 뇌의 기능에 중요한 역할을 한다. 이 정보는 9번 뇌신경을 따라 뇌로 전달되어 혈액 공급을 적절한 수준으로 조절한다. 너무 빨리 일어나서 현기증을 느낄 때는 이 혈액공급계가 적절한 조치를 취하는 속도보다 빨리 움직였을 때이다.

내경동맥

내경동맥은, 총경동맥이 갑상연골 위의 갈라지는 부분에서 시작한다. 이 내경동맥은 시작점에서 두개골의 바닥까지 거의 수직으로 올라간다. 이는 측두골의 바위부분에 있는 구멍인 경동맥관을 통해 두개골 안으로 진입한다. 동맥은 이 관 안에서 앞으로 급격히 꺾여 두개골 안으로 들어간다. 그 후 이 동맥은 경막의 두 겹 사이에 있는 해면정맥동을 따라 조금 뻗어 있다. 이 해면정맥동 안에서 이 동맥은 6번 뇌신경(외전)과 가까이 붙게 된다. 이때 경막의 이 부분에 압력이 가해지면 외전신경이 눌려 기능을 상실할 수 있다. 이렇게 되면 내사시가 올 수 있다.

이렇게 경막 사이의 해면정맥동을 지난 후에는 두개골 안의 공간에 진입한다. 그러므로 이제 이 동맥은 두개천골계에 진입한 것이다. 두개천골계란 경막을 방수막으로 하는 반폐쇄수압체계이다.

내경동맥은 목 안에서는 갈라지지 않는다. 이 동맥은 경동맥관을 지나면서 경동맥고실동맥이라는 조그마한 가지를 뻗어 외경목동맥과 연결되어 귀에 혈액을 공급한다. 날개동맥 또한 내경동맥에서 갈라져 나와 외경목동맥의 또 다른 줄기와 만나 인두의 천장과 귀인두관에 혈액을 공급한다. 이 관은 양쪽 고막의 압력을 같게 하는 역할을 한다. 이 관은 또한 비행기에서 내릴 경우 잘 들리지 않을 때에 압력을 같게 하기 위해서 시간이 조금 필요한 관이다. 이 관이 제대로 작동한다면 당신의 귀는 정상으로 돌아올 것이다.

내경동맥은 경막의 두 겹 사이에 있는 해면정맥동을 지나면서 잔가지를 뻗어 옆에있는 뼈, 동(sinus), 뇌하수체, 삼차신경절 등에 혈액을 공급한다. 삼차신경절은 저작계, 눈, 코 등에 연관되어 있는 신경세포의 모임이다. 내경동맥에서 전경막동맥이라는 가지를 뻗는다. 이 가지들은 수막계 앞쪽부분의 약 1/3~1/2 정도에 혈액을 공급한다.

내경동맥이 경막의 안쪽막을 뚫고 들어가면 이제 두개천골계이다. 경막의 안쪽에서 내경동맥은 눈, 눈 주위의 뼈, 주위의 얼굴조직 등에 혈액을 공급한다. 이 가지를 안동맥이라고 한다. 내경동맥은 그 후 가지 중 하나가 막혀도 뇌에는 혈액 공급에 지장이 없게 설계된 혈관계에 연결된다. 이를 윌리스환이라고 한다. 그러나 윌리스환에 대해 이야기하기 전에 윌리스환에 기여하는 뇌저동맥을 이루는 추골동맥을 먼저 살펴보기로 하자.

추골동맥과 뇌저동맥

추골동맥은 쌍으로 이루어져 있다. 목의 양쪽에 하나씩 있다. 이들은 목아랫부분에 있는 빗장뼈 아래에서 갈라지는 대동맥의 가장 큰 줄기이다. 추골동맥은 빗장뼈 밑에서 뒤로 돌아 6번 경추의 가로돌기로 다가간다(그림 5-42). 이 추골동맥은 6번 경추의 가로돌기의 구멍을 지나 위에 있는 1번~5번 경추의 가로돌기 구멍을 지나 두개골의 바닥까지 올라간다. 1번 경추의 구멍을 나온 추골동맥은 몸의 중간선으로 급격히 틀어 후두공을 통해 두개골로 들어간다. 목에서 추골동맥은 갈라져 척수와 그 수막계, 척추뼈, 목 안 깊숙한 근육들에 혈액을 공급하는 혈관계로 혈액을 공급한다. 목으로의 혈액공급은 추골동맥과 다른 여러 동맥이 모여 이루어진다. 앞서 말한 추골동맥이 지나가는 목뼈의 가로돌기의 구멍은 그냥 그 부분에 있는 구멍이다. 목에 있는 추골동맥의 가지들 중 일부는 척수신경근과 함께 척추 사이 구멍을 지난다. 이렇게 이 동맥의 가지들은 척수와 척주관의 수막계와 통한다.

1번 경추의 양쪽 가로돌기구멍을 빠져나온 추골동맥은 아주 질긴 후환추후두막의 구멍을 지나가야 한다. 이 막은 뒤통수와 목뼈의 움직임을 허용할 정도로 헐렁하기는 하다. 그러나 이 막에 너무 높은 압력이 가해지면 동맥을 지나는 혈액이 줄어들 것이다. 여기서 두개천골요법 중에 뒤통수를 기반으로 하는 요법이 뇌로의 혈액순환을 좋아지게 하는 것이다. 이 기술은 후환추후두막의 비정상적인 팽팽함을 풀어준다.

추골동맥은 후두공을 지나면서 잔가지를 뻗어 소뇌천막을 포함하는 소뇌우묵의 수막계에 혈액을 공급한다. 두개골 안에서 추골동맥은 가지를 뻗어 연수와 소뇌에 혈액을 공급한다. 그 후 두 개의 추골동맥이 만나 교뇌의 앞을 지나가는 뇌저동맥을 만든다. 이 뇌저동맥은 윌리스환을 만나기 전에 대략 1~1 1/2인치의 길이를 갖는다. 이 짧은 여정에서 뇌저동맥은 가지를 뻗어 교뇌, 안쪽 귀 조직, 소뇌, 소뇌의 뒷부분, 뇌실 안의 맥락총 등에 혈액을 공급해준다. 뇌저동맥은 그 후에 윌리스환을 만난다.

윌리스환

뇌로 공급되는 혈액은 4개의 동맥을 통해 전해진다. 이들은 오른쪽과 왼쪽의 내경동맥과 추골동맥이다. 이 동맥들에서 공급된 피는 뇌의 아래쪽에 위치한 윌리스환으로 공급된다. 윌리스환과 만나기 전 오른쪽과 왼쪽의 추골동맥은 만나서 뇌저동맥을 이룬다. 해부학자들은

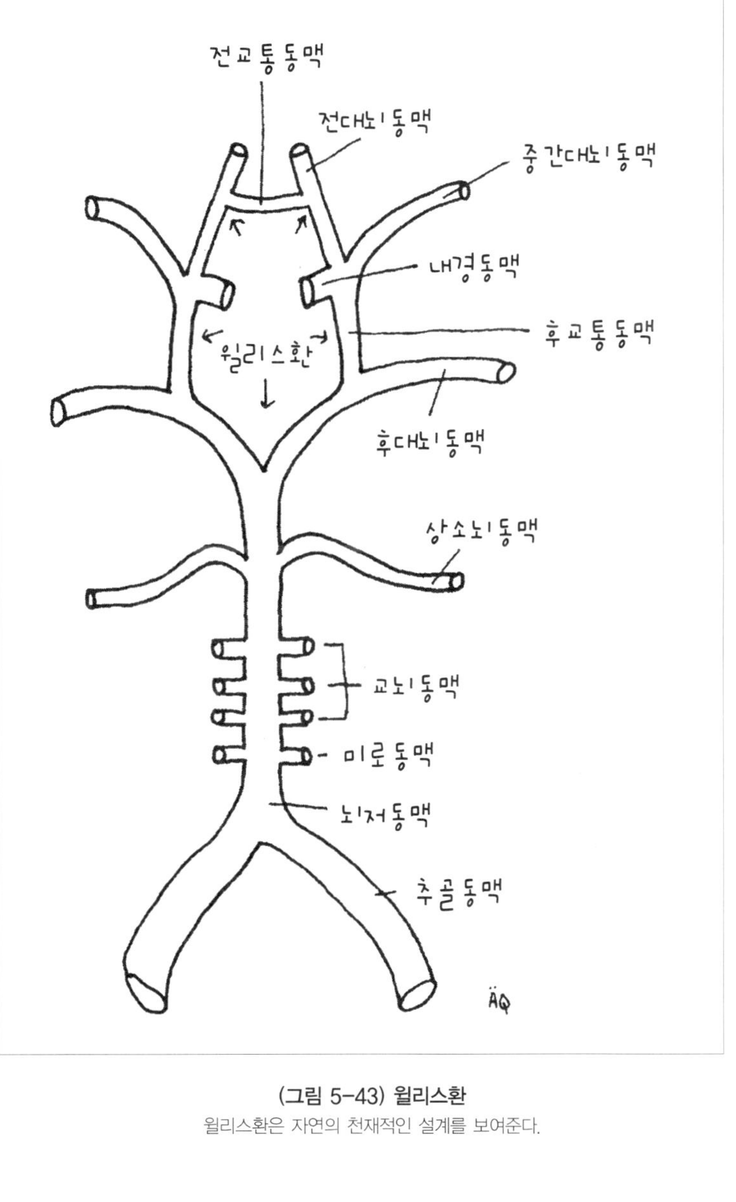

(그림 5-43) 윌리스환
윌리스환은 자연의 천재적인 설계를 보여준다.

이러한 동맥이 합쳐지는 것을 연결이라 한다. 윌리스환 역시 연결의 하나이다. 들어오는 혈액은 뇌저동맥과 두 개의 내경동맥에서 공급된다. 나가는 혈액은 (1) 양쪽의 후대뇌동맥, (2) 양쪽의 중간대뇌동맥, (3) 양쪽의 전대뇌동맥을 통해 나간다. 이 환의 뒷부분은 뇌저동맥과 양쪽 내경동맥 사이를 이어주는 오른쪽과 왼쪽의 교통동맥으로 이루어져 있다. 양쪽의 중간대뇌동맥은 양쪽 내경동맥에서 앞으로 뻗어나온다. 양쪽 내경동맥의 끝부분은 윌리스환의 중간에 있다. 윌리스환의 앞부분은 양쪽의 전대뇌동맥이 전교통동맥으로 연결됨으로 이루어진다. 이렇게 말로 설명하기보다는 그림을 보는 것이 더 분명할 것이다. 그러므로 윌리스환의 그림을 잘 보라(그림 5-43).

전대뇌동맥, 중간대뇌동맥, 후대뇌동맥은 대뇌에 혈액을 공급해주는 세 쌍의 주요 혈관이다. 이들 이름 전후, 중간, 앞은 이 뇌의 동맥들이 어디에 위치하는지 알려준다. 여러 곳에서 공급되는 혈액은 어느 한쪽이 막히더라도 뇌로 연결되는 6개의 혈관이 생존에 필요한 기능을 다 할 수 있게 어느 정도 보장해 준다. 만약 한 곳이 막히더라도 나머지 세 곳에서 윌리스환으로 혈액이 공급되고, 이 윌리스환이 뇌에게 다시 이 혈액은 나누어주는 것이다. 이 체계에서 윌리스환은 뇌의 여러 조직으로 갈라지는 6개의 혈관에 혈액이 공평하게 분배되게 한다. 이 6개의 동맥은 연막을 지나 뇌의 모든 고랑과 틈새로 이어진다.

후대뇌동맥은 시각계로 혈액을 공급한다. 이 체계는 시각적 인식, 눈운동, 빛에 적응하는 동공반사, 거리에 적응하는 수정체반사, 시각적 기억 등을 포함한다. 또 다른 기능은 시각적 정보가 뇌로 들어와서 여러 영역으로 분배되는 시각적 정보의 수용과 처리이다.

중간대뇌동맥은 전두골, 두정골, 측두골쪽 대뇌피질의 대부분, 줄무늬체, 속섬유막에 혈액을 공급한다. 이는 이 동맥들의 혈액 공급에 차질이 빚어지면 감각입력, 운동체계, 성격, 기억, 언어구사능력, 정보의 수용과 처리에 심각한 문제가 올 수 있다. 다시 말하면, 이는 우리의 지적 활동에 장애를 초래할 수 있다는 뜻이다.

전대뇌동맥은 전두골, 두정골, 측두골쪽 대뇌피질의 대부분, 줄무늬체, 속섬유막에 혈액을 공급한다. 또한 뇌량, 간뇌, 측뇌실의 맥락총에 혈액을 공급한다. 그러므로 이 동맥에 문제가 생기면 정보처리능력, 지적능력, 양쪽 뇌의 연합, 운동제어, 뇌척수액 생산에 차질이 빚어질 것이다.

이러한 간단한 설명을 통해 주요 뇌 조직의 혈액 공급은 여러 겹으로 겹쳐 있다는 것을 알게 되었을 것이다. 이는 만약 한쪽에 문제가 일어나면 다른 쪽에서 혈액을 계속 공급할 수 있게 한다.

혈액이 간질액과 뇌의 조직으로 공급될 때 동맥의 가지를 지나간다. 이러한 가지들은 계속 나누어져 세동맥이 되어 모세혈관과 만난다. 이 모세혈관계가 영양분의 전달과 폐기물의 처리를 대부분 담당한다. 모세혈관계의 다른 쪽에서는 폐기물이 많은 혈액이 세정맥을 통해 점점 더 큰 정맥으로 흘러들어간다. 이 혈액은 정맥동으로 흘러들어가 내경정맥을 따라 심장의 오른쪽으로 가서 순환된다.

정맥동은 경막의 두 겹 사이에 전략적인 곳에 위치한다. 또한 이 정맥동 안으로는 지주막과립과 지주막과립체가 뻗어 있다. 지주막과립체는 뇌척수액을 다시 혈관으로 재흡수한다. 이 재흡수과정은 뇌척수액의 압력이나 두개천골계의 활동에 따라 다른 것 같다.

신생아의 혈액순환도 다를 바가 없다. 이 설명은 대략적인 것이다. 이제 척수의 혈액순환을 살펴보자.

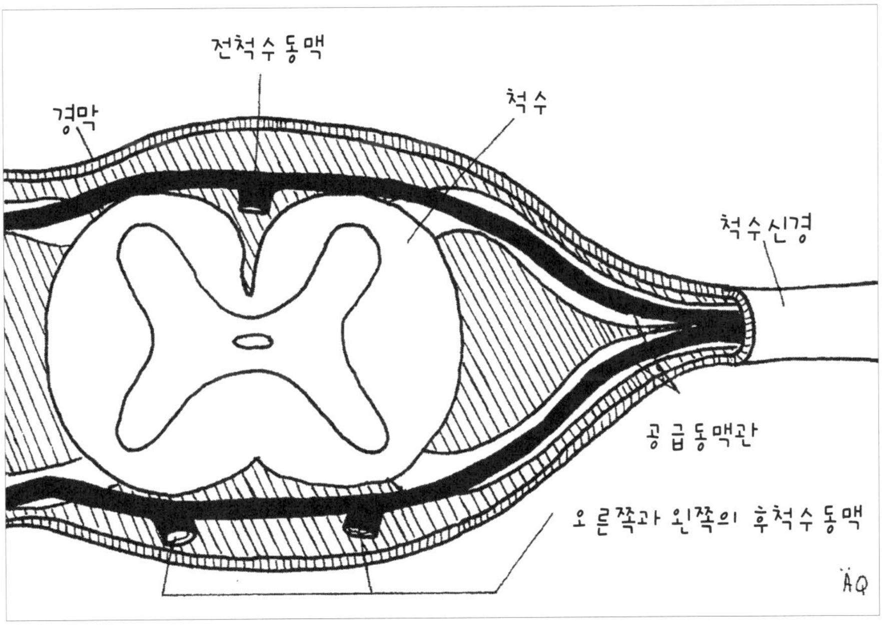

(그림 5-44) 척수동맥
이는 척수의 3개 동맥과 영양동맥이 척수신경근과 척주관 안으로 들어가는 것을 보여주는 단면도이다.

척수의 혈액순환

척수의 혈관 공급은 3개의 주요 동맥에서 온다. 전척수동맥과 우측후척수동맥, 좌측후척수동맥이다(그림 5-44). 전척수동맥은 추골동맥이 후두공을 통해 두개골 안으로 들어가 뇌저동맥과 만나기 전에 합쳐진 곳에서 뻗어나온다. 추골동맥들은 대부분 숨뇌 앞에서 만나 전척수동맥을 형성한다. 전척수동맥은 이제 후두공을 지나 척수의 앞으로 꼬리까지 뻗는다. 전척수동맥의 끝은 편차가 심하다. 갈라진 가지가 신경근을 따라 척주관을 나가기도 한다. 척주관 안에서 점점 세분화되어 척수에 혈액을 공급해 주기도 한다. 이렇다면 전척수동맥은 척수조직 안의 모세혈관계에서 끝난다.

척수의 다른 주요 동맥은 후척수동맥이다. 숨뇌와 미골 사이의 척수에는 깊은 고랑이 있다. 양쪽의 후척수동맥은 양쪽의 추골동맥이 고리뼈의 구멍을 지나 경막과 지주막을 지나 후두공으로 빠져나가기 전에 갈라져 나온다. 후척수동맥은 양쪽에서 척수를 따라 내려간다. 이들은 전척수동맥처럼 척수의 신경근을 따라 척주관에서 나가거나 척수의 모세혈관으로 연결되면서 끝이 난다.

이 3개의 척수동맥은 연막 안에서 뻗어 있으며 많은 곳에서 서로 연결되어 있다. 또한 이들은 척수 밖에서 많은 동맥관으로부터 공급을 받는다. 이 공급관은 척수신경근을 따라 척주관 안으로 들어온다. 그러므로 만약 어느 한 곳이 막히더라도 척수의 혈액공급은 원활하게 이루어질 수 있다.

우리는 동맥의 혈액이 모세혈관으로 들어가 영양분과 산소를, 폐기물인 이산화탄소와 교환해 정맥쪽으로 나오는 것에 대해 논의했다. 이 과정은 뇌와 척수의 조직은 물론 몸 전체의 동맥혈에 의지하는 모든 조직 내에서 이루어진다. 척수에서 빠져나온 작은 정맥들은 큰 정맥을 이루면 척수동맥이 내려온 길을 거슬러 올라간다. 이 정맥혈은 척수신경근을 따라나가는 혈관을 타고 척주관을 빠져나간다. 척주관을 빠져나가는 정맥관은 경막의 밖에 있으며 따라서 두개천골계의 밖에 있다. 이 경막의 바깥에 있는 정맥은 목, 가슴과 복부의 여러 정맥계를 따라 심장의 오른쪽으로 돌아간다. 그 후 이 과정은 처음부터 반복된다. 뇌와 척수는 신선한 동맥혈을 계속 공급받아야 생존할 수 있다는 것을 기억하라. 신경세포들은 영양분과 산소가 부족하면 급속히 죽어나간다. 이 중추신경계의 보조혈액공급계는 이유가 있어 존재하는 것이다.

주요 용어 정리 Inventory of Parts Index

편도
중뇌수도관
지주막
지주막융모
동맥
　뇌저
　내경
　추골
자율신경계
기저핵
뇌저동맥
혈액뇌장벽
혈액—순환계를 참고
뇌의 혈액순환
뇌와 척수의 혈액순환계
척수의 혈액 공급
뇌, 혈액순환계
뇌줄기
경동맥
경동맥체
경정맥동
중심엽과 그 피질
난형중심
소뇌
대뇌피질
뇌척수액
대뇌반구
대뇌반구, 엽들
대뇌각
맥락총
순환계
　뇌와 척수
　뇌
윌리스환
뇌량
뇌신경 3,4
대뇌섬유각
간뇌
간뇌, 뇌실계
경막
시상상부
전뇌
뇌천장
제4뇌실
전두엽과 그 피질
속섬유막
내경동맥
종말판

측뇌실

변연계

대뇌반구의 엽

교뇌의 청반핵

주요 틈새

연수

수막계

중뇌

시상후부

후뇌

숨뇌(연수)

말이집

뇌신경 3,4의 핵

후두엽과 그 피질

두정엽과 그 피질

연막

송과체

뇌하수체

교뇌

교뇌의 솔기핵

그물체

후각뇌

투명중격

척수, 순환

척수

흑색질

시상저부

덮개

뒤판

종뇌

측두엽과 그 피질

시상

제3뇌실

정맥귀환계

간뇌의 뇌실계

추골동맥

백색질

6

신생아 검사
The Newborn Evaluation

33_ 전반적인 고찰

General Considerations

신생아가 태어난지 몇 분 사이에 여러 가지 검사를 할 수 있다. 이는 신생아가 즉시 치료해야 할 문제를 가지고 있는지를 알려주거나 신생아의 생존가능성, 그 삶의 질에 대해 알려 준다.

첫 번째 검사는 출생 후 12~72 시간 사이에 마취나 약물, 출생의 충격 등이 가시고 나서 다시 정확하고 자세하게 실행해야 할 것이다. 이런 추적평가는 음식 섭취 후 1~2시간 정도에 시행해야 할 것이다. 왜냐하면, 배부른 아기는 반응을 덜 보이며 배고픈 아기는 짜증을 부리기 때문이다. 두 경우 모두 오해를 불러일으킬 소지가 있다.

아프가 점수

많은 경우 아프가평가는 출생 후 몇 분 지나지 않아 시행되고 약 5분 후에 반복된다.

이 아프가 평가체계는 버지니아 아프가 박사에 의해 개발되었고 북미와 유럽에서 널리 쓰이고 있다. 대부분의 부모가 아프가 점수에 대해 알고 있다. 아프가 점수는 신생아를 5개의 항목에서 평가하여 0, 1, 2점의 점수를 얻는 식으로 실행되며 10점 만점이다.

첫 번째 평가에서 7점 이하는 신경계 기능이 저하되어 있다는 것을 말하고, 만약 4점 이하면 즉각 소생술이 시전되어야 할 것이다. 만약 두 번째 평가에서 8점 이하라면 문제의 예후가 있으니 가능하면 빨리 더 자세한 검사가 필요하다는 것을 말한다.

아프가 평가체계는 다음과 같다.

아프가 점수			
	0	1	2
심장박동 속도	없음	분당 100번 미만	분당 100번 이상
호흡 속도	없음	느리며 불규칙적	규칙적인 호흡 힘찬 울음소리
근육긴장 상태	완전한 이완	팔다리의 이완	움직임이 있음
반사흥분성	반사 없음	힘없는 울음	힘찬 울음 표정
색깔	파랑이나 창백	몸은 분홍색 팔다리 파랑	분홍색

여러 가지 관찰 결과

출생시에 신생아의 상태를 알려주는 여러 가지 다른 징후들이 있다. 가령 무게가 6 1/2 파운드(2.93kg) 미만이라면 37주 이하의 미숙아일 가능성이 많다. 만삭출생한 아기는 평균 18인치 정도의 길이(45.72cm)인데 그보다 작다면 미숙아일 수가 있다. 또한 머리의 길이가 몸 길이의 25퍼센트, 그리고 따로 재지는 않겠지만 머리 무게는 몸 무게의 3분의 1정도이다.

아프가 점수는 심장박동수가 분당 100번 이상이면 2점을 주지만 사실은 분당 대략 140회 정도이다. 만약 이보다 더 높다면 문제가 있을 수 있다. 또한 출생시에 흉부의 너비는 그 두께와 비슷해야 한다. 호흡과 동반되는 복부의 움직임은 횡경막의 움직임을 나타낸다. 횡경막이 수축할 경우 이는 복강을 밀어내려 흉곽의 길이가 늘어나 그 부피가 늘어난다. 늑골이 늘어나면 흉곽의 부피가 늘어난다. 이러한 횡경막의 움직임은 신생아가 출생후의 삶에 잘 적응하고 있다는 청신호이다.

출생 후 신생아의 호흡계는, 갑자기 공기를 받아들여 산소를 추출해 혈액내의 헤모글로빈에 붙여 여러 조직에 공급해야 한다. 특히 중요한 것은 신생아의 뇌로 공급되는 산소이다. 사람의 뇌는 산소를 끊임없이 필요로 한다. 만약 신생아의 뇌에 산소 공급이 잠시라도 끊어지면 뇌조직에 심각한 손상이 올 뿐만아니라 신생아의 생명이 위험할 수도 있다. 이러한 산소 결핍을 저산소증이라 한다.

그래서 영화에서 보듯이 신생아가 출생하자 가능한 한 빨리 울기를 바라는 마음에서 신생아의 발을 잡아 들어올려 엉덩이를 때리는 것이다. 크고 힘찬 울음소리로 신생아가 호흡을 시작하기를 바라는 것이다. 깊은 호흡이 산소 결핍을 막고 폐와 기도를 열어주기를 바라는 것이다. 많은 경우 신생아의 기도를 막을 수 있는 점액질을 흡입기로 제거하는데 이는, 신생아의 호흡체계와 폐의 공기 교환이 중요하기 때문이다. 가끔 이 흡입기에 의해 신생아의 입천장이나 목에 상처가 나기도 한다. 이를 감수하더라도 저산소증을 막고 뇌조직의 죽음을 막는 것이 중요하다. 어쨌든 시간은 짧고 우리는 신생아의 기도에 점액질이 없어 큰 울음소리를 들을 수 있기를 희망하는 것이다.

울음소리가 말해 주는 것들

만약 울음소리가 높고 날카로우면 여러 가지 이유로 두개내압이 높을 가능성이 있다. 두개내압이 너무 높으면 숫구멍(부드러운 부분)이 부풀어오른 것처럼 느껴진다. 정상적인 앞숫구멍은 가장 넓은 부분이 약 1 1/2~2인치이다. 그리고 뒤숫구멍은 약 3/4인치이다. 앞숫구멍은 약 6~18개월에 닫히고, 뒤숫구멍은 약 6주에서 2개월 정도 후에 닫힌다. 만약 수두증으로 두개내압이 높아져 있으면 아기의 눈이 아래쪽으로 빗나갈 수도 있다. 종양같은 두개내압을 높이는 다른 이유에 대해서는 뒤에 다루기로 한다.

만약 신생아의 울음소리가 거칠면 이는 강직, 크레틴병 등을 의심해 볼 수 있다. 강직은 혈액의 칼슘농도가 낮을 때 일어나는데 이는 근육연축이 일어나 손목과 발목의 심각한 굽힘, 근육의 움찔거림, 경련, 발작, 호흡 곤란이 일어날 수 있다.

크레틴병은 갑상샘의 기능이 보통보다 저하되어 있을 때 일어난다. 만약 자궁 내에서 일어난다면 신생아의 몸과 정신의 발달이 저하될 수 있다. 크레틴병에 걸린 신생아의 경우 뼈와 근육의 발달이 미숙하고 여러 가지 자극과 검사에 대한 신경계의 반응도 미약하거나 없다.

울음소리가 고양이와 비슷한 고양이울음증후군은 두눈먼거리증(hypertelorism)이라는, 두 눈의 거리가 멀고 안면의 기형이 생기는 유전적 증후군의 예고가 된다. 이 아이들은 소두증과 심각한 정신적 장애를 보인다. 이는 유전적인 문제이다.

울음소리가 약하거나 아예 없으면 신경계에 심각한 질병이나 장애가 있다는 것을 뜻한다.

더 많은 초기의 관찰 결과

출생 때부터 한달째까지 움직임의 비대칭성은 신경계장애, 분만손상, 선천성 문제를 강하게 암시한다. 이러한 초기의 검사에서도 만약 직각적인 움직임을 보이려고 하면 저산소증이나 소뇌의 문제를 의심해봐야 한다. 이러한 시계추같은 움직임은 만약 큰 문제가 있다면 처음 며칠 안에 명확해진다.

이 초기의 검사는 신생아의 목을 만져봐서 기형, 종양, 혈관이나 기관의 존재를 알아보기에 좋은 시간이다. 우리는 이 검사에 두개골이 목에 얼마나 꽉 끼는지의 검사도 더 해봐야 한다. 이때 너무 꽉 낀다면 이는 분만실 안에서 해결될 수 있다. 이 꽉 끼는 것이 풀리지 않으면 급통증을 유발할 수 있다. 이런 문제는 언제나 합병증이 생기기 전에, 가능하면 빨리 바로잡는 것이 좋다. 대부분의 경우 분만실 안에서 두개천골요법의 시술이 이 문제를 해결한다.

출생 직후의 경련은 혈액의 당분농도가 낮은 저혈당증을 뜻한다. 이는 어머니가 당뇨병에 걸렸을 때 일어난다. 산후경련은 또한 감염에 의해 일어날 수도 있다. 신생아는 생후 4~5개월 정도는 어머니에게서 받은 수동면역체계를 가지고 있지만 감염의 확률도 배제해서는 안 된다. 산후경련의 다른 이유들은 두개골 안의 출혈 등, 머리쪽의 분만손상, 분만중 어머니에게 투여된 약물, 대사 불균형, 감기, 핵황달, 내분비 불균형 등이다.

인연의 시작

아이가 태어나고, 숨을 쉬고, 씻겨지고, 탯줄이 잘리면 이제는 부모와 첫 대면을 할 때이다. 이러한 인연의 시작은 특별히 그 전에 해결되어야 할 문제가 없으면 가장 먼저 선행되어야 한다. 인연이란 그냥 간단히 부모에게 아기를 안겨주는 것이다. 두개천골요법과 체성 · 감성풀어주기를 시술하는 우리는 현실에 근거하지 않은 비정상적인 정신적, 감정적 거부를 많이 보게 된다. 이 '거부' 는 여러 가지, 같은 이유에서 파생되는 증상을 겪고 있는 성인에게도 드러난다. 이러한 '거부' 는 대부분 앞서 말한 '인연' 이 제대로 맺어지지 않았기 때문이다. 이 환자들이 CST – 두개천골요법을 통해서 출생시의 경험을 되살리고 이 '인연' 의 시작이 제대로 이루어지지 않았다는 것을 알아차리고, 그 이유가 어머니의 거부가 아니었음을 알아가는 것은 놀라운 일이다. 이런 것을 깨달은 환자에게 우리는 만약 출생 후에 어머니께 안겼을 때 어떤 기분이었을까를 상상해볼 기회를 준다. 이 과정이 끝나면 관련된 증상들은 사라져버린다.

신생아의 자세

이러한 인연의 시작이 이루어지면 신생아가 누워 있을 때 척추의 위치를 관찰해야 한다. 이것이 중요한 이유는 비정상적인 자세, 비대칭적인 자세는 자궁내에서 신경계와 근골격계가 어떻게 발달했는지를 알려주기 때문이다. 또한 이 자세는 분만손상을 나타내기도 한다.

정상적인 신생아의 자세는 '굽힘자세' 라고 한다. 이 자세는 팔의 윗부분과 허벅지가 어깨와 엉덩이에서 벌어져 있는 자세이다. 팔꿈치, 손목, 무릎, 발목은 모두 굽혀져 있다. 손가락 역시 굽혀져 있으며 엄지는 손바닥 안에 있다. 이 굽힘자세는 신생아가 바로누웠을 때 취하여진다. 출생 몇 주 후에 팔다리는 펴지기 시작하고 엄지도 주먹 안에서 나온다.

이 굽힘자세에서 벗어난 자세는 여러 가지 이유로 근육긴장 저하가 왔다는 것을 알려준다. 산모의 과다 마취, 저산소증, 저혈당증, 척수기능장애, 신생아 중증 근육무력증, 근육긴장 퇴행위축, 다운증후군 등이 이유가 될 수 있다. 척수의 문제는 근육긴장저하와 비슷해 보이지만 방광 기능장애를 동반한다. 방광 기능장애는 근육긴장 저하와는 거의 관련이 없다.

신생아의 자세가 검사될 때는 몸의 비대칭성을 살펴보기 위해 나체로 검사를 해야 한다. 몸의 비대칭성은 골절을 동반한 분만손상에 의한 것일 수도 있다. 이 골절은 많은 경우에 쇄골과 윗팔에 있고 가끔 허벅지쪽에 있을 수도 있다. 골반과 엉덩이의 비대칭성도 잘 살펴져야 한다. 만약 있다면 선천성 고관절의 탈구를 의심해볼 수 있다. 이는 엉덩이를 만져보는 것과 넓적다리의 움직임을 살펴봄으로써 확인할 수 있다.

피부색

신생아를 볼 때 피부의 색깔을 관찰하는 것도 중요하다. 황색을 띄고 있다면 신생아황달을 의심할 수 있다. 약간 덜 심각한 종류의 황달인 생리적 황달은 생후 2~3일 정도 후에 나타난다. 이는 생후 20일쯤 되면 사라진다. 파란 빛을 쪼이면 황달이 줄어든다. 파란 빛을 쪼이는 것이 어떻게 황달을 줄이는지 알려져 있지 않지만 문제를 해결하고 있다. 이러한 황달은 적혈구가 과다하게 분해되면서 일어난다. 간에서 이렇게 적혈구를 분해하고나서 남은 폐기물을 처리한다. 적혈구의 과다분해는 분만 손상에 의한 것일 수도 있다. 그러나 간이 보통 신생아만큼의 활동을 아직 시작하지 않았다면 적혈구의 분해가 보통으로 이루어져도 간이 그 폐기물을 처리하지 못할 수도 있다.

신생아 황달 중에 심각한 것은 태아 적모구증이다. 이는 어머니와 태아간의 Rh- 부조화로 인해 일어난다. Rh-인 어머니의 항체가 태반을 통해 넘어와서 태아의 Rh+ 혈액세포를 파괴했다는 뜻이다. 태아의 Rh+는 아버지로부터 물려받은 것이다.

다른 이유로는 감염, 쓸개관 형성의 문제나 다른 선천성 기형 등이 있다. 황달이란 혈액내의 담즙, 또는 빌리루빈의 농도가 높아졌다는 것을 뜻한다. 이 농도가 너무 높으면 핵황달이라 한다. 높은 빌리루빈의 농도는 발작, 떨림, 뇌손상을 유발할 수 있다.

가끔은 교환 수혈이 필요할 때도 있다.

피부, 입술, 손발톱바닥이 파랗다면 이는 청색증이라 한다. 청색증은 혈액의 산소농도가 낮다는 것, 심장이 혈관계에 혈액을 효율적으로 공급하지 못한다는 것을 뜻한다.

황달과 청색증은 그 원인을 자세히 조사해 치료해야 뇌손상, 장애, 죽음 등을 막을 수 있다.

부종

이때 확연히 드러나는 것에는 부종도 포함된다. 부종이란 피부 아래에 액체가 과다하게 모여있는 것이다. 이는 피부 아래의 물집으로 나타난다. 부종은 심장기능 장애, 콩팥기능 장애, 혈액내 단백질 부족, 무기질 불균형 등의 원인이 있을 수 있다. 그러나 다른 희귀한 원인이 있을 수 있으니 자세히 검사해 봐야 한다.

초기의 움직임

신생아는 호흡을 위해 가슴과 배를 동시에 움직인다. 또한 가슴은 심장박동과 함께 움직일 수도 있다. 호흡시에 배의 움직임은 횡경막의 움직임을 나타낸다. 횡경막은 흉곽의 가로길이를 늘려줌으로써 그 부피를 늘려준다. 흉곽은 앞뒤와 양 옆으로 늘어난다. 이 횡경막과 흉곽의 움직임은 명확하게 보여야 한다.

이때 자극에 대한 반응이나 경계상태, 즉각적 움직임 등도 살펴볼 수 있다. 또한 신생아의 빠는 힘, 그리고 다른 여러 가지 반사들도 살펴볼 수 있다. 이는 뒤에 자세히 다루겠다.

34_ 머리, 두개골과 두개천골계
Head, Skull and Craniosacral System

신생아에 대한 전반적인 검사를 하고 출생 72 시간 이내에 다시 자세한 검사를 해야 할 것이다. 이 검사는 머리, 두개천골계, 뇌를 살펴보는 것이다. 두개천골계가 기존 의학계에서는 설 자리가 없기는 하다. 그러나 이 두개천골요법의 신생아와 아이들에게 주는 좋은 효과는 부정할 수 없다. 어쨌건 이 설명에는 두개천골계 검사와 치료가 속해 있다.

태아기에 뇌는 앞서 말한 3겹의 수막계에 싸여 있다. 이 3겹의 막은 안에서부터 (1) 뇌를 가까이 감싸주는 연막이다. 이는 뇌 조직의 모든 굴곡을 따라간다. (2) 수막계의 중간겹은 그 섬유의 짜임이 거미줄 같다고 해서 거미막이라 불린다. 거미(지주)막은 뇌의 모든 굴곡을 따라가지는 않는다. (3) 수막계의 가장 바깥쪽에 있는 막은 경막으로 연막과 거미막에 비해서는 아주 질기다. 경막은 두개골 안에서는 두 겹으로 이루어져 있다. 그러나 이 두 겹은 연결섬유로 아주 밀착되어 있다. 두개골 내 경막의 바깥쪽 겹은 나중에 두개골의 내층이 된다. 그러나 태아기에서 이 막은 특정한 형식으로 골화된다. 이 골화가 우리의 두개골을 만드는 것이다. 이는 우리가 머리를 만질 때 느껴지는 부분이다. 이 두개골 안에서는 바닥의 뼈는 경막이 아니라 연골에서 만들어진다.

이 경막이 단단해지는 것은 임신 4개월쯤에 일어난다. 경막이 지주막과 밀착되어 있지 않다는 것은 알고 있을 것이다. 그들 사이에는 경막하공간이 있어 두 층을 자유롭게 움직이게 한다. 이 사이에는 뇌척수액과 함유성분이 비슷한 액체로 채워져 있다. 이 액은 아직 뇌척수액으로 알려져 있지는 않지만 언젠가는 그렇게 될지도 모른다.

분만시에 두개골은 대부분 형성되어 있다. 그러나 뼈의 연결은 아직 확립되어 있지 않다. 이들은 형성된 후에는 봉합이라 일컬어진다. 만약 분만시에 봉합이 형성되어 있다면 두개골의 뼈는 겹쳐지지 못할 것이다. 이렇게 머리뼈가 겹쳐지는 것은 태아의 머리가 산도를 지날 때 크기를 줄여주는 역할을 한다. 그러므로 태아의 머리는 바깥으로 나오면서 어머니나 자신에게 심각한 손상을 입히지는 않는다.

머리와 두개골

이제 출산 1~2일 후 정도되는 신생아의 머리가 어떤 느낌인지 알아보자. 첫째 출생 후 몇 시간 내에 태아의 머리는 대칭형이 되어야 한다. 24시간 후에도 겹쳐진 채로 남아있는 태아의 머리뼈는 두개천골요법에 의해 교정될 수 있다. 빠른 교정이 태아에게는 이롭다.

보통 신생아의 머리에는 두 군데 물렁물렁한 곳이 있다. 한 곳은 이마뼈 바로 뒷부분이고 다른 부분은 몇 인치 뒤에 있다. 양쪽 모두 두개골의 중간선 위에 위치한다. 이 물렁물렁한 부분을 숫구멍이라 한다. 앞에 있는 숫구멍을 앞숫구멍, 뒤에 있는 숫구멍을 뒤숫구멍이라 한다. 앞숫구멍은 출생시에 가장 넓은 곳이 대략 1~1/2인지 정도이다. 이는 출생 후 약 1년에서 1년 반 사이에 닫힌다. 뒤숫구멍은 대략 손톱만한 크기이며 출생 후 약 6~8주 후에 닫힌다. 이 숫구멍이 태아의 '너무 큰' 머리로 하여금 어머니의 '너무 작은' 산도를 지나가게 하는 것이다(그림 3-40).

많은 부모들이 태아의 숫구멍을 만질 때 무서워한다. 그들의 손 끝이 태아의 뇌와 피부만으로 떨어져 있다는 사실이 오싹한 것이다. 아기는 이 구멍을 통해 전해지는 압력에 취약하다.

그러므로 우리는 첫 검사때 숫구멍과 봉합이 어떻게 느껴지는지 관심을 가진다. 부풀어오른 숫구멍은 두개내압이 너무 크다는 것을 의미한다. 만약 여기에 구토가 동반된다면 치료없이 신생아의 생존가능성은 별로 없다. 두개내압을 높이는 요인들은 종양, 머리 안 출혈, 수두증, 구루병, 신생아매독 등을 포함한다. 이 높은 두개내압이 자궁내에서부터 지속되었음을 알 수 있는 것은 두피정맥의 확장이다. 만약 치료되지 않아 두개내압이 너무 높으면 숫구멍의 닫힘을 지연시킨다. 두개내압과 관계가 없는 숫구멍 닫힘의 지연은 왜소증과 동반되는 연골 무형성증이다. 이 경우의 문제는 두개골의 정상적인 발달을 방해한다.

신생아의 머리 봉합은 거의 발달하지 않았다는 느낌을 준다. 이는 머리뼈의 둘레가 자유롭게 움직인다는 것을 뜻한다. 이 봉합이 너무 일찍 닫히는 것을 두개골 뼈융합이라 한다. 이렇게 봉합이 너무 일찍 완료가 되면 두개골이 뇌의 성장에 따라 자라는 것을 방해한다. 이는 유전적 문제일 수도 있지만 원인은 아직 밝혀지지 않았다.

만약 숫구멍이 너무 물렁물렁하거나 너무 쉽게 눌리거나 아예 움푹 들어가 있으면 이는 두개내압이 너무 낮다는 것을 뜻한다. 이는 대부분 탈수증이 원인이다. 탈수증이 일어날 수 있는 원인들은 어머니의 탈수증, 분만 직전 질병, 신생아의 구토, 액체 흡수장애 등이 있다. 만약 숫구멍이 움푹 들어가 있다면 뼈의 둘레가 더욱 인접하게 되고 이는, 분만 후에도 머리뼈가 계속 겹치게 되는 이유가 될 수 있다.

만약 이 숫구멍이 물렁물렁하지 않고 너무 빨리 닫히면 이는 소두증, 뾰족머리증, 배머리증 등을 의심해 볼 수 있다(그림 6-1). 이 세 개의 증상은 뇌기능의 장애를 동반한다. 소두증은 머

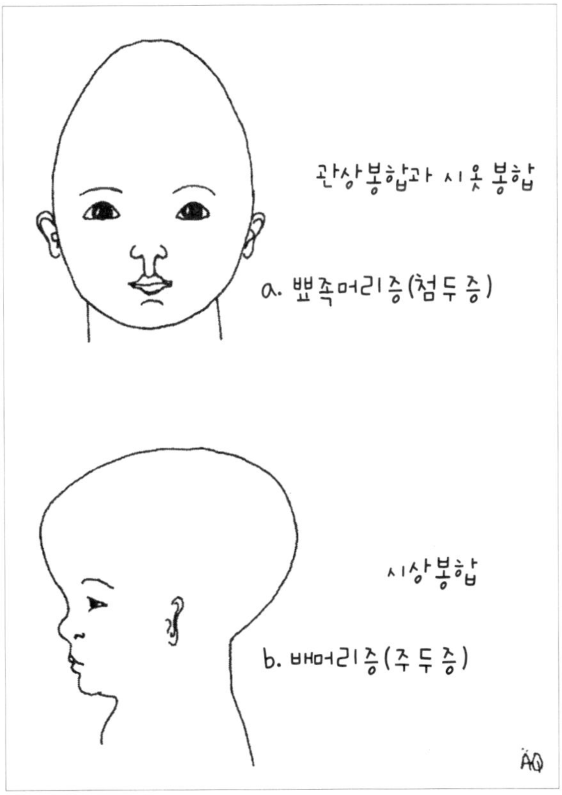

(그림 6-1)
봉합의 조기 닫힘에 관련된 머리 모양
그림 a의 뾰족한 머리 모양은 관상봉합과 시상봉합의 조기닫힘에 의해서 일어난다. 이는 뾰족머리증이라 한다. 그림 b에서는 시상봉합이 조기에 닫혀 좁고 긴 머리모양인 배머리증을 유발한다.

리가 비정상적으로 작은 경우를 말한다. 뾰족머리증은 관상봉합과 시옷봉합이 너무 빨리 닫혀 머리의 윗부분이 뾰족해지는 것이다. 배머리증은 시상봉합이 너무 빨리 닫혀 두개골이 길고 좁아지는 것이다.

이 머리에 대한 전반적인 검사 중에는 머리 모양의 대칭성, 숫구멍과 봉합 외에도 머리뼈, 특히 머리앞뼈와 윗부분뼈의 단단함과 밀도를 느껴봐야 한다. 머리의 앞부분은 눈썹부터 앞숫구멍까지를 말한다. 머리의 윗부분은 앞과 뒤 숫구멍 사이에 있는 뼈들이 중앙선에서 시작해 양 옆의 측두골과 만나기 전까지 뻗어 있는 것을 말한다. 이 머리의 옆과 위의 경계는 양쪽 귀의 약간 위쪽에 위치한다. 두개골 매독은 손가락으로 두개골을 만져봄으로써 판명할 수 있다. 두개골매독이라면 뼈는 물렁물렁하고 무기질이 부족하다. 이 증상은 비타민 D가 부족한 구루병이나 신생아매독을 뜻할 수도 있다.

또한 이보다는 덜 심각한 문제가 신생아의 머리에 물렁물렁한 부분이 일어날 수 있다. 이를 뇌혈종이라 한다(그림 6-2). 이 경우는 출생시에 머리 부분에 손상이 생긴 경우이다. 이 손상은

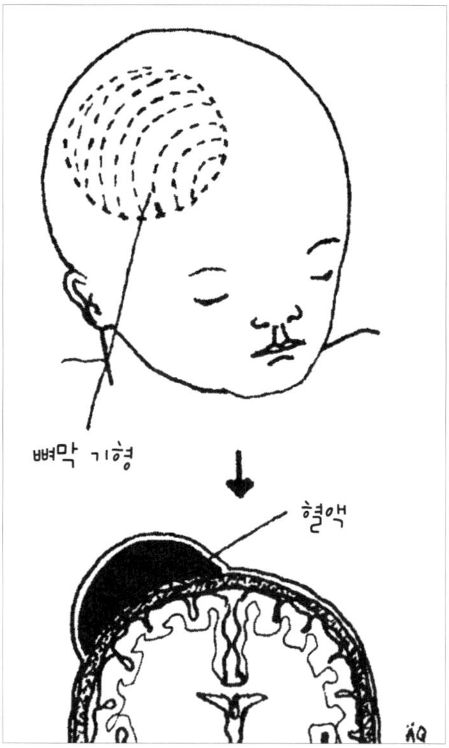

(그림 6-2) 뇌혈종
혈액이 뼈의 가장 바깥쪽 막 안에 고여
그 층(뼈막)의 기형을 불러온다.

뼈의 가장 바깥쪽 바로 밑(뼈막)에 출혈을 유발한다. 이 출혈은 뼈의 바깥쪽막을 다른 부분과 떨어뜨려놓는다. 이렇게 되면 손가락으로 만졌을 때 뼈의 겉 부분이 물렁물렁하게 느껴진다. 며칠 후 뇌혈종의 가장자리가 골화되어 딱딱해진다. 이렇게 되면 머리뼈가 움푹 파인 골절로 오해될 수 있는데 아기가 울 때 두개내압의 변화는 뇌혈종에 영향을 끼치지 않는다. 그러나 머리뼈가 움푹 파이는 골절, 수막계의 돌출, 뇌의 부분돌출 등은 손으로 만져서 확인할 수 있는 변화가 있다. 열공뼈 기형이라는 상황도 있다. 이는 뼈를 만드는 세포(골모 세포)가 뼈를 흡수하는 세포로 바뀌거나, 뼈를 흡수하는 세포(뼈파괴 세포)의 수에 밀려 뼈가 유지되지 못하고 흡수되어 버리는 경우를 말한다. 이는 뼈의 기형으로 이어진다.

손가락으로 만져서 알아낼 수 있는 다른 문제는 출혈 때문에 부풀어오른 두피가 있다. 이는 대부분 분만손상에 의한 것이다. 또한 두피나 피부의 결절, 부풀어오르는 동맥과 정맥의 비정상적 연결, 머리가 산도를 나오는 힘에 의해 부풀어오르는 산류 등의 존재여부도 살펴보아야 한다. 확장된 두피정맥은 구루병, 신생아매독, 수두증을 의심케 한다.

신생아의 머리 지름은 가장 넓은 곳에서 측정되어야 한다. 정상적인 둘레는 약 34~36 센치미터이다. 큰 머리는 수두증이나 대두증의 경우에 일어난다. 작은 머리는 소두증, 특정 유전적 기형, 또는 선천적 감염에 의해 일어난다.

청진기로 신생아의 머리에서 비정상적인 소리(잡음)들이 나는지 들어봐야 한다. 대부분, 이 잡음은 별로 중요하지 않다. 그러나 두개내압이 높은 경우나 비정상적인 동맥과 정맥의 연결 등을 의심해봐야 한다.

두개천골계 : 검사와 치료

이렇게 신생아에 대한 자세한 조사가 이루어질 때 첫 번째 두개천골 검사와 치료가 가장 큰 효과를 보인다. 나는 두개천골요법의 중요성을 믿음으로 신생아에게 사용하는 방법을 자세히 설명해 보겠다.

치료는 검사가 끝나자마자 진행된다. 이 모든 과정은 약 5분 정도 소요되며, 복잡한 상황이라도 10분을 넘기지 않는다. 자궁내 문제나 유전적 기형 등의 선천성 기형이 있지 않은 한은, 거의 한 번이나 두 번의 시술로 태아의 두개천골계 문제를 모두 해결할 수 있다. 만약, 선천적 장애가 있다면 두개천골요법의 지속적인 시술이 제 역할을 다 할 수 있게 해 줄 것이나 모든 경우에 이런 것은 아니다. 두개천골요법이 선천성 기형에 도움을 주는 예로 다운증후군과 척추이분증이 있다. 약간의 기능장애는 계속 있을 수 있으나 계속되는 두개천골요법은 그 기능을 극대화해 준다. 이러한 경우에 우리가 계속 시술할 수 없으므로 부모들에게 두개천골요법을 기쁘게 전수할 것이다.

나의 두개천골 검사는 한 손을 아기의 머리의 두정부에 올려 놓는 것으로 시작한다. 나는 태아의 머리의 대칭성, 뼈의 겹친 부분, 두개천골주기의 생명력 등의 존재유무를 만져보고 있는 것이다. 두개천골리듬이 머리가 앞뒤로 줄어들면서 양 옆으로 늘어나는 것이다. 이러한 두개골의 변화는 약 1분 사이에 8~10번 정도 교류한다. 만약 이 움직임이 대칭적이지 못하다면 나는 부드럽게 더 많이 움직이는 쪽을 누를 것이다. 이 움직임이 경막 내의 규칙적인 수압의 변화로 이루어지는 것이기 때문에 만약 한쪽이 억제되면 다른 쪽의 수압이 약간 상승한다. 이 수압의 증가는 많은 경우에 덜 움직이는 쪽의 움직임의 제한을 풀어준다. 대부분의 경우에 초기에는 이 치료만이 필요하다.

그 다음 나는 아기의 머리에서 손을 떼지 않은 채 다른 손의 한 손가락을 신생아의 입에 집어넣는다. 신생아가 내 손가락을 빨기를 바란다. 신생아가 빨기 시작하면 나는 신생아의 빨아들이는 주기에 맞추어 입천장의 중간에 약간의 압력을 가한다. 빠는 동작과 나의 손가락의 보조 압력이 자연적으로 두개골을 넓힌다. 이때 아기가 내 손가락을 빨지 않는다면 나는 주기적으로 아기의 입천장에 압력을 가한다. 만약, 다른 손으로 두개천골리듬을 느낄 수 있다면 나는 이 압력을 주기에 맞추어 가할 것이다. 그것조차도 없다면 내가 생각하기에 자연스러운 주기로 압력을 가할 것이다. 이 자극은 대부분의 경우에 어떤 이유에서인지 시작하지 않았던 두개천골리듬이 시작되게 할 것이다.

나는 이 시점(한 손은 아기의 머리 위, 다른 손의 손가락은 입 안)이 겹친 머리뼈를 풀어주기에 가장 좋은 시간이라고 생각한다. 가끔 신생아가 빠는 움직임과 내 손가락으로 가해지는 압력에 의한 내부수압 상승이 문제를 해결하기도 한다. 다른 방법으로는 나는 두 개의 손가락(아기의 머리를 잡고 있는 손)을 겹친 뼈들 위에 하나씩 놓고 부드럽게 양쪽으로 밀어낸다. 이 기술은 모든 경우에 성공적이나 만약 실패했다면 나중에 다시 시도해야 한다. 나는 신생아의 머리 움직임의 대칭성과 균형, 그리고 뼈의 겹침이 가능한 빨리 해결되는 게 가장 좋다고 믿고 있다. 그러므로 나는 이를 하루에 2~3번 반복하기도 한다.

다음에 하는 일은 뒤통수의 두개기저부와 과상돌기를 풀어주는 일이다. 이 기술은 출생후 지속될지도 모르는 뒤통수의 눌림을 풀어준다.

신생아가 머리를 아래쪽으로 해서 산도에 진입하면 그 머리가 뒤로 과다하게 꺾이는 경우가 많다. 후두골과 1번 경추가 만나는 부분은 첨단부를 앞으로 한 V자를 그린다. 머리와 목의 경계선이 어머니의 골반 아래를 지날 때 머리가 과다하게 뒤로 꺾이는 일은 흔한 일이다. 가끔 이는 뒤통수의 관절의 겉을 1번 경추의 V자 모양의 관절로 밀어 끼이게 만든다. 이렇게 머리가 목 위로 눌린 상태는 그 부분의 연조직(근육 등) 수축으로 계속된다. 이 연조직은 수축된 상태로 더 많은 외상에 대비한 부목의 작용을 한다. 이는 위험이 지나간 줄도 모르고 경계하는 것과 같다.

내가 사용하는 기법은 간단히 내 셋째와 넷째 손가락을 머리의 후두부 중간선을 걸쳐 잡고 동시에 엄지손가락을 아기의 이마 쪽에 가볍게 접촉하는 것이다.

다른 손의 검지손가락은 뒤통수와 목의 경계선에 대어 1번 경추를 앞으로 받친다. 그 후 나는 아기의 머리를 양 귀를 잇는 축을 중심으로 부드럽지만 지속적으로 움직인다. 이 힘은 앞에서 말한 축을 중심으로 원을 그리며 가해진다. 힘의 방향은 신생아의 머리를 뒤로 움직인 후, 목에서 나오게 당긴다. 다시 뒤통수가 위로 움직이게 한 후, 머리의 윗부분이 앞으로 움직이게 하는 방향이다. 이 힘은 일직선이 아닌 호를 그린다.

이렇게 가해지는 힘은 5센트 동전을 들어올리는 힘에 맞먹는다. 이는 신생아에게 손상을 입히지않을 정도의 힘이다. 그러나 이 힘이 1~2분 정도로 지속되면 이는 연조직을 이완시켜 두개골과 목 사이에 끼이거나 눌린 관절들을 풀어준다.

우리가 경험한 바로는 이러한 머리와 목의 끼임은 주의력 결핍장애로 판명되는 과다활동증후군(ADHD) 아이들에게 많다. 만약 이 두개천골의 문제가 과다활동증후군 아이에게 있고 두개천골요법으로 이를 해결한다면, 상태가 많이 양호해지거나 아예 없어지는 것을 50퍼센트가 넘는 환자들에게서 볼 수 있었다. 이러한 증상의 완화는 즉시 오기 때문에 두개천골요법이 특정 아이에게 효과적인지는 금방 알 수 있다. 치료사는 머리와 목의 끼임이 바로잡힐 때까지 요법을 시술한다. 만약 이 끼임이 사라지고 이게 문제의 원인이었다면 아이는 몇 분 사이로 증상이 나아질 것이다. 이 바로잡음은 한 달에 3~4번 정도 시행되어야 할 수도 있다. 나는 연조직이 수축하는데 습관이 들어 있어 이 끼임이 재발한다고 믿는다. 이 습관은 제거되어야 한다. 우리는 산통을 겪는 아기에게 머리와 목의 끼임을 풀어주고 그 증세가 급격히 완화되는 것도 목격했다. 해부학적으로 이는 두개골에서 목으로 들어가는 미주신경에 가해지는 과다한 압력을 풀어주는 것 같다. 이 미주신경과 그 기능에 대해서는 36절에서 뇌신경을 다루면서 함께 다루기로 한다.

두개천골 검사의 다음 과정은 척주, 척주관, 수막계, 특히 척수와 그 안에 있는 두 겹의 수막을 감싸고 있는 경막과 연관이 있다. 이 경막으로 이루어진 관은 모든 척수신경근의 소매를 형성하기도 한다. 이 소매는 이 섬세한 신경뿌리가 척주관을 빠져나갈 때까지 보호한다. 이 소매들은 가로구멍에 부착되어 끝난다.

이 기술은 다음과 같이 시술된다. 신생아의 머리는 계속 한 손으로 잡고 있어야 한다. 다른 쪽의 손을 목에서 떼어내 아기의 골반에 가져가 손가락이 천골뼈 아래에 있게 한다. 천골은 척추의 끝에 있는 큰 뼈이다. 이제 두 손을 서로 반대쪽으로 움직여 척수를 부드럽게 당겨준다. 이 상태로 몇 분간 있어야 한다. 신생아는 울 수도 있지만 잡아당기는 힘은 작다. 고통을 주는 것은 아니다. 이는 산도를 지나면서 생기는 엉킴과 꼬임을 풀어주며 약간의 고통을 유발할 수는 있다. 만약 이 과정에서 머리나 골반이 움직이거나 비틀리면 그 움직임을 따라가야 한다.

나는 약간의 열성적인 의사들이 아기를 산모로부터 인위적으로 끌어내는 경우가 있다고 알고 있다. 이렇게 끌어내는 것은 신생아의 조직이 위험이 지난 후에도 방어적으로 수축하는 경우를 만들어낼 수 있다. 방금 설명한 기법은 이러한 연조직의 수축을 풀어주는 것이다. 이러한 수축이 풀어질 때에는 잘 느낄 수 있으며 이 기법의 시술이 끝난 후 신생아의 몸은 편안한 감이 있다.

개인적으로 나는, 산모에게서 아기를 잡아당겨 끌어낼 필요성이 없다면 아기가 저절로 나오게 그냥 받아야 한다고 생각한다. 우리는 가볍게 도는 것과 같은 동작을 도와줄 수는 있지만 가능한 끼어들지 말아야 한다. 나는 대자연이 산모의 산도를 두개골과 척수의 동원, 연조직(어쩌면 신경근육)마사지, 감각신경계를 활성화시키는 자극을 주는 피부의 마찰 등을 주기 위해 설계했다고 생각한다. 내 생각으로는 대자연 어머니께서 하는 일은 언제나 합당한 이유가 있다고 알고 있다.

이것으로 초기 두개천골 검사와 치료를 마친다. 난치문제는 더 많을 치료를 필요로 할지도 모르지만, 이 첫 번째 검진에서 놀랄만할 정도로 많은 일을 해 낼 수 있다. 이렇게 행해진 두개천골요법 외에도 나는 신생아의 흉곽과 골반을 교정하고 균형을 잡아준다. 이러한 일을 하는 데에는 몇 분밖에 소요되지 않으며 아기의 호흡을 편안하게 하고 방광과 장의 기능을 도와주는 것은 가치가 있다고 믿는다.

35_ 뇌
The Brain

전반적인 고찰

대체적으로 신생아의 뇌줄기 위의 뇌의 기능을 검사하는 것은 신뢰도가 떨어진다. 이는 뇌기능 발달중 대부분이 출생 후에 이루어지기 때문이다. 신생아의 반사는 원시적이며 중뇌를 벗어나지 않는다. 사실 대뇌피질의 검사는 아이가 약 7세 정도 되기 전까지는 신빙성이 떨어진다. 그러므로 뇌기능의 장애는, 아이가 그 정도 신경계의 발달이 이루어지고 발달의 기준이 잡혀있는 나이까지는 진단될 수 없다. 예를 들어 출생 후 약 2~3주 후에 앞서 말한 굽힘자세가 사라진다. 팔다리가 뻗어지며 손바닥이 벌어지고 엄지가 제자리를 찾아간다. 엄지의 활용은 대뇌피질의 '손' 쪽의 기능의 발달과 가지돌기(신경세포간)의 연결에 달려 있다. 이러한 연결은 출생시에는 발달되지 않은 것이 대부분이다.

오른손잡이나 왼손잡이는 3세 정도 되기 전까지는 나타나지 않는다. 이러한 손의 선택은 측두엽의 발달과 연관이 있는 언어의 발달과 연관이 있는 것 같다.

만약 모로반사가 4~6주 후까지 계속 된다면 이는 대뇌피질의 발달이 느리다는 것을 말해준다. 이러한 발달의 기준은 여러 가지가 더 있다. 신경계의 운동부분을 다룰 때 같이 다루도록 하겠다.

뇌의 크기

뇌의 존재여부와 모양을 물리적으로 검사하는 것은 신생아 머리의 둘레길이를 재는 것이다. 둘레길이가 34~36센치미터 정도이면 정상으로 간주한다.

투과조명법 또한 뇌의 크기와 대칭성을 알아볼 수 있는 신빙성이 높은 검사이다. 투과조명법이란 신생아의 머리 뒤에서 빛을 비추는 검사법이다. 두개골의 두 눈구멍을 통해 나오는 빛의 양은 같아야 한다. 만약 이 빛의 양이 같지 않다면 뇌 반구의 크기가 일정하지 않은 것이다. 이는 아주 간단한 검사이다. 뇌가 빛의 진로를 차단한다. 뇌가 양쪽에 대칭적으로 분포한다면 뇌의 양쪽에서 빛이 같은 정도로 차단되는 것이다. 만약 한쪽의 뇌가 다른 쪽 뇌보다 작거나, 뇌에 물혹이 있어 빛을 더 잘 통과시킨다면 양쪽에서 투과되어 나오는 빛의 양은 다를 것이다.

'새로운 신경세포는 없다' 학설

지금까지 신생아는 출생 후 더 이상 신경세포를 만들지 않는 것으로 여겨져 왔다. 기능의 발달은 신경계의 감각입력계를 통해 뇌로 들어오는 자극에 의해 가지돌기나 시냅스의 연결로 이루어지는 것으로 알려져 있다. 그러나 나는 출생 후 더 이상 신경세포가 만들어지지 않는다는 것을 믿기 어렵다. 이 학설을 부정하는 환자들을 치료한 적이 있기 때문이다. 예를 들어, 모터보트의 프로펠러에 두개골의 많은 부분과 대뇌피질의 대부분을 잃어버린 젊은 여성을 치료한 적이 있다. 그녀는 몇 주 동안 혼수상태에 빠져 있었다. 그녀의 신경외과 의사는 그녀가 목 아래의 부분을 움직일 수는 없을 것이라고 했었다. 그러나 지금 그녀는 팔, 손 등, 상반신의 대부분을 움직일 수 있다. 그녀는 아직 걷는 데는 도움이 필요하다. 이는 5년 정도에 걸쳐 일어난 변화이다. 나는 그녀가 새로운 신경세포를 생성한 게 아닐까 하는 생각을 하고 있다.

수면

다른 주제로 넘어가면, 연구자들은 신생아가 하루의 약 50퍼센트를 REM(Rapid eye movement) 수면이라는 특정한 잠을 자는 것을 알아냈다. 미숙아는 75퍼센트 정도의 시간을 이런 잠을 자는데 사용한다. 현재 우리는 REM 수면 동안에 뇌는 흥분상태이며 몸이 마비된다고 알고 있는데, 마비는 에너지를 절약해 뇌를 발달시키는 데 기여하는 것인지도 모르겠다.

신경계 문제의 분류

신경계 문제는 정적과 퇴행적으로 분류된다. 정적인 문제는 더 이상 진행되지 않는다. 장애는 계속 있지만 이는 진행되는 것으로 보일 수도 있다. 아이의 더 많은 능력이 발달해야 하는데 하지 않기 때문이다. 이 문제는 정적으로 멈춰 있지만 뇌의 발달을 멈춘다는 것이다. 예를 들자면 뇌성마비, 다운증후군, 수막탈출증 등이 있다.

퇴행적 신경계 질병은 계속적으로 진행된다. 이는 질병이 퍼져나가 원래 있던 기능들의 장애를 불러일으키는 것을 뜻한다. 종양이 자라는 것, 다발경화증, 근육위축성 측색경화증, 그 외 다른 말이집 파괴질병 등은 모두 퇴행적 신경계 질병의 예이다. 우리가 어떠한 종류의 질병을 치료하고 있는지 아는 것은 매우 중요하다. 또한 신생아의 경우 아직 여러 가지 뇌 기능들이 부재하기 때문에 이 질병을 구분하는 것도 쉬운 일은 아니다.

신생아의 경우 가장 신빙성이 있는 검사는 움직임의 대칭성이다. 또한 다른 신빙성있는 검사는, 눈이 빛이나 밝은 색상의 물체에 초점을 맞추어 빛이나 그 물체의 움직임을 따라가는 것이다. 신생아의 눈은 즉각적으로 움직이지 못하지만 대신 머리가 그 물체의 움직임을 따라간다. 만약 이렇지 않다면 무언가가 잘못되었다는 것을 알 수 있다.

숫구멍이 부풀어오르고 두개내압이 상승해 있을 때 눈은 안으로 누르기 어렵다. 보통 신생아의 눈의 압력에 대한 저항을 알아보려면 여러 명의 신생아의 눈을 눌러보았어야 한다.

종양은 두개내압을 상승시키는 요인중 하나이다. 신생아나 아기의 종양은 거의 남자아이들에게서만 발생한다는 것은 흥미롭다. 이는 남성호르몬의 영향일 수도 있다. 남성호르몬이 신경세포들의 분열과 성장을 촉진시킨다는 연구 결과가 있다. 이는 남성호르몬과 종양이 관계가 있을 수도 있다는 것을 나타낸다.

또한 유아기의 뇌 종양은 소뇌천막 아래에서 일어난다는 것 또한 흥미롭다. 이는 유아기의 종양은 소뇌, 교뇌 또는 숨뇌(연수)에서 일어난다는 것을 의미한다. 성인의 종양은 소뇌천막 위에서 일어난다. 왜 이런 일이 일어나는지는 잘 모르겠지만, 대뇌피질의 발달이 출생 직후에 일어나는 것을 생각해보면 알 것 같기도 하다. 소뇌, 교뇌, 숨뇌의 발달은 윗부분보다 먼저 일어난다.

또한 흥미로운 것은 신생아들도 뇌졸중을 일으킬 수 있다는 것이다. 이러한 뇌졸중은 갑자기 일어나기 때문에 알아낼 수 있다. 혼수상태는 뇌줄기의 기능저하를 의미하는 여러 가지 비정상적인 반사를 불러온다. 혼수상태에서는 척수의 반사가 억제되지만 시간이 흐르면 되돌아온다. 혼수상태에 있는 신생아의 자세는 뇌절제 자세라 한다. 이 자세는 경직되어 있는 자세이다. 근육이 경직되어 많은 움직임이 없다. 안면은 오른쪽으로 돌리면 왼쪽의 근육이 수축되고 왼쪽으로 돌리면 오른쪽의 근육이 강직된다.

대발작은 두 가지 종류가 있다. 이는 강직성 대발작과 강대성 대발작이다. 강직성 대발작은 근육이 강직된 상태에서 그 상태가 계속된다는 뜻이다. 강대성 발작은 수축과 이완을 반복한다. 강대성 대발작이 신생아에게는 덜 위험하다. 두 종류의 대발작 모두 원인을 밝히기 위해서는 정밀검사가 필요하다.

초기 뇌의 검사에서는 뇌의 어느 위치에서 문제가 발생했는지를 알아내는 것이 도움이 된다. 숨뇌의 문제는 3차신경에 문제를 유발한다. 이 신경은 씹기, 입을 열었다 닫았다 하기 등을 담당한다. 외전신경은 사시를 막아주는 눈의 근육을 제어한다. 그러나 신생아의 눈의 움직임은 아직 발달해 있지 않다. 그러므로 연수(숨뇌)의 문제는 여러 주가 지나기까지는 밝혀지지 않는다.

설인신경, 미주신경, 부수신경 등, 역시 숨뇌의 문제에 의해 영향을 받는다. 이러한 신경의 기능장애는 삼키기가 힘든 증상, 빈번한 구토, 산통, 호흡곤란 등으로 나타난다. 아이는 또한 소리를 내기 어려워하고, 목의 움직임이 부자연스러울 수도 있다. 또한 숨뇌에 문제가 생겼을 때 혀의 움직임을 담당하는 설인신경이 영향을 받을 수도 있다. 두개천골 검사 중 내 손가락이 아기의 입 속에 있을 때 혀의 힘과 움직임을 검사하여 설인신경의 문제를 찾아내기 쉽다.

연수(숨뇌)의 문제는 또한 초점을 맞추지 못하고 주기적으로 움직이는 눈떨림으로 나타날 수도 있다. 이는 가로나 세로로 나타날 수 있다. 또한 숨뇌의 문제는 마비로 나타날 수도 있다. 숨뇌의 어느 부분에 문제가 나타났는가에 따라 아기는 반신마비, 사지마비, 하반신마비나 불완전마비가 올 수도 있다. 많은 경우에 숨뇌의 문제는 방광제어장애를 가져오지는 않는다. 만약 방광의 제어에 장애가 온다면 척수를 의심해 봐야 한다. 많은 경우 숨뇌에 문제가 있으면 아이는 양쪽으로 계속 넘어질 것이다.

교뇌의 문제는 숨뇌의 문제와 비슷하나 귀의 소리를 내는 부분이나 삼키기에는 영향을 덜 끼친다. 다른 점은 교뇌에 문제가 오면 많은 경우에 안면이 마비될 수가 있다는 것이다. 안면의 한쪽은 표정이 없고 다른 쪽은 표정이 있는 경우를 유발할 수 있다. 몸의 마비는 숨뇌의 문제와 비슷한 양상을 띤다. 목적도 없이 눈의 움직임이 늘어날 수도 있어 눈떨림의 중증과 비슷하게 보인다.

중뇌의 문제는 사시를 제외한 다른 모든 방향의 눈 움직임에 장애를 가져온다. 중뇌의 문제는 사시를 유발하지 않는다 이들은 반대쪽을 보거나, 위나 아래를 보지 못 할지도 모르지만 사시를 유발하지는 않는다. 마비는 앞서 말한 종류 중 어느 것이라도 될 수 있다. 자세는 기울어져 있을 것이며 아이가 무언가를 향해 손을 뻗을 때 떨리는 활동떨림이 일어날 수도 있다. 뻗은 팔이나 다리가 시계추처럼 왕복운동을 한다면 소뇌의 문제를 의심해 봐야 한다.

신생아는 중뇌 이상에서 일어나는 문제에 대해서는 증상을 보이지 않는다. 그러므로 이 이상에서 일어나는 문제는 아이가 조금 더 성장하기 전까지는 진료할 수가 없다. 만약 후두공 아래의 척수에서 문제가 나타난다면 뇌신경문제, 눈떨림, 발작, 정신적 변화는 일어나지 않는다. 그러나 힘있게 소변을 볼 수 없는 방광의 문제가 일어날 수는 있다.

36_ 뇌신경
The Cranial Nerves

전반적인 정보

이제 뇌신경에 대해 이야기해 보자. 이 신경들은 척수 대신 뇌의 안으로 들어가거나 나오는 한 쌍의 신경들이다. 그러므로 해부학적으로 이 신경들을 중추신경의 아랫부분인 척수의 신경들보다 먼저 살펴보는 것이 타당할 것이다.

뇌에는 12쌍의 뇌신경이 있다. 이들은 1에서 12까지 번호가 붙어 있다. 그들이 하는 기능과 연관이 있는 이름이 부여되었다. 해부학자나 신경학자의 이름이 붙어 있는 신경은 없다.

엄밀히 말하자면 첫 번째 두 개의 뇌신경, 후각신경 (1번) 과 시각신경 (2번)은 신경이 아니다. 이들은 뇌조직이 코와 눈으로 늘어난 형태를 띠고 있다. 말초신경과 이 뇌 조직의 연장을 구분하는 것은 신경이 뇌와 시냅스로 연결되어 있는지 여부이다. 후각 (1번)과 시각신경 (2번)은 이러한 시냅스로 뇌와 연결되어 있지 않다. 그러므로 두 개 뇌조직의 연장선은 뇌신경 1번, 2번이라고 잘못 명명되었다. 이는 10개의 진짜 뇌신경과는 다르다. 뇌신경 쌍들의 이름은 다음과 같다.

후각신경 1번 뇌신경 (뇌조직의 연장)

시각신경 2번 뇌신경 (뇌조직의 연장)

동안신경 3번 뇌신경 (진짜 말초신경)

활차신경 4번 뇌신경 (진짜 말초신경)

삼차신경 5번 뇌신경 (진짜 말초신경)

외전신경 6번 뇌신경 (진짜 말초신경)

안면신경 7번 뇌신경 (진짜 말초신경)

내이신경 8번 뇌신경 (진짜 말초신경)

설인신경 9번 뇌신경 (진짜 말초신경)

미주신경 10번 뇌신경 (진짜 말초신경)

부수신경 11번 뇌신경 (진짜 말초신경)

설하신경 12번 뇌신경 (진짜 말초신경)

몸에 있는 모든 신경 중에서 중뇌와 그 위, 숨뇌(연수)와 그 아래를 지나는 신경들은 배아기에 말이집이 형성된다. 뇌신경과 그 주변 신경들의 말이집 형성은 임신 3개월에 진행된다. 이 말이집 형성은 3번~12번 뇌신경은 슈반 세포에 의해, 후각과 시각신경은 희소돌기 아교세포에 의해 진행된다. 즉, 희소돌기 아교세포들은 뇌신경 세포들의 말이집 형성을 담당하고 슈반 세포들은 말초신경의 말이집 형성을 담당한다.

후각신경(1번 뇌신경)

신생아 검사에서 후각신경은 검사대상에서 제외된다. 이는 신생아의 후각계가 아직 기능을 수행하고 있는지 검사할 수 없을 뿐만 아니라 아예 기능을 안하고 있을 수도 있기 때문이다. 증명하거나 반증하기는 어렵지만 하루된 신생아는 원시적인 후각을 갖고 있다고 생각한다. 나는 신생아들이 알코올을 코 가까이 가져갔을 때 안면을 찡그리며 몸을 뒤트는 것을 보았다(그림 5-28).

시각신경(2번 뇌신경)

시각신경은 2번 뇌신경이라고도 한다(그림 6-3). 이 신경이 동공을 지나 망막을 때리는 빛을 감지하는 것이다. 시각은 눈운동과 함께 출생 때는 원시적이다. 그러나 시각신경의 기능을 간단히 검사할 수는 있다. 신생아는 근시를 가지고 있다. 그러므로 빛을 10~12인치 정도에서 비추는 것이 바람직하다. 신생아의 눈이 빛에 초점을 맞추는지 자세히 살펴봐야 할 것이다. 밝은 색을 가진 물체를 이용해도 된다. 만약 신생아의 눈이 이 시각적 자극에 초점을 맞춘다

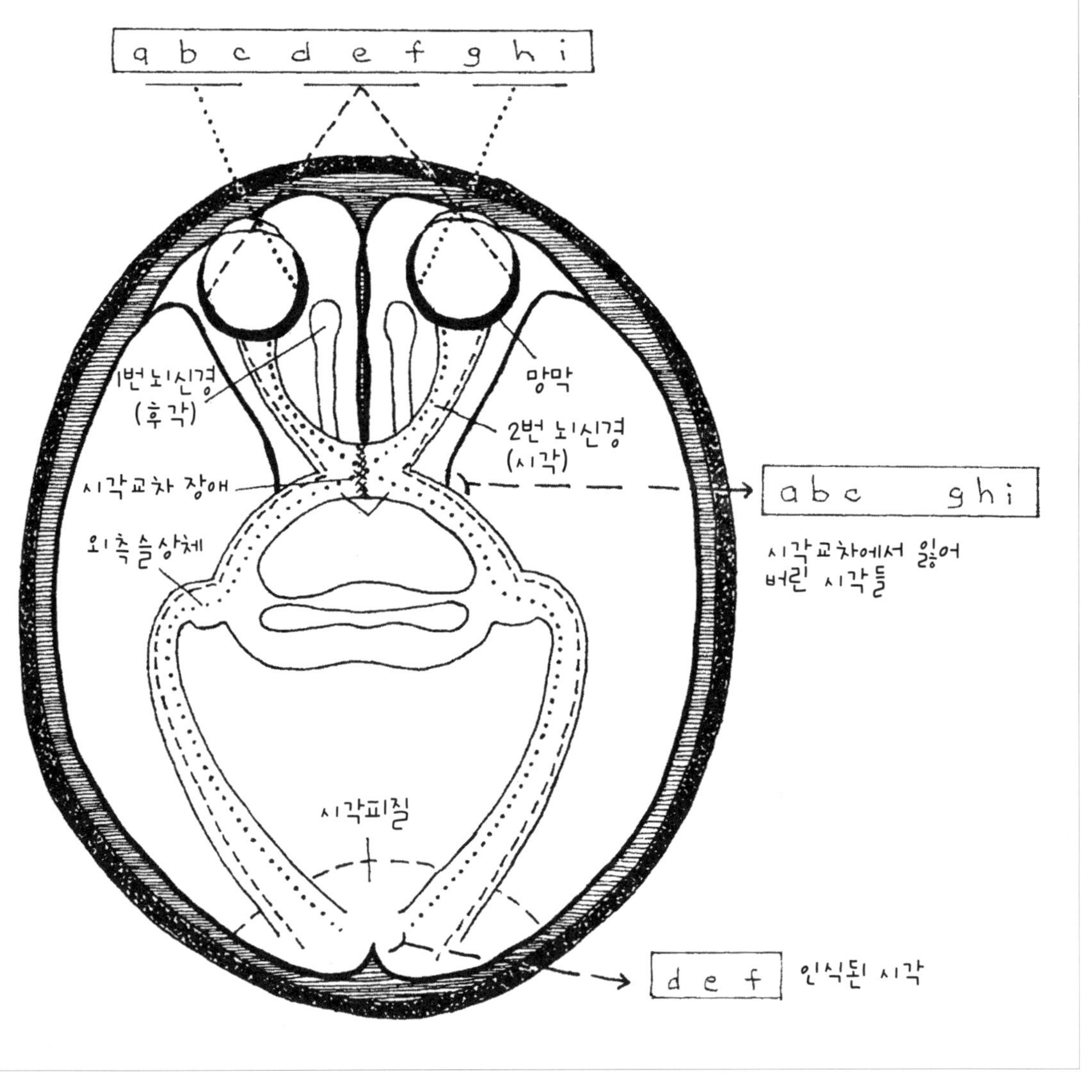

(그림 6-3) 시각신경 전도계와 관모양 시야

시각자극은 망막으로 들어와 시각신경을 따라 코쪽의 망막에서 들어온 시각자극이 교차하는 시각교차에 도달한다. 다른 쪽 망막에서 들어온 시각자극은 교차하지 않는다. 시각교차를 지난 시각자극은 시각로를 따라 시각피질로 전해진다. 그 길에 위치한 외측슬상체와도 교신한다. 시각교차가 그림에서 보여진 것처럼 갈라져 있다면 코쪽의 망막에서 들어온 자극이 시각피질에 도달하지 못해 관모양시야를 유발할 수 있다. 그러므로 (a), (b), (c) 부분과 (g), (h), (i) 부분은 코 쪽의 망막에 도달하기 때문에 보이지 않는다. 시각교차 장애에 따라서 윤상시야/완전맹/반맹으로 나눌 수 있다. 바깥의 영상은 안구 안에서 교차해 다른 쪽의 망막에 맺힌다.

면 그 자극은 한쪽으로 60도 정도 천천히 움직이고, 그 후 반대쪽으로 역시 60도 정도 움직인다. 신생아는 머리를 움직여 그 물체의 움직임을 따라갈 것이다. 신생아의 눈은 아직 움직이지 못하므로 대신 머리를 움직여 시각자극을 따라간다. 만약 신생아가 시각적 자극에 초점을 맞추지 않거나 그 움직임을 따라가지 않는다면 눈이 멀었을 경우를 생각해 봐야한다. 출생 몇 주 후 눈이 먼 신생아는 이동눈떨림이라는 것을 시작한다. 이는 맹인벽이라고도 하는데, 눈이 초점을 맞추지 못해 주기적으로 계속 양 옆으로 움직이는 것이다. 이 눈의 움직임은 눈이 먼 성인에서도 보인다. 이는 보통사람들을 불안하게 만들지만 그냥 아무것도 볼 것이 없다는 것을 뜻한다. 만약 볼 것이 없다면 우리의 눈은 계속 움직이는 것 같다.

검안경으로 신생아의 눈을 들여다보는 것은 어렵지만 가끔 해 볼 수 있다. 망막 안에는 시각신경유두라는 부분이 있다. 이 부분은 회색이나 하얀 색이어야 한다. 망막의 다른 부분은 밝은 빨간 색이다. 만약 시각신경이 안구 안에 들어가면서 위축되거나 말려버리면 이는 두개골 안의 심각한 문제를 나타낸다. 더욱 자세한 검사를 꼭 해봐야 한다. 안구 안에는 다른 선천성 감염이나 풍진 등, 모성감염을 의심해 봐야 할 증상도 있을 수 있다.

안구운동 제어

눈의 움직임은 동안신경(3번), 활차신경(4번), 외전신경(6번)의 제어를 받는다. 신생아의 눈의 움직임은 출생 10일 후 정도까지는 없지만 이는 편차가 심하다. 여기서 눈의 움직임을 자세히 다루겠다.

이 세 개의 신경핵은 뇌조직 안의 중뇌수도관 앞에서 밀접한 관계를 맺고 있다. 기억하듯이 중뇌수도관은 제3뇌실과 제4뇌실을 연결해 뇌척수액을 지주막하공간과 척수의 중심관으로 공급될 수 있게 한다.

이 세 개의 신경은 후두골과 안의 간뇌의 부분에서 나온다. 이들은 연막과 지주막 사이의 공간(지주막하공간)을 지나 눈으로 향한다. 이들이 앞으로 뻗어나가며 두뇌반구를 받치며 소뇌와 갈라주는 경막의 두 겹 사이를 통과한다. 이 부분을 소뇌천막이라 한다. 이 소뇌천막을 비정상적으로 팽팽하게 하는 요인이 많은데 이 중에 분만손상에 의한 두개골의 일그러짐이 있다. 이러한 과다한 팽팽함은 눈으로 이어지는 신경에 과다한 압력을 가한다. 이 압력은 눈의

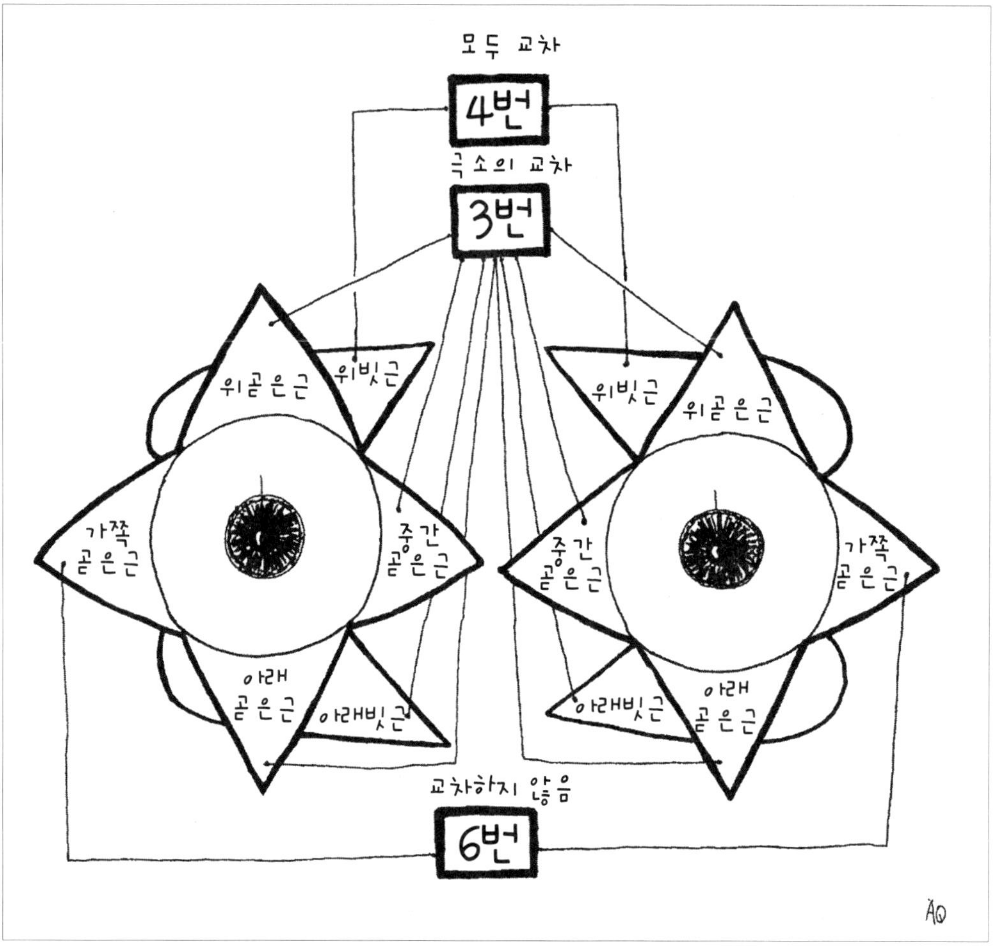

(그림 6-4) 눈의 움직임의 제어

이 그림은 어떤 뇌신경이 같은쪽 혹은 반대쪽의 눈을 제어하는지 보여준다.
또한 어떤 눈근육이 어떤 신경에 의해 제어되는 지도 보여준다.

신경기능에 장애를 불러와 관련된 안근육의 마비를 불러 온다. 이렇게 되면 눈 움직임 제어가 불가능해질 수도 있다.

비정상적인 팽팽함이 생기면 대부분의 경우에 한두번의 두개천골요법으로 바로잡아질 수 있다. 나는 수술을 하기 전에 보존치료를 해볼 것을 강력히 권한다. 보존치료가 두개천골요법이라면 성공 가능성이 높다. 만약 바로잡아지지 않는다고 해서 위험이 더 커지는 것은 아니다. 결과는 빠르게 나타나기 때문에 많은 시간을 기다리지 않아도 된다.

초기의 신생아 검사 때 한쪽의 확장된 동공은 방금 넣어진 안약에 의해 그런 것일 수도 있다. 아니면 이는 손상, 발작, 소뇌천막의 과다한 긴장, 소뇌천막의 혈종 등을 의심해 볼 수 있다. 소뇌천막의 양쪽에 일어나는 혈종은 저산소증, 감염, 비정상적인 액체의 유지(부종) 또는 머릿속 출혈에 의한 것일 수 있다.

만약, 아이가 위를 보지 못한다면 이는 뇌줄기 윗부분의 손상을 의심케 한다. 대뇌피질에 발생한 문제는 안구의 운동만을 방해한다. 대뇌피질에 문제가 생기면 눈의 의식적 움직임은 장애가 오지만 반사적 움직임은 그대로일 수도 있다.

실명을 동반하지 않은 눈떨림이 오게 된다면 이는 소뇌나 전정부위에 문제가 생겼음을 시사한다. '눈깜빡반사'가 없다면 실명을 의심해 봐야 한다.

동안신경(3번 뇌신경)

동안신경(3번)은 안구의 여러 근육에 신경섬유를 보낸다. 이 근육들은 상직근, 하직근, 내직근, 하사근과 안검거근이다. 또한 동안신경은 동공의 수축과 수정체의 두께를 홍채의 모양근을 통해 제어한다. 수정체의 두께의 조절은 멀고 가까운 곳에 초점을 맞추기 위해서 필요하다.

동안신경의 마비는 눈을 옆과 아래쪽으로밖에 움직이지 못하게 한다. 이는 사시의 한 종류이다. 또한 눈꺼풀이 처지고 동공의 수축이 일어나지 않으며 수정체의 두께가 바뀌지 않을 것이다. 한쪽 동안신경에 문제가 생기면 그쪽 눈이 영향을 받는 것이 대부분이다. 그러나 만약 문제가 뇌 안의 신경의 중간 연결 부분에 있다면 이는 양쪽에 영향을 다 끼칠 수도 있다. 적은 수의 신경이 교차되기 때문이다. 어떠한 이유로도 동안신경에 문제가 생기면 가장 알기 쉬운 증상은 영향을 받은 쪽의 동공이 빛을 비추어도 수축되지 않는 것이다. 동공빛반사는 신생아가 눈을 움직이기도 전에 나타난다.

활차신경(4번 뇌신경)

활차신경(4번)은 눈의 근육 중 하나만을 담당한다. 이는 상사근이다. 활차신경의 모든 섬유는 다른 쪽으로 교차한다. 그러므로 상황은 간단해진다(그림 6-4). 만약 한쪽의 활차신경에 문제가 나타나면 다른쪽 안구가 옆이나 아래로 움직일 수 없게 된다. 영향받은 쪽의 시선이 중간 위로 고정될 수도 있다.

외전신경(6번 뇌신경)

외전신경을 검사하는 것은 활차신경을 검사하는 것과 같이 쉽다. 외전신경은 다른 쪽으로 전혀 교차하지 않고 딱 하나의 근육을 제어한다. 이는 외직근이다(그림 6-4). 만약 이 근육이 제대로 기능을 하지 못하면 영향을 받는 안구가 사시가 된다. 만약 양쪽 모두 문제가 생기면 완전한 사시가 된다. 대부분 한쪽의 외전신경에 문제가 나타난다.

3차신경(5번 뇌신경)

이제 다시 돌아가 3차신경이라 불리는 5번 뇌신경을 살펴보도록 하자. 이 신경이 3차신경이라 불리는 이유는 세 개의 큰 가지가 있기 때문이다. 이 가지들은 안신경, 상악신경, 하악신경들이다(그림 6-5). 이 3차신경은 나누어지기 전에는 뇌신경 중 가장 긴 직경을 가지고 있었다. 이는 눈, 치아와 잇몸의 감각을 담당하며 턱의 근육을 제어해 씹기, 물어뜯기 등의 동작을 담당한다.

신생아의 3차신경의 기능을 검사해 보는 것은 신생아가 손가락을 빨거나 깨물 때 입이 어느 정도의 힘으로 닫히는지 살펴보면 된다. 또한 신생아의 입이 대칭적으로 열리는지 아니면 턱이 열리면서 한쪽으로 돌아가는지 살펴봐야 한다.

3차신경기능의 문제는 경막의 비정상적인 긴장 때문에 유발될 수 있다. 이러한 경막의 비정상적인 긴장은 두개천골요법의 시술로 간단히 바로잡을 수 있다. 이러한 요법의 시술은 빠르면 빠를수록 좋다. 그 신생아는 바깥세상에서 적응하는 데도 힘을 많이 쏟고 있다. 이러한 경막의 비정상적 긴장에 저항하는 데 힘을 쏟을 필요는 없을 것이다. 이러한 문제는 분만실 안에서도 쉽게 바로 잡아질 수 있기 때문이다.

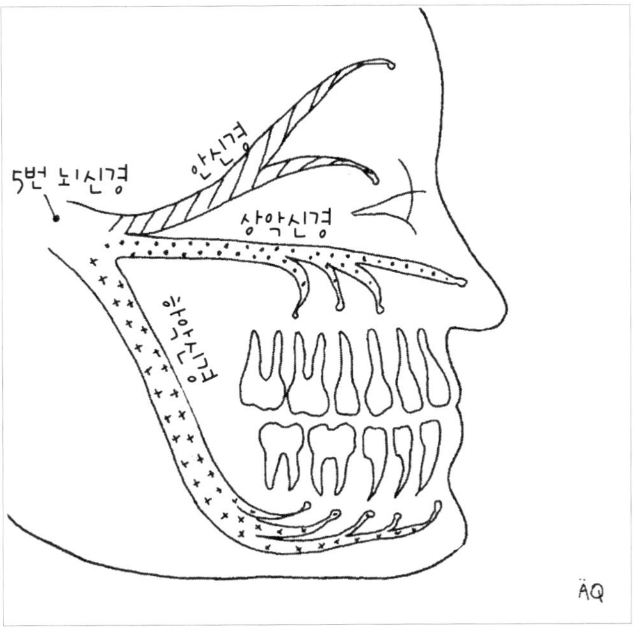

(그림 6-5) 3차신경의 분화
측두골이 두개골의 바닥을 이루는 부분에 위치한 신경절을 지난 후 5번 뇌신경은 세 갈래로 나뉜다. (1) 안신경 (2) 상악신경 (3) 하악신경이다.

안면신경(7번 뇌신경)

안면신경은 7번 뇌신경이다(그림 6-6). 안면신경의 기능을 간단히 알아보기 위해서는 신생아의 얼굴이 대칭인지 살펴보면 된다. 이 관찰은 신생아가 움직일 때와 가만히 있을 때 행해져야 한다.

신경 전체나 핵에 이상이 있으면 이마에 주름이 잡히지도 않고 눈이 제대로 감기지도 않을 것이다. 입은 신경이 살아있는 쪽으로 끌려올라가 있을 것이다. 과다한 침흘리기도 역시 안면신경의 문제를 의심해볼 수 있다. 입이 제대로 안 다물어지고 침샘 역시 안면신경의 제어를 받기 때문이다. 그러므로 너무 많은 침이 분비되는 아이는 입을 다물어 삼킬 수 없는 상황이 발생할지도 모른다.

안면신경은 분만시 많은 위험에 노출되어 있다. 왜냐하면, 이 신경은 귀의 아래와 뒤에 있는 두개골의 경유돌공을 통해서 나오기 때문이다. 아기가 커가면서 이 신경은 두개골 측두골

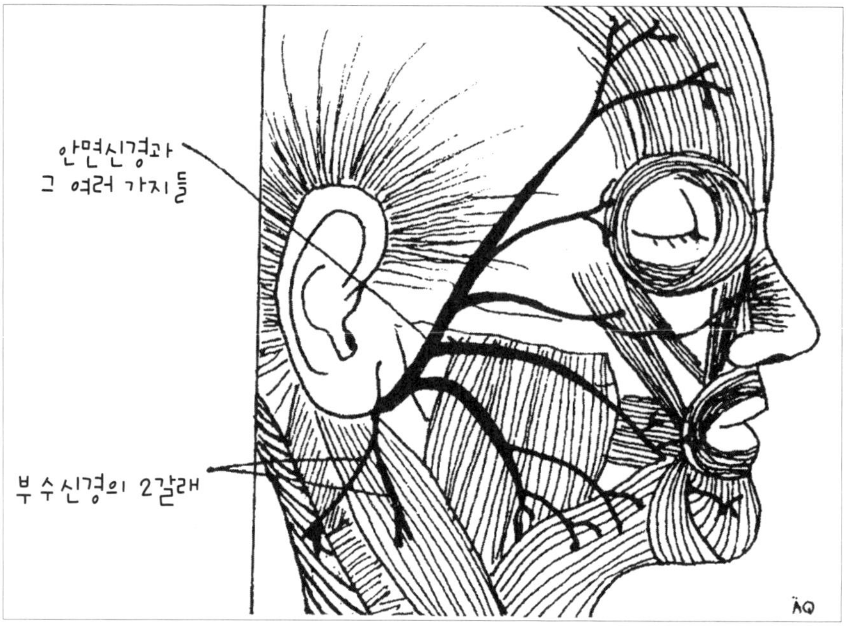

(그림 6-6) 안면신경(7번)과 부수신경(11번)
해부학적으로 가까이 있기 때문에 안면신경과 부수신경이 같이 그림에 보여진다.

의 경상돌기에 의해 보호된다. 경상돌기는 출생시에 존재하지 않기 때문에 안면신경은 외부의 압력과 힘에 취약하다. 이는 태아가 산도를 나오면서 머리가 어머니의 뼈와 마찰될 경우 상처를 입기 쉽다. 또한 출산용 겸자에 의해 상처가 나기도 한다.

내이신경(8번 뇌신경)

8번 뇌신경의 이름은 일정하지 않다. 청신경과 전정신경 모두 현재 쓰이는 이름이다. 내이신경, 청각전정신경이라 불리기도 한다(그림 6-7). 이러한 혼란을 피하기 위해 나는 그냥 8번 뇌신경이라 하겠다.

8번 뇌신경의 기능을 시험해보려면 두 가지 검사를 해야 한다. 이렇게 여러 이름을 가진 것으로 생각해 볼 때 이 신경이 청각과 균형 모두에 관련이 있다는 것을 추정할 수 있을 것이다. 청각을 검사하려면 신생아의 귀 옆에서 박수를 쳐보면 된다. 이 갑작스런 소리는 눈의 깜빡임

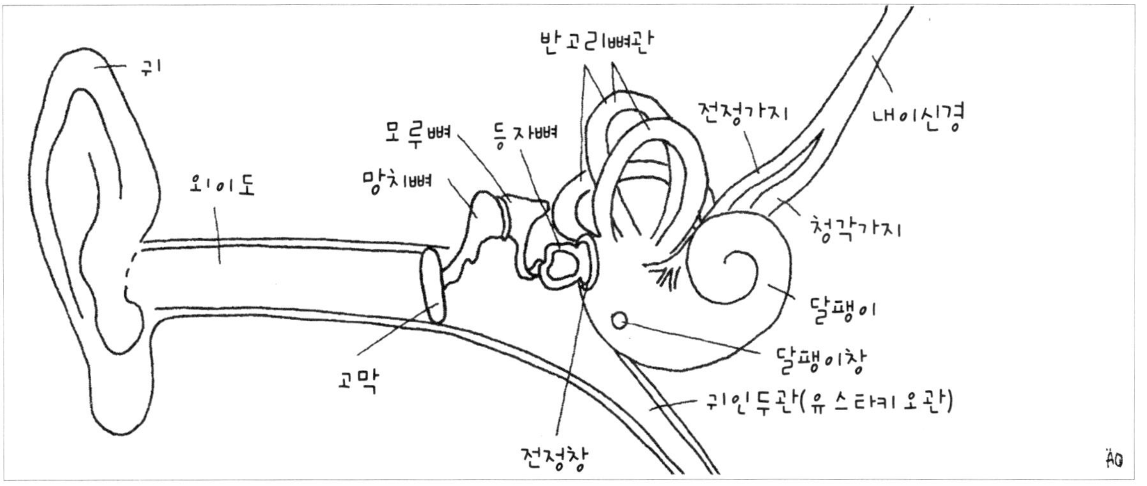

(그림 6-7) 8번 뇌신경

8번 뇌신경은 여러 이름이 있다. 이는 청각과 균형을 담당한다. 그러므로 두개의 큰 가지가 있다. 그림은 청각계의 구조가 어떻게 되어 있는지 보여준다. 반고리뼈관은 균형과 관련이 있다.

과 놀람반사를 불러일으킬 것이다. 이 검사는 양쪽 귀에 행해져야 한다. 만약 눈을 깜빡이지 않거나 놀람반사가 일어나지 않으면 귀먹음을 의심해봐야 한다. 검이경을 사용하여 귓속을 비춰보면 달팽이관이 열려 있고, 제대로 형성이 되었는지 여부밖에 확인할 수 없다. 고막은 태아유막(자궁내에서 태아를 감싸고 있던 물질)에 덮여 볼 수 없다.

신생아의 균형감각을 시험해 보려면 아기를 한팔 간격 정도로 자신을 보게 하는 쪽으로 들고 서너바퀴 돌아보면 된다. 돌기를 멈출 때 아기의 눈이 돌던 방향 반대로 간다면 균형감각에 이상이 없는 것이다. 이 돌리기 시험은 눈떨림증상을 확인하는 데도 쓰일 수 있다.

설인신경(9번 뇌신경)
미주신경(10번 뇌신경)

9번, 10번 뇌신경은 신생아의 구역질반사를 이용해 시험해 볼 수 있다. 이는 신생아의 입안쪽 뒷부분을 손가락이나 설압자로 눌러보면 된다. 신생아는 구역질을 할 것이다. 또한 목젖이 입 안의 중간에 위치하는지도 살펴봐야 한다. 만약 한쪽의 신경에 이상이 있다면 목젖은 그 반대쪽으로 쏠려 있을 것이다. 또한 연구개의 힘 역시 9번, 10번 뇌신경의 기능을 가늠해 볼 수 있는 기준이 된다. 손가락으로 만져봐서 한쪽이 축 늘어져 있다면 이는 두 개의 신경 중 하나에 문제가 있다는 것을 의미한다.

설인신경은 입과 목에 관련이 있다. 미주신경 역시 입과 목에 관련이 있지만 이는 그 밑으로도 뻗는다. 이는 몸 안에서 가장 긴 신경 중의 하나이다.

미주신경은 식도, 기관, 기관지, 심장박동 속도와 그 주기에 영향을 끼치는 심방결절 등으로 신경을 공급하기도 한다. 미주신경은 그 후 가슴을 지나 위와 큰창자까지 뻗는다(그림 6-8). 산통이나 변비가 있는 아기들은 미주신경이 흥분하거나 압력을 받기도 한다.

이 신경들에 대해 자세히 말하기 전에 11번 뇌신경을 살펴보자. 이 두 신경은 해부학적으로나 기능적으로 가깝기 때문에 가끔 설인신경은 미주신경의 가지로 취급되기도 한다.

부수신경(11번 뇌신경)

부수신경은 목의 흉쇄유돌근에 운동신경을 공급한다(그림 6-6). 이들은 귀 뒤쪽의 두개골에서 대각선으로 아래로 내려와 흉골의 윗부분과 쇄골의 중간쪽에 붙는다. 이 흉쇄유돌근의 긴장이나 힘은 손가락을 대고 신생아의 머리를 양쪽으로 돌리게 함으로써 알 수 있다. 머리를 돌리는 방향의 반대 근육이 단단해진다.

부수신경은 또한 목 뒤 양쪽에 위치한 승모근에 신경을 공급한다. 승모근은 수축하면 목을 뒤로 굽힌다. 만약 머리가 고정되어 있다면 어깨가 머리쪽으로 딸려올라간다. 머리를 뒤로 굽히는 것은 승모근이 아닌 다른 근육들도 이 동작을 만들어낼 수 있기 때문에 좋은 시험이 아니다. 신생아의 이 근육을 시험해 보는 것은 신생아로 하여금 어깨를 들어올리게 해야 하기 때문에 쉬운 일이 아니다. 승모근은 목신경에서도 신경을 공급받기 때문에 승모근의 움직임으로 어느 쪽 신경에 문제가 있나를 판단하기에는 무리가 있다.

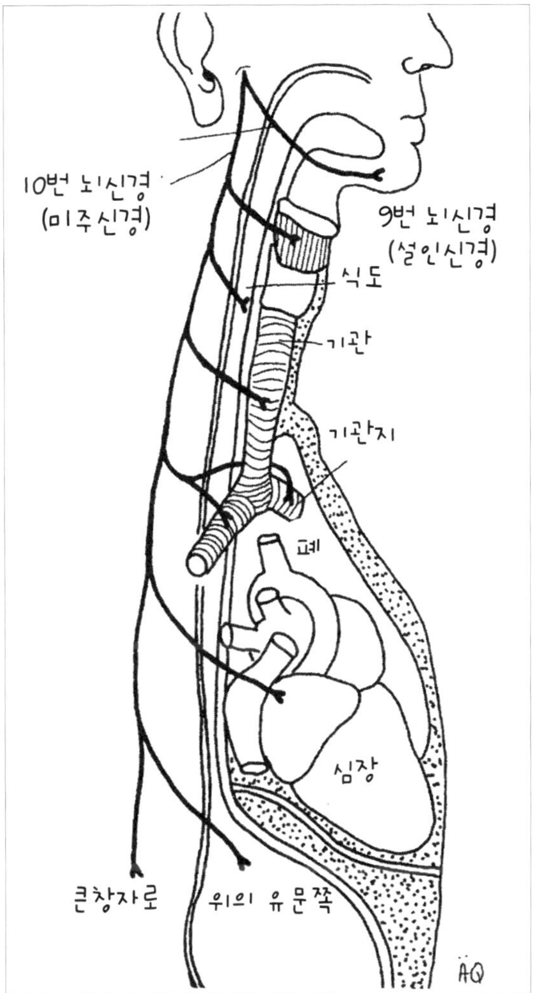

(그림 6-8) 설인신경(9)과 미주신경(10)
제 9,10 신경은 해부학적으로나 기능적으로 가깝다.
이 그림은 두 신경의 주요 분포지를 나타낸다.

9번, 10번, 11번 뇌신경 계속

만약 9번, 10번, 11번 뇌신경에 문제가 있으면 이는 두개천골요법으로 후두기저를 1번 경추에서 풀어줌으로써 바로잡아질 수 있다. 이 치료법은 34절 두개천골 검사와 치료에 자세히 나와 있다. 이 세 쌍의 신경은 모두 두개골 바닥 양쪽에 있는 경정맥공을 통해 나간다. 만약 신생아의 두개골이 앞으로 과다하게 굽혀지면 연조직(근육등)이 수축해 더 이상의 손상을 막으려 한다. 경정맥공은 이 두개골/목 관절에 가까이 있기 때문에 이러한 근육이나 다른 결합조직의 수축이 9번, 10번, 11번 뇌신경에 불필요한 압박을 가할 수도 있다(그림 6-9). 이 압력은 신경전달을 방해할 수도 있다. 그 결과는 삼키는 동작의 곤란, 기관지울혈, 심장박동주기 문제, 산통, 날문연축, 장기능 저하 등이다. 많은 산통 아기가 두개골의 바닥을 목에서 두개천골

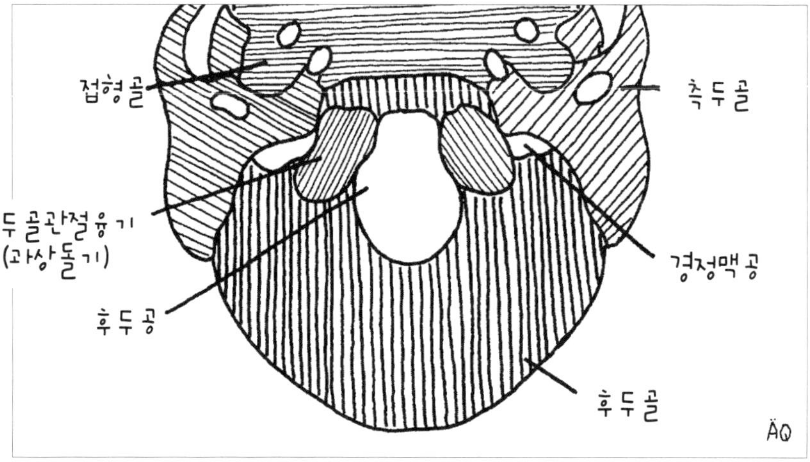

(그림 6-9) 경정맥공

이는 아래에서 본 두개골 바닥의 뒷부분이다. 9번, 10번, 11번 뇌신경은 경정맥공을 통해 빠져나간다. 후두골관절융기에서 문제가 나타나면 연조직들의 수축을 유발해 뇌신경들을 그 출구에서 눌리게 할 수 있다. 이때 일어나는 영향은 글에 자세히 있다. 이러한 연조직의 수축은 뇌에서 혈액이 빠져나가는 길인 경정맥을 누를 수도 있다. 이는 두개강(腔) 안에 액체가 가득차면서 두통, 집중력 저하 그리고 아이들에게는 주의력 결핍장애를 일으킬 수 있다.

요법으로 빼줌으로써 고통을 해소하고 완전한 도움을 받았다.

또한 일어날 수 있는 일들은 부수신경이 경정맥공에서 찝힐 때 일어나는 사경 등이 있다. 다시 한번 두개천골요법은 사경을 쉽고 빠르게 바로잡을 수 있다.

설하신경(12번 뇌신경)

12번 뇌신경은 설하신경이다(그림 6-10). 이 신경은 혀 근육의 움직임을 담당한다. 혀는 너무 좁지 않은지 고랑의 존재유무도 살펴봐야 한다. 신생아의 코를 잡아 코로 숨을 쉬지 못하

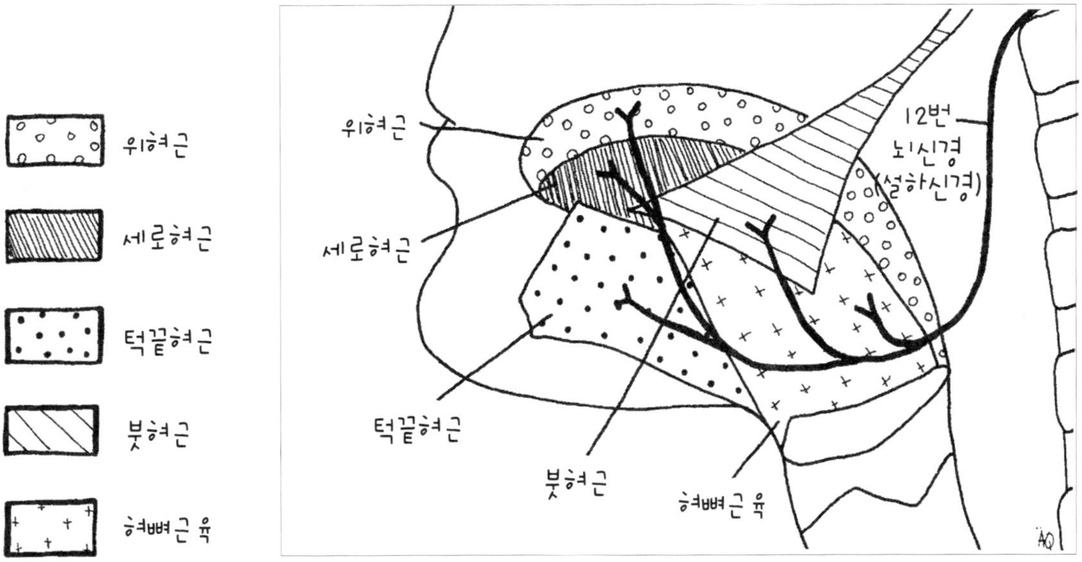

(그림 6-10) 설하신경(12)

설하신경은 그림에 보이는 혀의 근육들을 제어한다. 이는 혀의 큰 움직임과 섬세한 움직임을 제어한다.

게 한다면 신생아는 입을 벌리고 혀를 입천장으로 가져갈 것이다. 만약 이 혀가 한쪽으로 쏠린다면 이는 그쪽의 설하신경에 문제가 있다는 것을 뜻한다.

이것이 선천적 또는 유전적 신경계 질환인지 알아보기 전에, 우리는 두개천골요법으로 두개골기저를 1번 경추에서 빼주어야 한다. 12번 뇌신경은 후두골관절융기(과상돌기)를 지나 두개골/경추로 바로 이어진다. 이러한 관절이 끼이면 혀 한쪽이 움직일 수 없는 설하신경의 기능 장애를 불러올 수가 있다.

37_ 척주와 척수 검사

Evaluation of the Vertebral/ Spinal Column and the Spinal Cord

척주의 움직임에 관한 검사

초기 검사시에 척주와 척수의 검사 또한 쉽게 할 수 있다. 나는 이 검사를 두개천골계를 검사할 때 같이 한다. 척주 검사를 할 때 나는 내 촉감과 촉진기술에 의존한다. 모든 뼈를 만지고 움직인다면 머리쪽에서 시작하거나 꼬리쪽에서 시작하거나 별 차이점은 없다. 척주와 붙어 있는 연조직의 긴장, 압통, 온도, 결 역시 만져 보아야 한다. 한 곳을 만졌을 때 아기의 반응을 살펴야 한다. 찡그림, 울음, 회피 등의 동작은 압통의 증가를 의미한다.

모든 척추골을 만지고 움직이라는 것은 손가락으로 뼈의 튀어나온 부분을 만져 하나씩 확인하라는 것이다. 이 극돌기의 촉진법은 두개골의 바닥쪽에서는 시술하기가 힘들다. 이는 1번과 2번 경추의 극돌기가 작기 때문이다. 이들은 숙련되지 않았다면 찾기가 어렵다. 다른 모든 가시돌기(3번에서 7번 경추, 12개의 흉골, 5개의 요추)들은 찾기가 비교적 쉽다.

이 뼈들을 하나씩 찾아갈 때마다 이 뼈를 양 옆과 위아래로 부드럽게 움직여봐야 한다. 만약 이러한 움직임이 빡빡하다면 그 뼈에 무슨 문제가 있다는 것을 알 수 있다. 다른 손가락들로 주변의 뼈를 잡고 다시 움직여보라. 이러한 움직임에 대한 저항은 그 부분 근육의 수축때문에 일어날 수도 있다. 이 근육의 수축은 앞서 말한 늘어난 조직의 긴장, 압통, 온도 변화, 피부 결의 변화로 나타난다. 이 부분의 피부는 약간 건조하고 거칠 것이다. 만지고 있는 부분은 뼈의 극히 작은 부분이라는 것을 기억하자. 뼈는 양쪽으로 뻗어 있어 척추의 횡돌기는 중간선부터 약 1인치 정도 옆으로 뻗어 있다.

내가 말하는 척추의 움직임은 작고 섬세하다. 검사하는 방향으로 작은 힘을 사용한다. '떠다니는' 움직임이 느껴질 때까지 계속 부드럽게 압력을 가하라. 이렇게 지속된 압력은 심각하지 않은 척추의 뻑뻑함을 바로잡을 수 있을 것이다. 추골이 움직이는 데까지 걸리는 시간이 더 걸릴수록 저항이 더 센 것이다. 추골이 움직인 후에도 만약 연조직의 긴장이 남아 있다면 이는 부드럽게 그 부위를 문지르는 것으로 해결할 수 있다. 이 작업과 척수를 둘러싸고 있는 경막에 두개천골요법을 시술하면 기형에서 오는 것이 아닌 문제는 거의 다 해결할 수가 있다.

이런 문제는 대부분의 경우 분만시의 손상이나 과다한 긴장 등에서 오거나 임신 후반기에 태아가 불편한 자세로 갇혀 있었을 시에 일어난다. 출산 후까지 이 문제가 지속되는 것은 이 척추뼈 사이의 관절이 끼어 추골의 겉부분이 붙어 있거나, 주변의 연조직이 비정상적으로 수축되어 있는 경우이다. 이러한 비정상적인 수축은 신경계에 의해 오랫동안 지속될 수 있다. 이는 추골이 자라면서 기형을 불러일으킬 수도 있다. 이러한 문제는 빨리 대처해야 나중에 척수의 굽음이나 기능저하를 예방하는 것이 좋다.

척추이분증

척추이분증이란 임신중 척추의 뒷부분이 적정시기에 붙지 못한 선천적 기형이다. 이는 척주관의 뒷쪽에 기형을 일으켜 수막, 뇌척수액 또는 심한 경우에 척수 자체가 척주관에서 나올 수 있다(그림 6-11). 이 결과는 미미할 수도 심각할 수도 있다. 횡돌기를 하나씩 존재와 그 움직임을 시험해본다면 이 문제는 쉽게 발견할 수 있다. 척추이분증의 다른 증상은 그 부위에서 털이 나는 것이다. 또한 그 부분이 빨갛게 변할 수도 있다.

모소낭

약간 흔한 문제는 척수의 아래쪽(천골쪽)에서 일어나며 오목하게 파인 부분으로 나타난다.

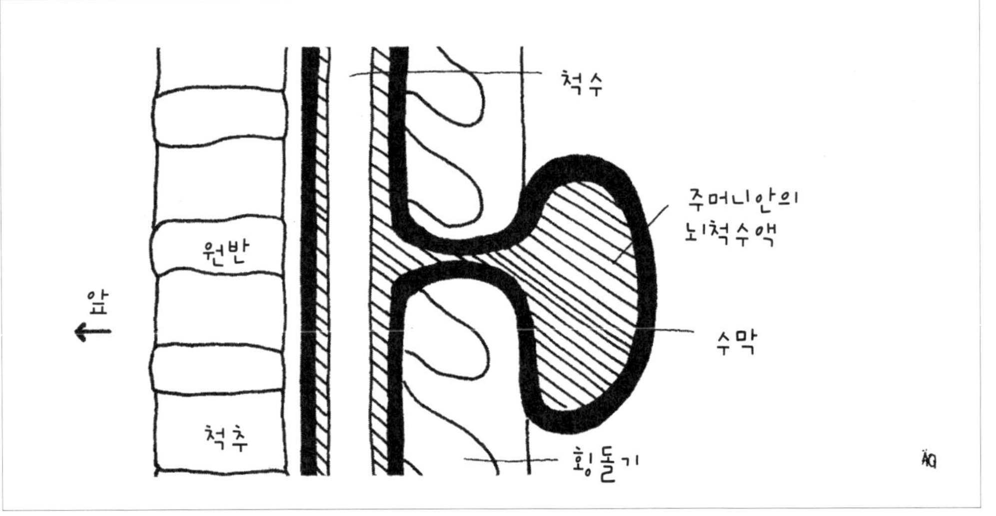

(그림 6-11) 척추갈림증

그림에서 수막은 바깥으로 삐져나와 뇌척수액이 찬 주머니를 만든다. 이 기형은 수술을 통해 성공적으로 바로잡아질 수 있다.

이는 모소낭의 존재를 시사한다. 이는 피부 속을 지나 미골 아래쪽으로 나오는 수가 있다. 이 모소낭은 털을 포함하고 있을 수도 있다. 이는 세포들 중 일부가 자신의 기능을 하지 않는 것이거나 유전자에서 잘못된 명령을 받은 것, 또는 명령은 잘못 인식한 것일지도 모른다.

에르브와 클럼프스케의 마비

신생아의 팔의 마비는 (1) 척주관 (2) 척수나 그 신경근 (3) 신경(팔신경)얼기 (4) 신경이 지나가는 조직 (5) 팔과 어깨의 경질관, 근막(연결조직) 등에 일어난 문제일 수가 있다. 이 마비는 만약 목의 신경만 관련이 있다면 에르브의 마비라 불린다. 만약 아래쪽 목에서 위쪽 가슴의 신경이 관련되어 있다면 '클럼프스케의 마비' 라 한다. 만약 두 부분이 모두 관련되어 있다면 이는 혼합마비라 한다. 이는 신생아가 팔을 몸쪽으로 모아 안으로 구부린 형태이다. 아이는 팔을 전혀 쓰지 못한다.

에르브 마비의 경우 아이는 팔을 쓰지는 못하지만 손가락을 움직일 수는 있다. 클럼프스케 마비의 경우 아이는 손가락으로 물체를 쥐지 못한다. 골절된 쇄골이 이 마비들의 증상과 비슷한 증상을 나타낼 수 있다. 만약 마비가 양 팔/손에 온다면 이는 척수가 분만시에 손상을 받았을 가능성이 있다.

척수 손상

역산분만에서는 척수의 손상이 일어나기 쉽다. 이는 작은 골반이 먼저 산도를 나오고 큰 머리가 따라나오기 때문이다. 그러므로 산도는 더 큰 부분을 지나게 할 준비가 되어 있지 않다. 준비되지 않은 산도로 머리를 빼내기 위해 골반에 가해지는 당김은 목과 가슴 사이의 척수에 손상으로 가져올 수도 있고 끊어버릴 수도 있다.

척수의 문제인지 덜 심각한 척추골, 신경뿌리, 신경줄기, 경막, 연조직들의 문제인지 구분하는 것은 쉽지 않다. 방광의 기능과 항문반사를 통해 어느 정도 신빙성이 있는 결론을 얻을 수는 있다. 정상적인 방광기능은 힘있는 소변 줄기로 알아볼 수 있다. 이는 척수가 방광까지 신경자극을 보낸다는 것으로 척수에는 손상이 없다는 것을 알려준다. 항문반사는 항문 주변을 핀이나 다른 뾰족한 물체로 살짝 긁어주는 것이다. 정상적 반응은 항문괄약근의 수축이다. 이 수축반사는 맨 눈으로도 볼 수 있다. 만약 이 반사가 없다면 이는 척수기능의 장애를 시사한다.

방광과 항문의 활동을 보는 것은 중요하다. 왜냐하면, 요천관절의 문제 역시 앞서 말한 에르브와 클럼프스케의 마비와 비슷한 증상을 보이면서 골반과 다리쪽의 기능에 장애를 불러올 수 있기 때문이다. 이는 척수 손상과 비슷해 보일 수가 있다. 그러나 만약 방광이 기능을 다하고 항문반사에 이상이 없으면 척수는 손상이 없는 것이다.

흥미로운 점은 출생시에 척수는 척주관을 따라 5번 요추까지 내려온다. 그러나 척주가 척수보다 빨리 자라기 때문에 성인의 척수는 1번이나 2번 요추에까지밖에 오지 않는다(그림 3-18). 또한 척수의 말이집 형성이 1~2세까지는 끝나지 않는다는 점도 주목할만하다. 척수에서 가장 나중에 말이집이 형성되는 길은 뇌에서 내려와 몸으로 전해지는 운동로이다. 이들은 피질척수로와 덮개척수로라 불린다. 뇌 안의 말이집 형성은 희소돌기 아교세포라는 특화된 세포에 인해 일어난다. 몸에서는 슈반 세포가 말초신경의 말이집 형성을 담당한다.

38_ 잡다한 여러 가지

Miscellaneous Extras

자율신경계

신생아의 자율신경계를 검사하는 것은 기능의 관찰로 이루어져야 한다. 자율신경계는 보통 의식의 지배를 받지 않는 몸의 기능들을 담당한다. 그러므로 신생아의 자율신경계의 기능은 혈압, 온도조절, 땀, 방광과 창자의 기능, 빛에 대한 동공의 반응 등을 들 수가 있다.

신생아의 감각기관

감각계의 검사는 자극에 대한 반응을 관찰하는 것이기 때문에 간접적이다. 신생아의 경우 촉감, 온도, 고통 등에 대한 반응은 느리고 무감각한 편이다. 그러므로 자극이 몇 초에 걸쳐 전달되어야 반응을 볼 수 있다. 신생아가 자극을 느꼈다는 신빙성있는 반응은 심장박동, 호흡, 피부색 등의 변화, 경계심, 자극에서 움츠리는 것 등을 들 수 있다. 이는 모두 우리가 생각하기에 신생아가 촉감, 온도, 고통을 느꼈다는 간접적 반응이다. 아기들은 감각결핍을 호소하지는 않는다. 당신이 찾아내야 한다.

39_ 선별 검사
Screening Tests

전반적인 고찰

반사

전반적으로 신생아의 척수나 뇌줄기는 출생시에 많이 발달되어 있으므로 이들에 의한 반사 행동의 검사는 신빙성이 높다. 뇌의 고위중추는 출생후에 발달하므로 출생시의 반사는 대뇌피질이 중추신경계의 하위중추인 뇌줄기와 척수에 영향력을 행사하면서 사라진다. 그러므로 모로(놀람)반사, 먹이찾기반사, 빨기반사, 손바닥반사, 바빈스키반사 등은 보통 출생 후 1~2년 사이에 사라진다. 그러나 반대로 출생시에 이러한 반사가 없다면 이는 대뇌피질 아래 중추신경계의 문제를 의미한다.

힘줄반사는 신생아의 신경계 상황을 판단할 수 있는 척도는 아니다. 만약 이 반사가 한쪽에만 있고 다른 쪽은 없거나 반응이 다르다면 문제를 의미할 수 있다. 이는 몸의 여러 부위를 가볍게 쳤을 때 보이는 반사이다. 관찰되는 반사는 자극에 대한 자율적인 몸의 반응이다. 이러한 반응은 신경계에 의해서만 중개될 수 있다. 힘줄반사는 고무망치로 힘줄을 쳐서 관련된 근육이 수축하는 것이다.

자세

신경계의 첫 번째 선별검사는 신생아의 쉬는 자세, 의식적 움직임의 대칭성과 질을 관찰하는 것이다. 정상적 신생아의 쉬는 자세는 '굽힘자세'라 한다. 이는 만삭의 아기에서는 약 2~3주 동안 지속된다. 이는 아이가 자는 사이에도 계속된다.

굽힘자세에서는 아기의 팔과 다리가 팔꿈치와 무릎에서 살짝 굽어 있다. 위팔과 허벅지는 어깨와 골반에서 몸의 중심선에서 바깥쪽으로 펴져 있다. 또한 주기적으로 팔꿈치와 무릎이 펴지는 움직임을 보이기도 한다. 이 움직임은 대칭적이며 팔과 다리에 교대로 진행된다. 이는 팔이 펴지면 다리는 가만히 있고 다리가 펴지면 팔이 가만히 있는다는 뜻이다. 이러한 즉흥적인 움직임은 정상이다. 만약 이러한 움직임이 없다면 신경계의 문제를 의심해 볼 수 있다. 또한 손가락은 주먹을 쥐고 있을 것이며 엄지가 손바닥 안에 있을 것이다. 역시 주기적으로 주먹이 펴진다. 또한 신생아는 가끔 손을 얼굴 위로 올리기도 한다. 이러한 움직임들은 부드럽고 잘 연합이 되어 있다. 이때에 그 움직임이 움찔거리면 중추신경계에 문제가 있을 수 있다는 신호이다.

굽힘자세는 한쪽으로 쏠릴 수도 있는 머리와 목의 굽힘을 빼고는 대칭적이다. 만약 목이 앞으로 굽는다면 자세는 완전히 대칭적일 것이다. 여기서 자세가 대칭적이지 않거나 한쪽 팔이나 다리가 자꾸 펴지거나 고개를 자꾸 돌린다면 두개골 안에 문제가 있음을 시사한다. 이때 문제가 감염, 뇌줄기의 출혈, 수막의 자극이라면 앞서 말한 증상 외에 목이 뻣뻣하며 젖혀져 있을 것이다.

울음과 빨기

신생아의 쉬는 자세와 움직임 외에 우리는 신생아의 울음과 빠는 동작을 보고 많은 것을 알 수 있다. 만약 울음이나 빨기가 약하다면 이는 중추신경계의 심각한 문제를 시사하니 자세한 검사가 이루어져야 한다. 이는 대사, 생화학, 주요 신경계기능 등의 문제가 있을 수 있다.

움직임과 힘

자세를 관찰하면서 우리는 신생아가 중력에 반해 움직이는 것을 관찰할 수 있다. 만약 신생아가 팔이나 다리, 머리 등을 들어올리지 못한다면 이는 운동계의 이상을 의미한다. 이는 상부운동신경세포, 전각세포, 하부운동신경세포(말초신경)와 그 근육 등의 문제일 수 있다. 또

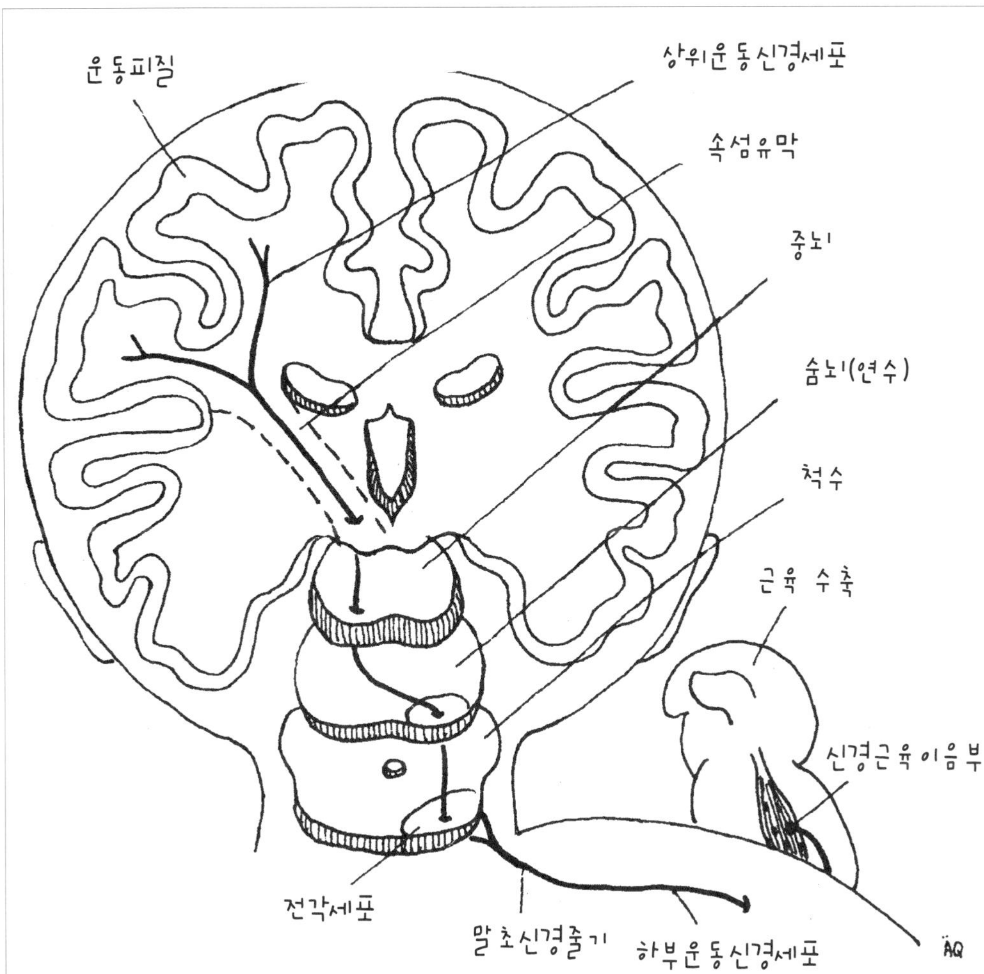

(그림 6-12) 의식적 움직임이 일어나는 경로
대뇌피질의 운동부분이 움직임 명령을 내린다. 이 명령은 전기자극의 형태로 상위신경세포를 떠나 속섬유막, 중뇌를 지나 숨뇌에서 교차해 척수를 따라 내려가 앞뿔세포에 도달한다. 이는 하부운동신경세포인 이 세포와 연접한다. 이 자극은 하부운동신경세포의 축삭에서 말초신경을 따라 명령이 하달되는 근육으로 도달된다.

한 분만중 연조직이나 뼈에 이상이 발생했을 수도 있다.

신생아의 의식적 움직임은 운동신경계가 이상이 없음을 전제로 일어난다. 손을 안면으로 가져가는 등, 의식적인 움직임은 뇌의 운동피질의 한쪽에서 나온다. 앞서 말했듯이 이 피질은 출생시에는 완전히 발달해 있지 않지만 손을 안면으로 가져가기에는 충분하다. 운동피질에서 신호는 속섬유막과 숨뇌를 통해 다른 쪽으로 교차한다. 숨뇌(연수)는 뇌의 가장 아래부분으로 척수와 연결된다. 숨뇌에서 교차된 신호는 척수로 전해진다. 척수의 아래쪽에서 상부운동신경세포가 전각세포와 시냅스로 연결된다. 신경자극을 받는 전각세포는 척수에서 신경섬유가 나오는 높이에 위치한다. 전각세포와 그 신경섬유를 하부운동신경세포라 한다. 근육에서 하부운동신경세포는 신경근육이음부를 형성한다. 신경자극이 이 이음부를 지나면 근육은 수축하라는 명령을 받는다(그림 6-12).

운동신경계에는 문제를 복잡하게 만들 수 있는 부분이 있다. 운동신경계의 기능은 파킨슨병으로 유명해진 기저핵을 포함하고 숨뇌에서 교차하지 않는 추체외로계에 의해서도 영향을 받는다. 추체외로계는 소뇌와 함께 의식적, 무의식적인 움직임을 부드럽게 한다. 이들은 반복되는 동작에 어느 정도 제어권을 가지고 있다. 그러므로 신생아의 떨림은 추체외로와 소뇌의 개입이 숙련되고 조화롭지 못했다는 것이다. 이들은 출생시에는 완전히 발달하지 않았을 수 있지만 과다한 떨림증상은 정상 이하의 발달을 의미한다.

요약하자면, 뇌나 척수의 상부운동신경세포에 문제가 있으면 의식적인 움직임이 없으나 척수의 반사는 완전하다. 이 척수반사는 무의식적인 움직임이다. 만약 전각세포에 문제가 있으면 근육 부분수축이 일어난다. 근육 부분수축이란 자발적이고 주기적인 근육의 부분의 본의 아닌 수축이다. 이 수축은 하나의 신경근육 이음부와 연결된 신경섬유의 자발적인 방전으로 일어난다. 만약 하부운동신경세포의 기능에 장애가 있다면 근육의 의식적이고 자발적인 움직임을 방해한다. 근육은 분포된 신경과 단절된다. 이는 자율적으로 잔떨림을 일으킨다. 결국 신경과 단절된 근육은 위축되거나 오므라져 무용지물이 되며 되돌이킬 수 없다. 가끔 예외가 있기는 하다.

몸 한쪽의 의식적인 움직임은 반대쪽의 운동피질에서 나온다는 것을 기억해야 한다.

40_ 여러 가지 반사
Specific Reflexes

모로 반사

모로 반사는 놀람 반사라고도 한다. 이는 거의 전 세계적으로 검사된다. 검사를 하기 위해서 아이를 눕혀 놓아야 한다. 검사자가 손을 가슴과 어깨 밑에 놓는다. 그리고 상반신과 머리를 약 30도 정도로 들어올린다. 그런다음 갑자기 떨어뜨린다. 다른 방법으로 누운 자세에서 들어올려 갑자기 2피트 정도 떨어뜨릴 수 있다. 두 개의 방법 등, 모두 모로 또는 놀람 반사를 불러일으킨다. 정상적인 반응은 팔꿈치와 손가락이 펴지고 팔이 몸의 중심선에서 벌어지는 것이다. 그 후 빠르게 팔이 몸의 중심선쪽으로 이동하고 팔꿈치를 굽히며 주먹을 쥔다. 또한 다리에도 반응이 있다. 무릎을 굽히고 허벅지가 엉덩이에서 머리쪽으로 올라간다. 아기는 보통 울기도 한다.

정상적인 상황이라면 모로 반사는 생후 4개월 정도에 사라진다. 만약 4개월 후까지 있다면 이는 신경계장애의 시작이라 할 수 있다. 만약 6개월 후까지 존재한다면 이는 확실한 신경계 장애를 의미한다.

여기서 모로 반사와 나중에 설명할 페레즈 반사가 신생아에게 존재하지 않는다면 이는, 소뇌나 상부경추 쪽의 척수에 심각한 문제가 있거나 몸 전체에 걸쳐 근육병증이 있는 것이다. 양쪽의 반응이 비대칭적이라면 이는 뇌의 한쪽에 손상이 갔을 수도 있다는 것이다. 이는 반불완전 마비라고 한다. 양쪽 다리에 반응이 없다면 불완전 마비이며 이는 척수의 아랫부분의 문제나 선천적 골반 탈골을 의미한다. 만약 한쪽 팔이 반응을 보이지 않는다면 이는 골절된 쇄골이나 상완골, 또는 팔에 신경을 분배하는 상완 신경총의 문제일 수 있다. 하부경추나 윗가슴 부분의 두개천골계의 문제도 역시 팔 반응의 비대칭성의 원인이 된다.

페레즈 반사

만약 페레즈 반사가 모로 반사와 함께 존재하지 않는다면 이는 심각한 문제를 의미한다. 이는 다음과 같이 검사된다. 신생아는 안면을 아래로 엎드린 자세에서 검사자의 손과 팔 위로 들린다. 검사자의 다른 손 엄지로 천골쪽에서 시작해 척수를 따라 횡돌기에 압력을 가하면서 만져올라간다. 정상적인 반응은 척추와 머리를 뒤로 굽히는 것, 무릎을 가슴으로 들어올리는 것, 울음소리, 방광의 비움이다.

페레즈 반사와 모로 반사는 피질밑 뇌의 정상적인 발달을 보여주는 가중반사이다. 피질은 발달하면서 약 3~4개월 정도쯤에 이 반사들을 없어져버릴 것이다. 만약 이 반사들이 4개월 후에도 지속된다면 이는 피질의 발달에 이상이 생겼음을 시사한다. 만약 6개월 후에도 이 반사가 지속되면 이상이 생겼을 확률은 더 높아진다.

먹이찾기 반사

또한 널리 알려져 있는 반사에는 먹이찾기 반사가 있다. 이는 신생아의 볼을 손가락으로 만지는 것으로 시행된다. 정상적인 신생아는 머리를 손가락쪽으로 돌리며 손가락을 입에 넣을 듯이 입을 벌린다. 이 반사가 없다면 신생아의 바깥 세상에 대한 인식이 부족하다는 뜻이다. 이는 중추신경의 전체에 걸쳐 심각한 문제, 또는 숨뇌에 심각한 문제가 있다는 뜻이다. 가끔 분만시에 산모에게 주사된 마취가 이 먹이찾기 반사를 억제하는 경우가 있다. 식후에 혈액이 소화기관에 몰려 뇌에는 상대적으로 적어지는 시기에 역시 이 반사가 억제될 수 있다.

먹이찾기 반사의 변형은 신생아의 윗입술을 만졌을 때 아기가 고개를 드는 것이나 아랫입술을 만졌을 때 아기가 고개를 숙이는 것이다. 이 먹이찾기 반사와 그 변형은 뇌의 고위중추가 발달되는 생후 3~4개월쯤에 사라진다.

강직

안면을 보는 동안 크보스테크 징후를 살펴볼 수 있다. 이는 볼뼈 위의 귀 앞쪽으로 약 1/2~1인치 정도의 부분을 치는 것으로 확인할 수 있다. 보통 안면근육은 한두번 수축한다. 만약 수축이 지속된다면 이는 칼슘 부족이나 비타민 D 부족, 산도 불균형, 부갑상샘호르몬 부족 등, 다른 이유의 강직을 의미한다.

손 반사

손 역시 신경계의 발달을 가늠해 볼 수 있는 정보를 준다. 에르브, 클럼크스케 또는 혼합마비가 없다는 가정하에, 손바닥 반사와 손가락 반사로 중추신경계가 완전하다는 것을 말해 줄 것이다.

손바닥 반사

손바닥 반사는 신생아의 손바닥을 손가락으로 눌러 검사가 가능하다. 신생아의 손가락은 손바닥에 있는 물체를 잡기 위해 굽을 것이다. 이 경우에 그 물체는 당신의 손가락일 것이다. 양손의 힘과 대칭성을 비교해 보아야 한다. 양쪽의 반응이 약하다면 이는 중추신경계의 장애를 뜻한다. 반응의 힘은 신생아가 무언가를 빨게 함으로써 늘어날 수 있다. 힘이나 반응의 비대칭성은 국소적인 에르브, 클럼프스케 또는 혼합마비일 수 있다. 손바닥 반사가 4개월 후까지 지속되는 경우는 피질기능의 장애를 시사한다.

손가락 반사

손가락 반사는 팔의 척골쪽과 새끼손가락을 가볍게 쓰다듬어 주는 것으로 유도할 수 있다. 정상적인 반응은 엄지와 다른 손가락들이 펴지는 것이다. 만약 존재하지 않거나 양쪽의 반응이 대칭적이지 않다면 이는 손바닥 반사의 이상과 비슷한 문제를 뜻한다.

발 반사

신생아의 발에도 비슷한 검사를 할 수 있다. 발바닥 반사 역시 발바닥에 압력을 가하는 것으로 유도될 수 있다. 정상적인 반응은 발가락이 굽혀지는 것이다.

발꿈치에 가해진 압력은 엄지발가락을 굽히게 한다. 만약 엄지발가락을 편다면 이는 척수의 기능에 문제가 있음을 시사한다.

손바닥 반사와 발바닥 반사가 너무 과장되어 나타난다면 이는 중추신경계의 장애를 뜻한다. 이의 가장 흔한 요인은 출생시의 저산소증이다. 저산소증은 신생아의 뇌나 척수에 산소가 부족한 상태를 말하며, 만약 저산소증이 지속된다면 이는 중추신경계에 영구적인 손상을 입힐 수 있다. 가끔 영구적 손상은 회복이 가능하다. 시도해 보기 전에는 모르는 것이다. 장애의 존재를 받아들인다면 그 존재는 더욱 확고해질 것이다.

발딛기 반응

또 다른 중추신경계 기능의 정상여부를 알아볼 수 있는 검사로는 발딛기 반응이 있다. 이 검사는 출생후 3~4일후까지는 신빙성이 떨어질 수 있지만 만약, 문제의 증거가 발견된다면 몇일 후 반복하는 것도 좋은 방법이다. 발딛기 반사는 아기를 들어올려 그 발등을 책상 등의 아래쪽 면에 대는 것이다. 아기는 다리를 구부려 책상 위에 발을 올려놓을 것이다. 정상적인 반응은 발과 다리의 말초신경, 척수와 뇌의 하위중추의 기능의 정상을 의미한다. 만약 반응이 없다면 문제가 있다는 것을 뜻한다.

척수 반사

이제 척수의 기능을 알아볼 수 있는 검사들에 대해 알아보자.

첫째로 방광의 기능과 항문 반사는 척수의 기능이 정상적이라는 것을 단면적으로 보여준다는 것을 기억하자. 방광의 기능은 소변 줄기의 힘을 통해 측정할 수 있다. 만약 방광의 기능이 저하되어 있다면 소변은 뚝뚝 떨어질 것이다. 항문 반사는 항문 주위를 날카로운 것으로 긁었을 때 항문 괄약근의 수축되는 현상을 일컫는다.

아기를 겨드랑이로 잡아 올렸을 때, 머리는 몸의 중심선에 있어야 하고 발은 골반과 무릎에서 굽혀져 있다. 만약 이렇지 않다면 척수를 검사해 봐야 한다. 이때 다리가 교차된다면 경직 하반신마비를 생각해 봐야 한다.

갤런트 반사

갤런트 반사는 척수기능을 가늠하기에 좋은 반사이다. 이 반사는 아기를 엎드린 자세로 들어올려 검사된다. 검사자는 손가락으로 만져지는 척추가 있는 아기의 세로중심선에서 1 1/2 인치 정도 떨어진 등허리 부분을 누른다. 어깨와 골반은 누른 쪽으로 굽어 상반신이 C자를 만들게 한다. 반대쪽에서도 같은 검사를 한다. 검사자는 손가락을 아기의 엉덩이에서부터 목 아래까지, 척추 옆의 근육을 쓰다듬어 비슷한 효과를 낼 수 있다. 만약 반응이 없다면 이는 척수가 가로로 끊어졌다는 것을 시사한다. 만약 양쪽의 반응이 비대칭적이라면 이는 척수의 감각이나 운동계에 문제가 있다는 것을 뜻한다. 뇌신경의 기능은 척수손상에 영향을 받지 않는다.

41_ 근육긴장과 운동기능

Muscle Tone and Motor Function

근육의 긴장상태는 정상, 저긴장, 과다긴장으로 나뉜다. 이는 쉽게 들리지만 신경계는 복잡하기 때문에 상반되는 검사 결과가 나오는 경우가 많다.

첫째로, 관절의 여러 움직임을 봄으로써 관련된 근육의 과다한 강직이나 이완을 볼 수 있다. 이러한 조사는 척주 뼈 하나하나에 시행하기는 어렵다. 그러나 척주뼈 전체로서도 움직임의 대칭성이나 저항을 검사할 수 있다. 비대칭성은 움직임의 반대쪽 근육이 과다긴장상태에 있다는 것을 뜻한다.

팔다리의 관절이나 관련된 근육을 조사해서 과다강직이나 이완을 알아내는 것이 훨씬 쉽다.

저긴장성 신생아

만약 운동기능이 정상 이하이면 아기는 저긴장이라 한다. 저긴장이 오게되면 아기는 쉬는 자세가, '개구리다리자세' 라 하는 자세로 바뀐다. 윗팔과 허벅지는 상반신에서 벌어져 있다. 이는 많은 경우에 몸의 중심선과 직각을 이룬다. 정상인 아기의 팔다리는 약 45도 정도 벌어져 있는 것을 감안하면 이는 많이 벌어져 있는 것이다. 또한 저긴장성 아기의 팔다리관절은 90도 이하로 굽어 있다. 정상 신생아의 손은 주먹을 쥐고 있는데 반해 손가락은 펴져 있고 손바닥은 위로 향해 있을 것이다. 저긴장성 아기의 발은 발목에서 아래로 굽어 있을 것이다. 이를 '발바닥쪽 굽힘'이라 한다. 저긴장성 아기의 가슴 둘레는 앞뒤로 줄어든다. 이는 아기의 가슴을 납작하게 보이게 한다. 흉곽 전체에 대한 말이다. 마치 다림질이 된 듯 보인다. 호흡은 횡경막으로 하는 것이 대부분이다. 이는 아기가 배로 숨을 쉬고 가슴으로는 쉬지 않는다는 것을 뜻한다. 흉곽은 거의 움직이지 않는다.

만약 저긴장이 대사나 뇌의 문제에서 비롯되었다면 안면근육 역시 이완되어 있을 것이다. 척수의 문제라면 표정과 입의 움직임은 그대로일 것이다. 저긴장 요인들은 저산소증, 저혈당증, 갑상선저하증, 혈중 마그네슘 농도 상승, 다운증후군이나 선천성 중증근육무력증, 근육긴장퇴행위축증, 뇌간신증후군, 영아형 근위축증, 다른 선천적 뇌의 기형 등이 있다.

저긴장 증상은 요인에 따라 약간씩 차이를 보인다. 만약 전각세포의 문제라면 (이는 상부운동신경세포에서 신경자극을 받는 하부운동신경세포라는 것을 기억하자) 근육무게 저하, 근력저하, 손가락과 발가락의 미세한 떨림, 근육 부분수축 등이 일어난다. 원하는 동작에서 직각으로 벗어나는 등 비정상적인 움직임은 저산소증이 소뇌에 문제를 일으켰다는 것을 뜻한다. 아기는 손이나 발을 앞으로 뻗으려다가 양쪽으로 시계추처럼 흔들 것이다.

보행 반사

저긴장성 아기는 보행 반사가 없다. 이는 생후 약 4개월쯤에 없어진다. 이는 아기를 똑바로 들어올렸을 때 발과 다리로 자기의 몸을 지탱하려고 하는 것이다. 저긴장성 아이는 이렇게 하지 않을 것이다. 또한 정상적인 아기는 한 발을 앞으로 내밀 것이며 만약 몸을 앞으로 움직이면 다른 발로 그 앞을 디딜 것이다.

과다긴장성 신생아

과다긴장반응은 엄지두덩이, 턱끝, 혀 등의 근육에서 가장 잘 드러난다. 엄지두덩이근육은 손바닥의 엄지쪽의 근육이다. 이는 엄지손가락을 손바닥쪽으로 굽히는 역할을 한다. 이 근육이 강직되면 엄지손가락이 잘 펴지지 않는다. 턱끝근육은 입끝을 턱쪽으로 잡아당겨 아이가 계속 슬픈 표정을 짓는 것같게 한다. 혀근육의 강직은 혀를 움직이지 못하게 하고 앞으로 내민다.

과다긴장은 팔다리를 흔들 때 관절의 뻣뻣함으로도 나타난다. 팔꿈치, 손목, 무릎, 발목의 유연성은 거의 없다. 과다긴장이나 강직의 다른 증상은 울음중 클로누스이다. 클로누스란 본의아닌 근육의 빠른 강직과 이완의 반복이다. 클로누스를 심하게 울 때 일어나는 떨림과 혼동하지 말라. 앞서 말한 발딛기반사는 과다긴장성 아이에서는 들어올렸을 때 양발 모두 앞으로 뻗는 비정상적인 반응을 보인다.

더욱 심한 과다긴장의 징후는 다리가 교차되거나 목이 뒤로 꺾인 채 고정되는 것이다. 두 번째 상태를 활모양강직이라 한다. 목 경직이란 목뼈의 뒤를 잇는 힘줄의 경직이다. 이는 뼈의 횡돌기이다. 목경직은 척수막염에 의한 것일 수 있는 심각한 과다긴장을 의미한다.

과다긴장은 심각하지 않다면 저긴장을 유발하는 문제에서 비롯될 수도 있다. 이 예로 저산소증과 저혈당증이 있다. 만약 과다긴장이 심각하다면 이는 머리속 출혈에 의한 것일 수도 있다. 심각한 과다긴장은 상부운동신경이나 대사의 심각한 문제를 의미한다. 지속되는 활모양강직은 약물중독, 핵황달(높은 혈중 담즙농도), 플라스마증 등의 선천적 감염 또는 단풍당병 등, 선천적 기형을 시사한다. 심각한 목경직이 지속되면 이는 앞서 말했듯이 심각한 척수막염을 의미한다.

42_ 골반위 분만과 제왕절개
Breech Delivery and Caesarean Section

골반위 분만

골반위 분만은 여러 문제를 야기시킨다. 쉽게 말해 태아의 꼬리부분이 산도를 먼저 지나오는 것이다(그림 6-13). 이때 여러 가지 문제를 야기시킨다. 아기는 꼬리부터 시작해 무릎을 가슴에 붙히고 골반과 요추를 구부린 자세로 나오기 때문이다. 뒤따라 가슴, 어깨, 머리가 나오게 된다. 꼬리부분은 무릎을 가슴에 붙인 것보다 작고, 이는 어깨보다 작으며 또 머리보다 작다. 그러므로 아기가 나오면서 점점 더 큰 압력을 받게 된다. 두개천골의 관점에서 보면 이는 액체가 머리쪽으로 쏠리는 결과를 낳아 두개골 안의 압력을 높게 한다. 이러한 비정상적인 압력은 많은 시간 지속된다. 이러한 골반위 분만은 어렵고 많은 시간이 걸리기 마련이다.

이런 비정상적으로 높은 압력은 두개골 내의 수막계에 손상을 줄 수도 있다. 골반위는 두개골의 위치와 움직임에 이상을 가져오기도 한다. 머리가 먼저 나오는 상태라면 머리가 산도를 넓혀 어깨나 팔을 제외한 몸은 어려움없이 나올 수 있다. 또한 액체는 몸쪽으로 쏠리게 되어 두개골내의 압력을 낮추어준다. 이렇게 산도를 나오면서(지혈기나 짜는 기계와 비슷하다) 액체가 몸쪽으로 쏠리면 두개골의 수막에 손상 확률이 낮아진다.

만약 골반위 분만이 전문가의 도움으로 끝까지 간다면 전문가는 손가락으로 산도를 부드럽게 넓힐 것이다. 이는 신생아가 꼬리부터 나오는 길을 넓게 해준다. 또 다른 방법으로는 신생아의 꼬리부분을 다시 밀어넣는 수가 있다. 신생아가 산도로 많이 들어오지 않아 산모의 자궁

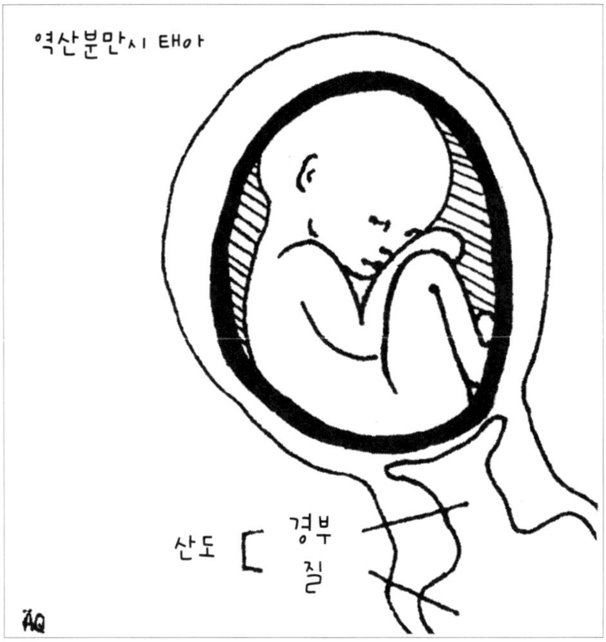

(그림 6-13) 자궁내 역산분만 자세

역산분만시 태아의 엉덩이 부분이 산도의 개구부분에 접하고 있다. 성공적인 분만을 위해서는 숙련된 산과적 기술이 요구된다. 세부 설명은 내용 참조.

이 이완되어 있다면, 신생아의 자세를 바꿀 수도 있다. 그렇게되면 골반위 분만은 정상분만이 될 일이다. 신생아가 돌아누울 수가 없다면 차선책은 신생아의 발을 잡아 산도로 먼저 들여보내는 일이다. 만약 한쪽이 들어왔다면 다른 쪽도 가능할 것이다. 이렇게 되면 발, 다리, 상반신, 어깨, 머리 순으로 나올 것이다. 전문가의 도움으로 산도가 넓어져 있다면 머리로 액체가 쏠릴 가능성도 적다. 그러나 다리는 잡아 끌어내어도 고관절 탈구나 골반 손상의 위험이 크다. 또한 확률이 적기는 하지만 무시하지 못할 일은 넓적다리뼈의 골절이다. 또한 어깨 역시 거꾸로 나오기 때문에 쇄골 골절 역시 흔하다. 흔하지 않은 것은 위팔뼈 골절이다.

또한 너무 성급한 의사가 다리를 잡아 끌어내는 것은 큰 머리가 딸려나오면서 척수나 목에 손상을 줄 수 있다. 그러므로 골반위 분만아기는 척수의 반사가 비정상적인 경우가 많다. 또한 골반위 분만으로 태어난 아기는 에르브 마비, 클럼프스케 마비, 혼합마비, 사경 등이 올 수 있다. 사경은 목 한쪽의 근육이 수축해 그대로 있거나 수축과 이완을 반복하여 목을 비정상적으로 구부러지게 하는 것이다. 이 비정상적인 자세는 많은 고통을 동반한다.

제왕절개

골반위 분만이 안고 있는 문제를 알기에 많은 골반위 태아들이 제왕절개로 세상의 빛을 본다. 그러나 제왕절개는 또 다른 문제를 불러일으킨다. 이런 문제들은 골반위 분만의 문제보다는 해결하기 쉽다.

나는 제왕절개에서 기술적으로 해결할 수 있는 세 가지 문제점을 찾았다. 첫째는 수술중의 조심을 요한다. 둘째는 출생 직후나 며칠 후에 신생아에 취해지는 조치이다. 셋째는 언제 해도 상관없지만 빨리하는 것이 좋을 것이다.

첫째로, 수술중에 필요한 기술은 자궁내의 압력을 서서히 낮추는 것이다. 자궁내외의 압력이 현저히 다르다는 것을 감안했을 때, 압력의 변화가 너무 급하게 일어나면 태아에게 좋을 수가 없다. 제왕절개 중에 자궁을 너무 빨리 절단했을 때 양수가 3~4인치 정도 솟아오르는 것을 보았다. 이러한 빠른 압력의 변화는 태아를 빠른 감압에 노출시키고, 비정상적인 머리의 확대를 가져온다. 머리가 급속도로 확대되면 두개골 안의 수막을 잡아당길 수 있다. 그 결과로 조직긴장, 막 내의 소량 출혈, 막의 파열 등을 초래한다. 이러한 문제는 두개천골계와 그 기능을 악화시킬 수 있다. 이러한 영향은 자궁내의 압력을 1~2분 정도에 걸쳐 서서히 줄임으로써 태아의 몸이 적응할 수 있게 하는 것으로 없앨 수 있다.

이 상황은, 잠수부들이 너무 빨리 수면으로 상승하였을 경우에 나타날 수 있는 문제를 피하기 위해 천천히 상승하는 경우와 같다. 자궁을 아주 조금만 절단한 후 양수가 2~3분 가량 천천히 흘러나오게 하면 앞서 말한 여러 가지 급격한 감압의 문제를 피할 수 있다. 1976~78년도에 미시간 주립대학에서 연구하던 중 제왕절개가 자연분만보다 두개천골계에 손상을 줄 확률이 현저히 높다는 것을 보았다.

제왕절개에 대한 나의 두 번째 우려는 결핍에 관한 것이다. 이는 아기가 산도를 통해 나오는 경험이 부족하다는 것이다. 산도를 통해 나오는 여행은 최초의 척추 조정과 율동적인 모션치료이며, 피부자극치료이자 최초의 두개천골치료라고 믿기 때문이다. 제왕절개가 행해졌을 때 이러한 조치는 전문가에 의해 출생 직후에 행해질 수 있다. 나는 산도의 자연적인 조치가 없을 때 전문가의 두 손으로 행해진 조치는 많은 도움이 될 것이라고 생각한다.

나의 세 번째 우려는 자연분만 완료에 관한 것이다. 이 과정은 제왕절개로 인해 산모와 아기 모두에게 피해가 된다는 것이다. 자연분만은 몸에서 실행하는 일련의 과정이 있을 것이라고 본다. 이 과정은 우리의 유전자 속에 담겨 있을지도 모른다. 내 관찰 결과로는 여자가 임신하거나 자궁착상이 일어났을 때, 임산부 내면의 목소리가 자연분만과 인연이 시작되기 전까지 는 어떻한 것도 끝나지 않았다고 말하는 것 같다. 이 과정은 산모와 아기 모두 제왕절개에 의해 피해받는다. 우리는 CST치료시 치료적 연상과 대화, 체성-감성풀어주기요법(SER)을 통해 이 과정이 완수될 수 있고, 자연분만과 인연 시작의 상실에 따른 무의식적인 좌절감도 해소될 수 있다고 생각한다.

43_ 미숙아
The Premature Infant

약 10~15퍼센트의 아기가 미숙아로 태어난다. 임신기간이 37주 이하인 아기를 미숙아라고 한다. 미숙아는 5파운드가 되지 않는다. 출생시에 8온스가 넘지 않고 머리부터 꼬리까지의 길이는 18 1/2인치가 넘지 않는다.

약물 사용, 가난으로 인한 영양 결핍 등, 사회문제가 바뀌어 가면서 우리는 미숙아의 조건, 특히 신생아의 무게에서 벗어나는 사례들을 많이 보고 있다. 임신기간이 38주가 넘는데도 작은 아이가 태어나는 경우가 늘고 있다. 이러한 '사회적인 문제' 외에 미숙아가 태어나는 '전통적인' 문제는 다음과 같다. 고혈압 임신중독증; 급성병발감염; 매독 등, 어머니의 주기적인 감염; 당뇨, 심장병, 신장병 등, 감염이 아닌 다른 병; 양수과다증; 전치태반등 태반의 이상; 다태임신; 어머니의 심한 감정적 혼란, 피로, 과로 등; 어머니의 영양 실조; 40세 이상의 나이. 또한 태아의 기형은 유산이나 사산 또는 조산으로 이어진다.

미숙아에게는 여러 가지 조짐이 있다. 신생아는 당연히 작을 것이다. 또한 부드럽고 섬세하고 거의 투명한 피부를 가지고 있다. 배냇솜털이라는 섬세한 털로 둘러싸여 있을 것이다. 또한 미숙아의 손톱과 발톱은 손가락과 발가락의 끝을 넘어가지 않을 것이다. 또 피하지방 역시 거의 없어 속이 빈, 영양실조 상태로, 어쩌면 탈수증상을 보이는 듯하다. 만삭의 아기는 건강하고 약간 통통한 모습을 주는 피하지방층을 가지고 있다. 이 지방층은 아기의 소화기관이 제 역할을 할 때까지 아기에게 칼로리를 공급해 주는 역할을 한다. 미숙아는 입술, 손톱, 발톱 그리고 피부의 큰 부분이 파랗기도 하다. 청색증이라 불리는 이 피부의 파랑색의 정도는 아기의 심장혈관계와 폐순환계의 발달 정도에 달려 있다. 거의 대부분의 미숙아는 주변 환경에 대한 인식이 부족하다. 몸은 유연하고 흐늘흐늘할 것이다. 근육의 힘은 팔다리와 상반신의 움직임이 없는 것으로 미루어보아 약하다. 빨기와 삼키기 등도 있다고 해도 약할 것이고 미숙아의 체온은 정상 이하이다.

미숙아의 결함은 체온을 스스로 조절할 수 없다는 것이다. 대부분 피부를 통해 과다한 열이 빠져나간다. 아이는 아직 땀을 흘릴 줄 모르는 것이다. 땀을 흘리는 것은 정상적 아기가 과다한 열을 발출하는 방법이고, 땀을 흘리지 않는 것은 체온을 유지하는 방법이다. 몸의 체온을 조절하는 것은 대사의 효율성과 장기의 기능, 생명력에 영향을 끼치기 때문에 중요하다. 과다한 체온은 뇌 등 중요한 장기에 손상을 가져올 수 있다. 그러나 저온요법은 이미 많은 연구가 이루어지고 있다. 이는 살아있는 조직의 영양분과 산소 필요량을 줄여 보존해 준다. 신생아는 모든 조직이 기능을 다 하는 것을 필요로 한다. 신생아는 자궁과 태반에 의존하지 않고 발달해야 하기 때문에 존재가 위태롭다.

미숙아의 호흡계는 미성숙 상태로 아기의 산소 공급에 차질이 빚어질 수 있다. 우리는 미숙아의 청색증을 보면서 문제가 심장혈관계가 아닌 폐순환계에 있기를 바란다. 폐순환계와 뇌는 가장 마지막에 발달하는 기관이므로 미숙아의 청색증은 예상되는 것이며, 날짜가 지나면서 점점 산소의 공급이 원활하게 이루어질 것이다.

소화기관에 의한 영양분 흡수 역시 비슷하다. 미숙아의 영양분 흡수는 날짜가 지나면서 점점 좋아질 것이다. 그러므로 미숙아의 생후 몇 달간은 칼로리가 높은 식사가 주어진다. 소화기관에서 흡수되지 않고 낭비되는 칼로리의 비율은 소화기관이 아직 제대로 작동하지 않으므로 높다. 그에 보상하기 위하여 영양분이 정맥주사로 공급되기도 한다. 미숙아의 면역체계 역시 비슷하다. 그러므로 미숙아의 면역체계가 더 효율적으로 작동하기 전까지는 감염에 노출시키지 않게 더욱 조심해야 할 것이다.

44_ 신생아 손상의 장기적인 영향

The Far-Reaching Effects of Traumatic Experiences of the Newborn Infants

최근까지 전통적인 의학계는 신생아와 아기는 고통이나 정신적인 충격을 기억하지 못한다고 믿고 있었다. 이 결론을 바탕으로 많은 고통을 동반하는 검사나 치료가 그 영향을 생각하지 않고 신생아에게 행해졌으며 아직도 점점 줄어들고는 있지만 계속되고 있다. 또한 전문가가 이러한 요법을 시술하면서 아기에게 입힐 수 있는 정신적 충격은 아예 고려되지 않았다. 이제 우리는 물리적, 정신적 손상 모두 신생아의 기억에 저장된다는 것을 안다. 이러한 경험은 존재하지만 억제되어 있다. 또한 성인이 된 후에도 이러한 기억들은 의식되지 않으려고 무의식적으로 많은 노력을 필요로 하게 한다. 이러한 노력은 이유 없는 공포, 죄책감 등, 여러 가지 정신적 장애 등의 이상한 행동으로 표출된다.

나는 다른 사람의 입장이 되어보기 전까지는 평가를 내려서는 안 된다고 생각한다. 사실 나도 생후 2~3일 정도밖에 되지 않은 아기들에게, 울음소리와 비명을 무시하고 포경수술, 허리천자, 정맥천자 등을 시행한 경험이 있어서 죄책감이 있다. 나는 인턴수련생으로서 명령을 받았기 때문에 이런 일들을 행한 것이다. 나는 이렇게 작은 아이들은 아직 고통을 제대로 기억할만큼 뇌가 발달하지 않았다고 배웠다. 그런데도 걱정하지 말고 하라는 지시를 받았다. 또한 신생아에게는 정신적 충격이라는 것이 없다는 충고를 받기도 했다. 그러므로 장기적인 정신적 상처가 남을 일은 없다는 것이다.

내가 체성 · 감성풀어주기와 치료적 연상과 대화를 15년 이상 가르쳐오면서 자궁내의 태아, 분만중의 태아, 신생아, 탁아소의 아기들 모두, 그들에게 가해진 물리적, 정신적 충격을 기억한다는 것을 수백 명의 환자를 치료하면서 알게 되었다. 이러한 충격의 일부는 자연적으로 일부는 사람이나 부모에 의해, 일부는 사고나 몸 상태에 의해, 일부는 선의적인 전문가에 의해 가해진다.

두개천골요법, 체성 · 감성풀어주기, 치료적 심상과 대화를 하는 우리들은 성인이 되어서도 자존심 부족, 자신감 부족, 살아 있는 것에 대한 죄책감 등을 겪는 사람들을 많이 보았다. 이런 경우의 대부분이, 임신한 엄마가 남편에게 자신의 상태를 말했을 때에 원인을 찾을 수도 있다. 이런 경우에 아버지는 아이를 원치 않기 때문에 화를 낸다. 그리고 임신한 엄마는 감정적 충격을 받게 된다. 낙태가 논의되는 경우도 많다. 자세한 내용은 여러 가지일 수 있다. 말하고자 하는 바는 태아가 어머니와 아버지의 문제를 느낀다는 것이다. 그 결과는 억제된 무의식중에 아이는 자신감, 자존심의 상실, 그리고 자신이 살 가치가 있는가에 대해 고민하며 성인이 된다. 많은 경우에 환자들의 문제에 깊이 들어가보면 그들은 자신들이 태어나지 않았어야 한다고 생각한다. 이 감정은 어머니와 아버지의 말싸움을 느낀 자궁내의 태아가 자신은 원치않은 아이라는 사실을 알게 되면서 일어난다. 이는 내 경험으로 얻은 공통된 이야기이다. 자세한 사항은 다르겠지만 밑바탕은 같다.

내가 발기부전이 있는 남성 환자들을 치료하면서 경험한 또다른 보편적인 이야기는, 의사가 포경수술을 서두르는 것이 성기가 나쁘다는 것을 의미한다고 생각하는 경우이다. 이러한 초기의 고통스러운 경험은 신생아의 기억 속에 저장된다. 이렇게 되면 성기에 대한 죄책감이 쌓이게 된다. 혼란은 정상적인 성욕이 왕성해지면서 일어난다. 내 경험으로는 세부적인 사항이 해결되어야 성기능이 정상으로 돌아온다는 사실이다. 세부적인 사항을 해결하려면 우리는 그 경험을 끌어내 다시 경험하게 하여야 한다. 신생아나 아기가 기억하여 억제하는 경험의 양은 놀라운 정도이다.

나는 빙빙 돌았던 포경수술 관련문제를 기억한다. 우리는 환자를 지시하지 않는다는 원칙을 가지고 있다. 이는 환자를 움직이게 하지만 환자 스스로가 어디로 갈 것인지 결정해야 하는 것이다. 그는 사람들이 자신을 죽이려 한다고 생각하던 34세의 유태인 남성이었다. 이러한 공포의 등장은 1년이 채 되지 않았다. 그는 미치지 않았으며 이러한 이유없는 공포에 고통을 받고 있었다. 그는 이 공포가 이유가 없다는 것을 잘 알고 있었다. 또한 공포가 엄습했을 때 그는 공포에 대해 말하려 하지 않았다. 대개의 경우 그는 어떠한 말도 할 수 없었다.

우리의 체성 · 감성풀어주기요법은 그를 과거로 데리고 갔다. 나는 이것이 포경수술을 자신에 대한 공격으로 잘못 인식한 상황일지도 모른다고 생각했었다. 그러나 그게 아니었다. 그의 입에 넣어진 코셔 와인에 적셔진 거즈가 자신을 질식사시키려는 시도로 본 것이다. 그 와인에 적신 거즈는 입과 목으로 흡수된 와인이 포경수술을 하기 전에 진통제의 역할을 하게끔 마련된 것이었다. 이 상황에서 아이는 그 입에 쑤셔넣어진 거즈에서 이상한 맛과 향이 나자 의사와 아버지, 그리고 다른 여러 명의 남자들이 자신을 죽이려 한다고 생각한 것이다. 그의 뇌 심층부의 기억 억제장치는 이제 과거의 기억을 놓아주려 했고 그래서 그와 관련된 감정들을 불러일으킨 것이다.

신생아, 보육원의 아기, 자궁내의 태아가 감정이나 고통을 느끼지 않는다는 말은 틀린 말이다. 의사들이 우리가 느끼고 기록할 수 없다고 생각했을 때 행해졌던 고통스러운 절차에 대해 생각해보라. 우리가 이렇게 살아있는 것만으로도 기적적인 일이다.

7

선천성 기형
Congenital Malformations

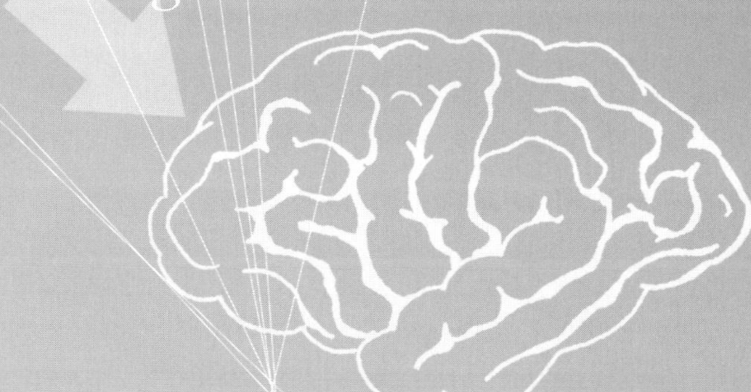

선천적이란 출생 때부터 존재한다는 뜻이다. 이는 유전적으로 물려받은 문제인지, 방사능같은 외부적인 요인에 의한 유전자 변형인지, 임신기간내에 일어난 일이 자궁내의 태아의 발달을 방해한 것인지는 모른다.

1994년을 기준으로, 선천성 유전병은 약 4천 가지가 알려져 있다. 매년 미국에서는 약 25만 명의 아기가 이러한 문제를 안고 태어난다. 유전병에 대한 연구가 계속 진행되면서 알려지는 병의 수는 계속 늘어날 것이다.

유전병의 예로 다운증후군, 낭성섬유증, 근육퇴행위축증, 겸상적혈구성 빈혈증, 클라인펠터증후군, 터너증후군 등이 있다. 다 나열하려면 백과사전을 써야 할 것이다. 또한 현상태로 가다가는 그 백과사전은 매년 새롭게 쓰여져야 할 것이다.

우리는 이 유전적인 문제들이 대물림되는 것뿐만아니라, 방사능에 노출되었을 때도 유전자 배열의 혼선이 일어날 수 있다는 것을 알아야 한다. 방사능은 방사성물질에 노출된 것일 수도 있고, 병원의 X선에 과다노출된 것일 수도 있다. 전자기장에 노출되어 유전자 배열에 이상이 생길 수 있다는 의혹도 제기되고 있다. 또한 비타민 A나 레티노산의 과다섭취가 태아의 머리를 형성하는 유전자에 영향을 줄 수 있다는 증거가 발견되기도 했다. 이 문제는 구개열이나 얼굴의 기형 등으로 나타난다.

자궁내에서 태아의 형성이나 발달을 방해하는 요인들도 있다. 이 문제들은 유전자 구조에 영향을 끼치기보다는 배아나 태아의 세포들이 분열, 특화, 이동 등을 하는 섬세한 시기에 발달을 방해한다.

45_ 병균과 선천성 기형

Viruses and Congenital Malformations

이러한 외부적 간섭의 예로 어머니가 풍진에 걸렸다고 치자. 이 병균은 태반을 쉽게 넘나든다. 이제 감염이 되었을 때 아이의 어느 부분이 발달하고 있느냐가 중요해진다. 풍진균이 태아나 배아에 침투했을 때 이는 태아나 배아의 특정 조직의 발달을 저지한다.

예를 들어, 임신 6주에 감염이 되었다면 이 시기는 아기의 수정체의 발달에 중요한 시기이므로 아기는 백내장을 가지고 태어나는 경우가 많다. 만약 병균의 침투가 임신 9주에 일어난다면 아기는 귀가 멀은 채로 태어날 수 있다. 또한 풍진균이 5~10주에 침투한다면 이 시기에 심장의 판막과 심실이 형성되고 있으므로 심장에 문제가 일어날 수도 있다. 중추신경계는 4~10주 사이 치아의 기형은 6~9주 사이에 풍진균이 침투했을 때 일어날 수 있다.

다른 병균들도 유발하기 좋아하는 기형이 있는 듯하다. 왜냐하면, 감염의 시기와는 달리 병균마다 공격하기 좋아하는 조직이 있는 듯 보이기 때문이다. 예를들어 거대세포균은 뇌와 눈, 심한 경우에는 간과 지라를 공격한다. 그러므로 임신 3개월 때에 거대세포균에 감염되면, 소두증, 대뇌골화, 실명, 맥락망막염, 지라와 간의 문제를 불러일으킬 수 있다. 혈중 담즙농도가 치명적으로 높아질 수도 있다.

단순 헤르페스균 역시 뇌, 눈, 간, 지라 등을 공격하기 좋아한다. 그러므로 이 역시 많은 경우 소두증, 소안구증, 망막의 문제, 정신적 지진아 등의 문제를 유발할 수 있다. 심한 경우라면 간과 지라에 영향을 끼치기도 하지만 거대세포균처럼 치명적이지는 않다.

이들은 병균이 태아에 어떠한 영향을 끼치는지에 대한 소수의 예일 뿐이다. 가장 회복 불가능한 뇌의 손상을 입히는 것은 임신 초에서 8~10주까지인 배아기에 일어나는 감염이다.

46_ 선천성 기형을 유발하는 다른 요소

Other Factors That Cause
Congenital Malformations

선천성 기형을 유발하는 다른 요소들은 어머니의 방사능 노출; 어머니의 약물이나 화학약품에 대한 노출; 어머니의 빈혈; 태아에게의 산소공급에 지장을 주는 호흡계의 질환; 어머니의 영양실조; 어머니의 호르몬 불균형; 자궁에 비정상적인 자세로 지속적으로 갇혀 있는 태아 등이 있다. 뼈는 저항을 받으면 자라지 못한다. 예를 들어 곤봉발은 다리가 비정상적인 위치에 갇혀 정상적인 발달이 이루어지지 못한 것으로 보인다.

47_ 선천성 기형을 유발하는 약물

Drugs That Can Cause Congenital Malformations

선천성 기형을 유발하는 약물중에는 몇 년 전에 악명을 떨친 탈리도마이드가 있다. 탈리도마이드는 임신한 여성에게 안전한 진정제로 알려져 있었다. 그러나 이는 틀린 말이었다. 이 약물은 임신중에 사용되었을 때 아기의 팔다리에 심각한 기형을 가져온다. 탈리도마이드가 미국 정부가 임신한 여성들이 복용할 수 있는 약물을 더욱 엄격하게 통제하게 하는 이유가 되었을 것이다. 이 제재는 탈리도마이드 아기 스캔들이 일어나고 나서 가해졌다. 현재는 임신한 여성은 배아에게 부작용을 주기 보다는 아예 거의 모든 약을 복용하지 않기를 권고받고 있다.

많은 항우울제 역시 팔다리 기형의 범인으로 밝혀졌다. 식욕억제제 역시 안전하지 않다. 말라리아, 키닌, 술파제 등도 태아에게 위험할 수 있다. 이들은 간에 이상을 일으켜 혈중 담즙농도를 높여 뇌에 손상을 줄 수도 있다. 항생제인 스트렙토마이신은 아기의 귀를 먹게하는 원인으로 판명되었다. 배아나 태아에게 해로운 약의 목록은 줄줄이 이어진다.

최근 연구 결과에 의하면 술과 담배는 체중 미달과 관련이 있다고 한다. 체중 미달은 자궁외의 삶의 확률을 줄이고 뇌와 얼굴의 여러 가지 기형의 위험을 높인다. 모든 것을 정확히 알기 전까지는 술 · 담배를 금하는 것이 좋다고 생각한다. 기형아가 태어나고나서 후회하면 늦는다. 대부분의 경우 기형아는 기형을 안고 평생 동안 살아가야 한다. 만약 어머니가 마약을 남용한다면 기형의 확률이 높다.

코카인 등의 마약 남용이 많이 늘어가고 있다. 이것이 미래사회에 미칠 영향은 아직 완전히 알려져 있지는 않지만 많은 우려를 낳고 있다.

많은 사람들이 호르몬을 약물이라고 생각하지 않는다. 그러나 호르몬 보충제를 임신기간중에 투여하는 것은 경종을 울릴만하다. 임신중 유산을 막기 위해 호르몬 보충제를 투여받은 여성들의 아기는 특히 성기의 암이 많았다. 그 호르몬은 디에틸스틸베스트롤이다. 초기에는 여자아이들만 영향을 받았었다. 이제는 남성 성기의 암 역시 이 호르몬에 의해 일어난다고 생각되어진다. 황체호르몬 역시 위태로운 임신을 지속하는데 쓰인다. 황체호르몬이 속한 호르몬 가족을 지칭하는 말인 프로제스틴은 여자아이의 성기를 남성화한다. 음핵은 음경으로 보일 정도로 커진다. 이것이 나중에 성 정체성에 어떤 영향을 끼칠런지는 아직 밝혀지지 않았다. 또한 코르티손과 그 연관된 호르몬들이 구개열을 유발하는 것 같다.

어머니의 대사 문제에서 의사와 어머니는 가끔 어려운 갈등에 직면할 수 있다. 어머니가 심한 경우에는 갑상선중독증이라 불리는 갑상선의 과다활동이 있다고 치자, 만약 이 증상이 계속된다면 이는 태아의 죽음으로 이어질 수 있다. 그러나 갑상선의 활동을 제어할 약들은 아기의 기형을 유발할 수도 있다. 이 약은 기형을 유발하지 않은 확률도 있기는 하다. 여기에서 정답은 없다. 어느 길을 선택하던지 위험은 따른다.

또한 임신중에 어머니의 호흡기관에 문제가 생길 수도 있다. 태아는 뇌의 발달을 위해 많은 산소의 공급을 필요로 한다. 어머니의 문제를 해결하기 위한 약은 아이의 기형을 유발할 수 있다. 이 상황 역시 의사와 어머니가 어느 쪽을 선택하더라도 결과는 참담할 수 있다. 이러한 문제에는 정답이 없다. 어떤 길을 가던지 위험은 따른다. 이러한 예를 드는 것은 당신을 무섭게 하려는 것이 아닌, 의사들이 직면하는 문제에 대한 이해를 도우려는 것이다. 현대의학은 많이 발달해 있지만 모든 해답을 다 제시하지는 못한다. 그러나, 약물 사용의 나쁜 결과는 언제나 실수가 있었다는 뜻은 아니다.

48_ 신경관 발달과 기형

Neural Tube Development and Malformations

이제 신경관의 발달을 살펴보자. 신경관은 보통 임신 28일 정도에 닫힌다. 기억하듯이 신경관은 태아원반 안에서 만들어진다. 이는 뇌와 척수의 전조이다. 만약 신경관이 닫히는 시기인 임신 4주에 문제가 생기면 이는 신경관이 닫히지 않을 수도 있다. 이렇게 닫히지 않는 것은 어디가 닫히지 않느냐에 따라 심한 문제를 유발할 수도 있고 별 문제를 일으키지 않을 수도 있다.

척추이분증은 신경관이 닫히지 않아서 일어나는 문제 중의 하나이다. 이는 미국에서 약 1,000명 중 1명 꼴로 일어난다. 이는 약 0.1퍼센트 정도일 것이다. 척추이분증에는 어떤 조직에 기형이 생겼는 지에 따라 여러 종류가 있다.

숨은 척추이분증이란 그냥 척추의 뒤쪽의 중간선이 닫히지 않았다는 것을 뜻한다. 이는 척추의 가로돌기가 뒤쪽에서 하나로 합쳐져 있지 않다는 것이다. 이 뼈의 기형은 손으로 만져볼 수 있다. 이는 척수나 수막이 척주관의 틈새로 나오지 않기 때문에 그다지 심각한 문제는 아니다. 숨은 척추이분증은 등의 고통과 척주의 약화를 가져오기는 하지만 중추신경계의 기능에 문제를 가져오지는 않을 것이다. 척추뼈는 임신 12주에 뒤쪽의 중간선에서 붙는다. 많은 경우에 숨은 척추이분증은 그 부분의 피부가 움푹 파인 것으로 드러난다. 또한 피부의 탈색이나 영향을 받은 척추뼈 위에 털이 나기도 한다.

수막이 척추의 틈새로 나와 주머니처럼 되었을 때 심각한 문제가 일어난다(그림 6-11). 만약 척수의 신경이 주머니같은 막 안으로 삐져나오면 문제는 더욱 심각해진다. 이 상황은 낭성척추이분증이라 한다. 이때 수막들만 척주관을 빠져나와 주머니로 나온다면 이는 수막탈출증을 동반한 낭성 척추이분증이라 한다. 척수의 신경조직이나 신경뿌리가 주머니로 나오면 이를 수막척수탈출증을 동반한 낭성 척추이분증이라 한다.

수막척수탈출증을 동반한 낭성 척추이분증은 척수의 조직이 주머니 안으로 삐져나오면서 척수 전반에 걸쳐 팽팽함을 일으킴으로써 숨뇌를 끌어내리는 상황으로 더욱 복잡해질 수 있다. 이렇게 밑으로 잡아당겨지면 숨뇌는 척수가 척주관으로 들어가는 두개골 바닥에 있는 후두공으로 바싹 다가붙는다. 이 당김이 너무 심해지면 이는 숨뇌로 하여금 후두공 안으로 탈출하게 할 수도 있다. 이때에 당김이 이보다 더욱 심하다면 이는 숨뇌와 그 연결된 다른 뇌의 조직을 후두공을 통해 내려가게 할 수도 있다. 후두공은 숨뇌와 뇌조직을 자유롭게 드나들게 할 만큼 크지 않다. 이 상황은 뇌줄기를 조르기 시작한다. 만약 짧은 시간 안에 조치가 되지 않으면 아기의 생명이 위험하다.

가끔 생명이 위험할 정도로 당기지는 않지만 이는 혈종이 생겨 후두공을 막아버리는 경우가 있다. 이렇게되면 뇌척수액이 척주관으로 들어가는 데에 방해가 된다. 이는 아놀드 · 키아리증후군의 일환인 수두증의 원인이 된다.

만약, 수술로 낭성척추이분증을 해결하고자 하면은 이는 더 많은 위험과 문제를 불러일으킬 수 있다. 예를 들어, 주머니를 제거한다면 이는 뇌척수액이 저장될 공간도 함께 제거되는 것이다. 조심하지 않으면 수두증의 원인이 되기도 한다. 또한 주머니가 척수의 신경조직이나 신경근을 가지고 있다면 신경계손상을 가져올 수 있다.

척추이분증은 척주와 척수가 될 신경관이 닫히지 않아서 생기는 결과이다. 만약 머리부분에서 닫히지 않는다면 이는 두개갈림증이라 불린다. 이는 두개골이 주간선에서 붙지 않은 상황을 의미한다. 대부분 이는 후두골에 일어난다. 많은 경우 이 상황에서 뇌의 수막이 닫히지 않은 부분으로 나온다. 이 주머니는 두피 아래에 위치하고 많은 양의 뇌척수액을 가지고 있을 것이다. 이 문제는 수두증과 함께 일어나는 경우가 많다. 만약 뇌조직 역시 뼈의 갈라진 틈을 통해 나와 이 주머니 안에 있다면 이는 수막 뇌탈출증을 동반한 두개갈림증이라 한다. 수술이 유일한 답이며 이는 많은 위험을 동반하기도 한다.

또 다른 신경관의 문제는 머리쪽 부분에 아무 일도 일어나지 않는 것이다. 이는 희귀한 증상이다. 두개골과 뇌가 존재하지 않는다. 이러면 생존할 확률은 없다.

다른 쪽을 살펴보면 신경관이 꼬리부분에서 닫히지 않는 것을 볼 수 있다. 이는 앞서 말한 증상들보다는 훨씬 덜 심각하며 이를 모소낭이라 한다. 많은 사람들이 모소낭을 가지고 아무런 문제없이 살아간다. 어떤 사람들은 감염되어 수술이 필요할 수도 있다. 모소낭은 많은 경우에 그 부분에 털이 나있을 것이다. 진피공동(dermol sinus)이란 피부와 척주를 이어주는 구멍이다. 이 또한 신경관이 닫히지 않은 경우이며 많은 경우에 신경관의 꼬리부분이 닫히지 않았다.

49_ 신경관 막힘 결함의 원인

The Causes of Neural Tube Closure Defects

신경관 막힘의 결함은 치명적이기 때문에 그 원인과 예방을 위해 많은 연구가 활발하게 진행되고 있다. 현재로서는 의견이 분분한 상태이다. 여러 가지 학설 중 일부가 밑에 나열되어 있다. 당신이 스스로 결론을 내려야 할 것이다.

1. 신경관 막힘의 결함은 경제적, 사회적 지위가 낮은 계층에서 많이 일어난다.
2. 한 연구 결과에 따르면 엽산비타민 보충제를 1일 180mg씩 4,783명 임산부에게 투여한 결과 신경관 결함이 한 건으로 줄었다. 이 정도 사람이라면 4~5건 정도를 예상했었다.
3. 221명 중 일어난 7건의 신경관 막힘 결함 모두 양수 안의 비타민 B12 농도가 낮아졌었다.
4. 여러 연구가, 아연의 결함이 신경관 막힘 결함에 연결되어 있다는 증거를 제시한다. 여기서의 문제는 몸의 어느 부분에서 아연 함량을 재느냐는 것이다. 혈액, 손톱, 발톱, 근육, 조직에서의 함량은 모두 다르다.
5. 어머니의 알코올 중독이 신경관 막힘 결함의 확률을 높인다. 이는 알코올이 원인일 수도 있고 알코올 중독에 걸린 어머니가 영양분을 제대로 섭취하지 못했다는 말일 수도 있다.
6. 유전적인 요소의 확률도 배제할 수 없다.

현재로서는 아연, 칼슘, 엽산 등의 공급이 원활해야 척추이분증의 위험을 줄일 수 있는 것 같다. 배아의 신경관을 닫는 단백질 결합은 칼슘에 의해 연결되므로 칼슘도 중요한 요소이다.

이러한 결과를 보았을 때, 아직 정확한 근거는 없지만 임신중인 여성은 아연, 칼슘, 엽산 등을 섭취하는 것이 좋을 것이다.

50_ 두개골과 척주의 선천성 기형

Congenital Malformations of the Skull and Vertebral Column

두개골은 크게 뇌두개와 안면두개 두 부분으로 나누어져 있다. 뇌두개는 뇌와 그 관련된 신경, 혈관, 결합조직 등을 가지고 있다. 안면두개는 얼굴의 뼈부분을 말한다. 뇌두개는 어떠한 조직에서 시작되었냐에 따라 다시 두 부분으로 갈라진다. 뇌가 얹혀있는 두개골의 바닥은 연골에서 시작되었으므로 연골머리뼈라 한다. 양 옆과 앞, 뒤와 윗부분은 두개골의 납작뼈라 한다. 이 뼈들은 두개골이 자궁 내에서 발달하는 과정에서 막이 골화되며 만들어졌다. 아기 머리의 숫구멍은 아직 골화되지 않은 막의 예이다. 또한 이러한 골화된 막의 가장자리가 만나는 부분은 출생시에는 아직 골화되지 않았다. 이는 뼈가 겹치는 것을 허용해 분만시에 태아의 큰 머리가 작은 산도를 통해 나올 수 있게 한다. 만약 이 골화가 너무 빨리 이루어지면 이는 정상 분만을 어렵게 하거나 불가능하게 할 것이다.

이제 선천성 두개골의 기형에 대해 알아보자. 두개골의 뼈융합은 출생시에 있을 지도 모르는 두개골의 뼈가 초기에 융합되는 것이다. 만약 이 증상이 존재한다면 이는 두개골의 성장을 억제한다. 만약 두개골이 성장하지 않으면 뇌 역시 성장할 공간이 없다. 출생시에 정상적인 뇌의 무게는 335그램 정도이다. 1년 후 뇌의 무게는 3배가 되어 925그램 정도가 되어 있다. 2년 후 아기의 뇌는 어른의 뇌와 비슷한 크기가 된다. 머리뼈 봉합의 유연성이 두개골을 확대할 수 있게 하여 뇌의 급성장을 수용한다. 이 머리뼈 봉합이 출생시에 융합되어 있다면 뇌는 자라려 해도 두개골이 확장되지 않을 것이다. 그 결과로 뇌 기능에 장애나 손상이 온다. 이렇게 초기에 닫힌 봉합을 여는 것은 신생아의 뇌에 회복불능의 손상을 남기지 않기 위해서 긴급히 시행되어야 한다.

두개골의 뼈융합은 실명을 유발하는 경우가 많은데 이는 뇌가 발달하면서 눈의 신경에 압력을 가해 시각신경의 발달이 저하될 수 있기 때문이다. 또한 이는 간질이나 발작의 원인이 되기도 한다. 이는 또한 머리의 고통을 유발할 것이지만 아기들은 이 고통에 대해 제대로 말할 수 없을 것이다. 의심의 여지없이 두개골의 뼈융합은 여러 가지 뇌와 중추신경계의 장애를 불러올 수 있다. 이 경우에는 수술이 가장 좋은 답일 것이다.

척추이분증에 대하여 이야기할 때 말했듯이 두개골에는 선천적으로 기형이 있을 수 있다. 이 기형이 크다면 두개골 분리라 한다. 이 문제는 많은 경우에 소형의 뇌, 또는 뇌가 아예 없는 증상을 동반한다. 이 문제는 유전적이거나 신경관의 발달과 닫힘에 발생한 문제에 의한 것일 수도 있다. 이는 거의 임신 첫째달에 일어난 경우가 많다.

척주의 선천적 기형은 또한 척추뼈의 숫자가 너무 많거나 적은 경우도 있다. 이렇게 척추뼈의 숫자가 틀린 경우는 나중에 정기적으로 등에 고통이 와서 x-ray를 찍어보기 전까지 모르는 경우가 많다. 가끔 알려지지 않은 이유로 두 개의 척추뼈가 출생시에 붙어 있는 경우도 발생한다. 이 문제 역시 나중에 등에 통증이 느껴질 때까지 모르는 경우가 많다. 또한 가끔 신생아의 왼쪽이나 오른쪽 척추뼈가 아예 없는 경우도 있다. 이는 신생아의 검사시 발견하기가 쉬운데 뼈가 있어야 할 부분이 물렁물렁하기 때문이다. 이 상황이 척주를 척주뼈의 숫자가 정상적이지 않거나 두 개의 척추뼈가 붙은 경우보다 더욱 악화시킨다.

51_ 척추측만증

Scoliosis

지금 나는, 척추측만증에 대한 나의 개인적인 견해라, 분만중에 척추측만증이 시작된다는 확신을 밝힌다. 척추측만증이란 간단히 척추가 옆으로 굽은 상태를 말한다. 이는 C자를 그릴 수도 있고 S자를 그릴 수도 있다. 이는 확연히 돌아가 있을 수도 있고 아닐 수도 있지만, 옆으로 굽기 위해서는 약간 돌아가 있어야 한다. 그러므로 이 증상을 '척추회전측만증' 이라고도 한다(그림 7-1).

이 증상과 우리가 생각하는 원인을 앞서 말한 바 있다. 그러나 당신이 그것을 찾아보기 위해 돌아가게하기보다는 여기서 간략하게 다시 설명하겠다. 척추측만증은 여러 가지 요인에 의해 생길 수 있다. 이들 대부분은 골반의 불균형 등, 살면서 나중에 생기는 것들이다. 그러나 나는, 산도의 정상적인 길에 방해가 생기면 아기의 두개천골계에 불균형이 생겨 아기가 자라면서 척추측만증이 온다는 것을 주장하고 싶다.

내가 말하는 이 방해란 분만을 돕는 겸자일 수도 있고, 오래 지속된 분만일 수도 있으며, 너무 짧은 분만, 골반위 분만 등, 자연이 설계한 산도로의 여행을 변질시키는 요인이다. 이러한 자연분만의 방해요인들이 척추측만증을 유발하는 이유는 다음과 같다. 만약 아기가 정상적인 속도로 아래를 보는 자세에서 머리부터 나온다면 이 여행은 아기의 첫 번째 척추 조정이자 두개천골 치료일 것이다. 산도는 골반의 관절, 척추 사이의 관절, 늑골과 척추 사이의 관절, 두개골의 모든 관절과 숫구멍들을 동원하게 설계되어 있다. 이 여행이 너무 빠르다면 관절중 일부는 추골 움직임이 생겨나지 않을 수 있다. 만약 이 여행이 너무 느리다면 이는 관절에 너무

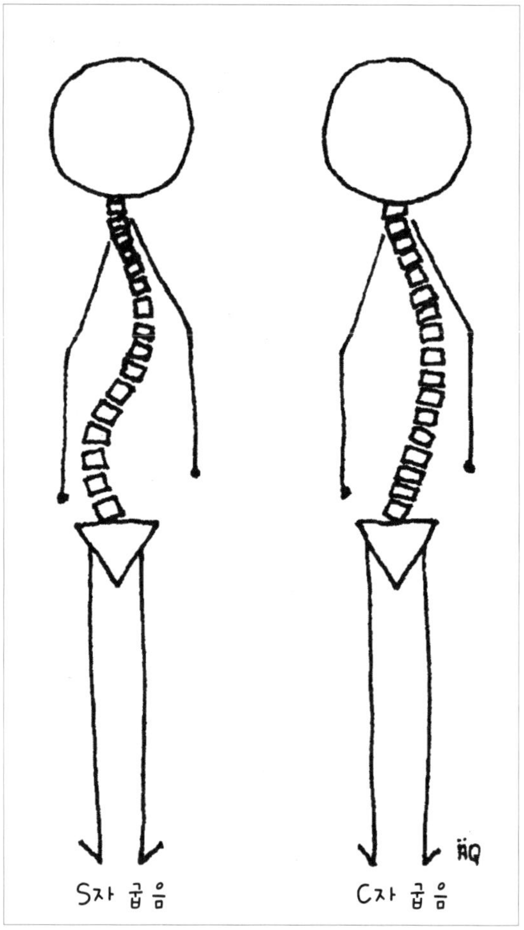

(그림 7-1) 척추의 굽음
그림에서 보듯이 척추의 굽음은 S자나 C자가 될 수도 있다. 또한 이를 보완하는 뒤틀림이 동반될 수도 있다. 척추뼈의 일부가 쐐기꼴 모양으로 변형이 되는 것도 문제가 진행되면서 흔한 일이다.

오래 힘이 가해져 변형이 일어날 수 있다. 이는 다시 섬유조직의 변화를 가져와 관절을 움직이지 못하게 하고 척추의 비정상적 구조를 만들 수 있다.

신생아의 머리를 흡입기나 집게로 잡아 끌어내는 것도 비슷한 결과를 낳는다. 변형, 섬유증, 관절 움직임의 상실 등이 일어날 수 있다. 골반위나 머리가 위로 향한 출산자세 등, 아기의 자세가 다를 때에도 비슷한 결과가 일어난다.

두개천골계의 문제는 아기의 머리가 어머니의 골반에 비정상적으로 끼이는 것, 집게와 흡입기의 과다사용, 골반위분만 등에서 나올 수 있다. 만약 두개골의 뼈에 기능저하와 불균형이 있다면 이는 척주관으로 뻗어 있는 경막계에 나타날 수도 있다. 이 경막관의 불균형은 척수신경근에 과다한 팽팽함을 만들어, 늑골이나 척추뼈의 위치에 영향을 주는 근육들의 긴장의 불균형을 가져올 수 있다. 이 근육들의 긴장의 불균형은 아기가 서있는 자세를 발달하기 시작하면서 척추측만증을 가져올 수 있다.

이 모든 것이 신생아의 척추와 늑골의 율동, 두개천골계의 율동과 균형을 잡아주는 것으로 예방될 수 있다. 이것은 생후 며칠 간에 아기를 위험에 노출시키지 않으면서 행해질 수 있다.

52_ 선천성 수두증

Congenital Hydrocephalus

수두증은 선천적일 수도 있고 후천적일 수도 있다. 수두증이란 뇌실의 현저한 확장으로 드러나는 증상이다. 이러한 뇌실의 확장은 대부분 뇌척수액이 빠져나가는 길이 막혀 뇌 안에 뇌척수액이 모이는 것 때문이다.

두개천골계의 모델에 따르면 수두증은 뇌실 안의 뇌척수액의 생산속도와 생산량을 제어하는 체계의 기능장애로 일어날 수 있다. 아니면 두개골의 정맥동의 지주막융모가 뇌척수액을 재흡수하는 체계에 문제가 있을 경우에도 수두증이 일어날 수 있다.

선천성 수두증은 기능에 따라 교통수두증과 비교통수두증으로 나뉜다. 교통 수두증에서는 측뇌실에 주입된 방사선동위원소가 지주막하공간의 척주관 안 허리 아래 부분에까지 퍼진다. 비교통수두증에서는 측뇌실에 주입된 방사선동위원소는 지주막하공간까지 퍼지지는 않는다. 이는 뇌척수액이 뇌실계에서 나오지 못한다는 뜻이다.

또 다른 분류는 뇌실계 안에서나 밖으로의 뇌척수액의 흐름이 차단되는 폐쇄수두증이다. 이 차단은 뇌의 뇌실계와 뇌와 척수의 지주막하공간의 교신을 불가능하게 한다.

폐쇄수두증은 가장 흔한 수두증이다. 만약 이 차단이 뇌의 안쪽에 있다면 이는 뇌척수액을 생산하는 쪽을 확장시킬 것이다. 차단된 다른 쪽의 뇌실 크기는 정상일 것이다. 이 상황은 진단을 쉽게 해준다. 이 차단은 측뇌실과 제3뇌실을 이어주는 몬로공에서 일어날 수 있다. 이 경우에는 한쪽의 측뇌실이 확장되고 나머지 뇌실계는 정상이다. 만약 그 차단이 제3뇌실에서 일어난다면 양쪽의 측뇌실의 뇌척수액이 제3뇌실로 흘러들어가기 때문에 둘 다 확장될 것이다.

중뇌수도관은 제3뇌실과 제4뇌실을 이어준다. 뇌척수액은 제3뇌실에서 중뇌수도관을 거쳐 제4뇌실로 흘러들어간다. 만약 중뇌수도관이 막혔다면 양쪽의 측뇌실들, 제3뇌실이 확장될 것이다.

제4뇌실에서 나가는 뇌척수액은 루시카공과 마장디공을 통해 지주막하공간으로 흘러든다. 만약 이 구멍들이 차단되었다면 뇌척수액은 지주막하공간으로 흘러들지 못할 것이다. 이렇게 되면 4개의 뇌실 모두 확장될 것이다. 폐쇄수두증을 유발할수있는 뇌실 기형의 원인은 자궁내 수막염 등의 감염이다. 이러한 감염은 태아의 감염이다. 이는 산모에게서는 드러나지 않을 수 있다.

선천성 수두증은 누구의 자료를 인용하느냐에 따라 약 2,000명의 신생아 중 1~3명꼴로 나타난다. 앞서말한 자궁내 감염 외의 선천성 수두증을 유발할 수 있는 원인은 분만손상에 의한 뇌출혈, 미숙아, 유전적 원인 등이 있다. 중뇌수도관의 차단이 선천성 수두증 원인의 대부분일 것이다. 뇌척수액을 재흡수하는 지주막융모의 기형은 가장 흔하지 않은 원인 중의 하나이다. 만약 수두증이 뇌의 발달을 저지할 정도로 뇌척수액의 양이 많아 심각하다면 수술이 필요하다. 당연히 막힌 물꼬를 터 주어야 할 것이다.

53_ 눈과 귀의 선천성 기형

Congenital Malformations of the Eye and the Ear

눈과 귀의 발달에 중요한 시기는 임신 3~6주이다. 눈의 수정체는 4, 5, 6주에 발달하고 있다. 그러므로 선천성 백내장은 이 시기의 문제에 의해 일어난다. 백내장의 가장 흔한 원인은 산모의 풍진감염이라고 생각되고 있다. 그러나 백내장은 다른 감염, 독극물, 유전적 기형에 의해서도 유발된다.

선천성 귀먹음 역시 산모의 풍진에 의해 생기는 경우가 많지만 이 또한 다른 감염, 독극물, 유전적 원인에 의해 생길 수도 있다. 선천성 귀먹음의 가장 흔한 원인은 중이를 통해 소리가 신경자극으로 바뀌는 내이로 소리를 전달하는 귀의 작은 뼈들(추골, 침골, 등자뼈 등의 소골)의 기능에 이상이 있는 것이다.

54_ 두뇌의 기능과 기능장애
Brain Function and Dysfunction

우리는 중추신경계의 구조적 기형과 관련된 조직의 기형에 대하여 살펴보았다. 이제 뇌의 기능과 어떠한 일들이 일어날 수 있는지 알아보자. 뇌 구조의 선천성 기형은 임신 3, 4, 5주에 일어난다. 이는 뇌의 주요구조들의 핵이 나타나는 시기이기 때문이다. 이러한 기본적인 뇌가 수립되고 나서 나머지 시간에는 발달을 하여 효율적으로 기능을 수행할 수 있게 된다.

앞서 말했듯이 임신 중, 분만 중, 분만 직후에는 많은 문제가 일어날 수 있다. 뇌기능의 장애는 거의 이 기간 중 일어난 다른 문제에 의해 일어난다. 우리는 이 뇌의 발달시기의 감염, 약물등의 영향을 주시해야 할 것이다. 또한 우리는 탯줄이 태아의 목에 감겨 일어나는 뇌의 산소결핍 등, 여러 가지 태아가 자궁내에서 직면하는 문제들도 잘 살펴봐야 한다. 이러한 원인들의 대부분은 어머니의 건강 문제 또는 태반이 자궁벽에 완전히 착상하지 않은 문제, 태반이 태아에게 적정량의 혈액을 공급해주지 못하는 문제 등에 관련이 있다.

뇌의 기능장애를 불러일으키는 다른 여러 가지 이유들은 분만손상에 의한 뇌출혈을 포함한다. 출혈은 경막 아래, 지주막과 연막 사이, 뇌조직 안 또는 뇌실계에 일어날 수 있다. 이 출혈의 심각성은 출혈이 어디에 일어났느냐와 출혈의 양에 따라 결정된다.

뇌는 가끔 멍이 들기도 한다. 이러한 멍은 작은 출혈이다. 그러나 혈관에서 나와 뇌조직 안으로 들어간 혈액세포는 뇌의 기능에 문제를 일으킬 수 있다. 이는 혈액세포가 파괴되면서 남는 잔유물이 뇌조직을 자극하기 때문이다. 이 화합물은 혈액세포의 이화 결과물이다. 이화란 복잡한 화학물질을 간단한 화학물질로 분리하는 것을 말한다.

적혈구의 이화 결과물 중의 일부는 쓸개즙염이다. 만약 담즙을 맛본 적이 있다면 얼마나 자극적인지 알 것이다. 이것이 뇌세포에게는 얼마나 자극적일지 생각해보라. 이러한 자극적인 외부 물질에 대해 뇌조직은 섬유화되는 것으로 대처한다. 이는 뇌세포가 아닌 뇌의 신경아교세포가 신경자극의 전달을 방해하는 섬유연결을 생성한다. 그러므로 뇌의 그 부분은 제대로 작동을 할 수 없게 된다. 만약 이 부분이 언어부분이라면 언어의 발달이 정상 이하일 것이다. 만약 이 부분이 오른손의 운동부위이라면 오른손의 움직임이 방해를 받을 것이다.

또한 나는 이화과정에서 에너지가 방출된다고 믿는다. 이것이 쓰여있는 곳은 없지만 나는 이 비정상적으로 생성된 에너지가 발작의 원인이 될지도 모른다고 생각한다. 어쨌든 출혈, 멍 등은 심각하게 받아들여져야 한다. 내 경험상으로 적절한 두개천골요법은 이러한 자극을 주는 화합물을 출혈이 일어나는 곳으로부터 빨리 제거해 섬유화를 줄여줌으로써 그 부분의 뇌 기능을 강화시켜 주어야 한다는 것이다. 나는 두개천골요법이 두개골 내의 액체의 흐름을 빨라지게 해서 이러한 좋은 결과를 가져온다고 믿는다. 두개골 내의 액체의 흐름이 빨라지면 이는 자극적인 물질을 뇌조직 속에서 빨리 씻어내린다. 또한 이는 신선한 피를 빨리 공급해줌으로써 섬유화가 그 부분의 혈액순환에 끼치는 악영향을 줄여 준다.

지금까지 나열해보았던 신생아의 뇌 발달을 저해하는 문제들 외에 대사적인 문제들도 뇌의 기능에 저하를 가져온다. 이러한 대사적 문제에 신생아의 고혈중담즙농도도 포함된다. 이를 핵황달이라 한다. 이 상황은 어머니와 태아의 Rh 문제나 태아의 간이나 쓸개에 문제가 생겼을 때 일어난다. 다른 적혈구를 파괴하는 문제도 핵황달을 유발할 수 있다. 적혈구의 이화가 쓸개즙염을 만든다는 것을 기억하자. 만약 신생아의 혈중담즙농도가 지속적으로 높다면 이는 뇌를 자극할 것이다. 뇌는 그 자극에 대항하여 섬유화될 것이고 뇌 전체에 걸쳐 모세혈관의 순환과 신경자극의 전달이 방해받을 수 있다.

뇌의 기능을 저하시키는 또 다른 대사의 문제는 너무 낮은 혈당이다. 만약 어머니의 혈당이 낮다면 저혈당증 태아 역시 혈당이 낮을 것이다. 만약 태아의 문제가 몇 분 이상 지속되면 태아의 뇌조직은 굶어 죽기 시작할 것이다. 아기에서 보이는 뇌기능의 장애는 얼마나 많은 뇌세포가 굶어 죽었냐에 따라 다르다. 만약 산소가 몇 분 동안 결핍이 되어도 결과는 비슷하다.

정상적인 구조를 가지고 발달을 한 뇌의 기능을 저하시키는 유전적 생화학적 요인도 많다. 이들중 일부는 바로잡는 게 가능하며 만약 빨리 발견되어 치료되면 뇌의 기능에 영구적 장애가 오지는 않을 것이다. 이러한 유전적 생화학적 문제는 페닐케톤뇨증, 단풍시럽뇨증, 티로신증, 과프롤린혈증, 하이드록시프롤린혈증, 히스티딘뇨증, 시트룰린뇨증, 호모시스틴뇨증 등, 여러 가지가 있다. 이들은 복잡한 생화학적인 문제들로 대사의 문제가 어떤 것인지 이름을 나열하는 것일 뿐 자세히 설명하지는 않겠다.

55_ 뇌성마비

Cerebral Palsy

뇌성마비는 3세 전에 일어나는 지속적인 운동기능의 질적 장애라고 할 수 있다. 이는 여러 가지 이유로 일어나는 뇌의 정적인 손상에 의해 일어난다. 만약 이 마비가 근육의 경직으로 나타난다면 이는 리틀병이라고 할 수도 있다. 경직은 추체로에 손상이 갔다는 뜻이다. 그러나 내 경험으로는 강직성뇌성마비는 운동피질의 문제에 의해 일어날 수도 있다고 본다. 이 문제 중 일부는 두개천골요법으로 바로잡을 수 있거나 증상이 나아질 수 있다. 이 경직마비는 경막의 비정상적인 팽팽함이나 두개골의 봉합이 끼이는 것 때문에 일어나는 것처럼 보인다.

뇌성마비와 간접적으로 연관된 문제들은 분만중, 분만 직후에 자궁내에서 일어날 수 있다. 뇌성마비는 중추신경계의 발달에 이상이 생겼을 때 일어날 수도 있다. 또한 수막염, 뇌염 등, 자궁내 감염에 의해서 일어날 수도 있다. 또한 핵황달, 산소결핍, 뇌졸중, 뇌조직의 외상과 손상 등으로 인해 일어날 수도 있다.

이러한 뇌성마비의 원인을 살펴보면 뇌성마비의 존재는, 운동기능의 장애로 나타나지만 원인에 대해서는 거의 알 수가 없다는 것을 알아차리게 될 것이다. 뇌성마비를 앓고 있는 아이를 치료하기 위해 데려오는 부모들은 뇌성마비가 특정한 병이라고 생각한다. 그러나 이는 틀린 말이다. 뇌성마비는 여러 가지 증상을 통칭하는 말이다. 뇌성마비의 원인은 제각각 다르다. 이렇게 원인을 밝혀내야만 그 적절한 치료방법을 알아낼 수 있을 것이다. 대부분의 사람들이 뇌성마비가 일생동안 지속된다고 생각한다. 그러나 나는 이러한 고정관념을 깨버린 환자들을 본 적이 있다.

또한 뇌성마비를 앓고 있는 아이는 보통의 지성을 가지고 있을 수 있다는 것을 알아야 할 것이다. 정신지체는 뇌성마비의 일부는 아니지만 언어기능에 장애가 오기 때문에 뇌성마비 환자들이 정신지체 역시 앓고 있는 것처럼 보이기도 한다.

8

삼위일체의 뇌 폴 맥린의 모델

The Triune Brain: A Model by paul D. MacLean

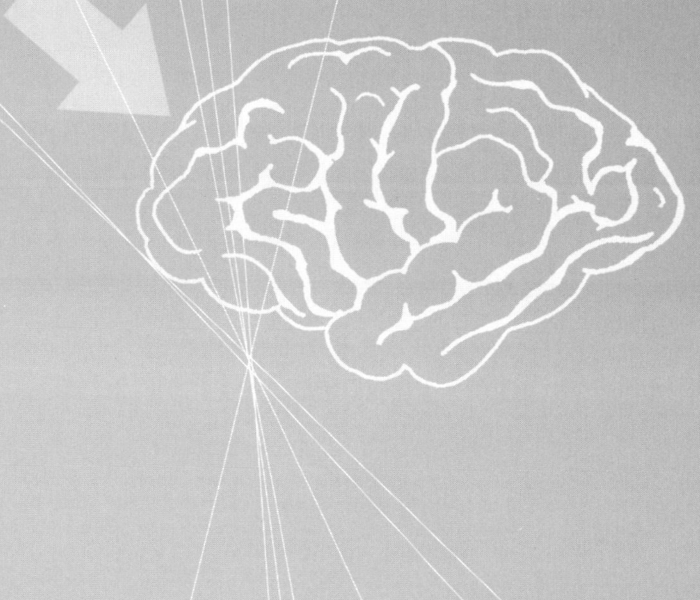

우리의 뇌는 탐지기와 감지기; 증폭기와 감소기; 분석기, 의사 결정자와 지휘자 역할을 한다. 뇌는 우리의 주변과 안에서 무슨 일이 일어나는지 알려준다. 뿐만아니라 우리의 감정, 우리가 그 감정을 좋아하는지 여부, 그리고 이 감정에 대해 무엇을 해야 할 지까지 알려준다. 또한 그것이 충분하지 않았던지 뇌는, 우리에게 예전의 기억을 살려 그것을 어떻게 해야하는지까지 알려준다. 뇌는 우리의 선택의 성공 확률, 우리에게 왜 우리가 그러한 선택을 했는지까지 알려준다.

뇌가 없다면 우리는 우리 밖과 안의 변화하는 세상에 적응하지 못하여 살아남지 못할 것이다.

폴 맥린 박사는 영원한 학생, 전문가, 경험 많은 관찰자, 객관적인 과학자, 귀한 능력을 가진 철학자이다. 맥린 박사는 뇌의 구조와 생리적 기능, 뇌의 주인의 행동에 끼치는 영향 등의 연구에 평생을 바쳤다. 그는 도마뱀에서 인간에 이르기까지 동물들과 그 뇌를 연구했다. 그는 많은 객관성을 가지고 연구를 진행했다. 그러나 그의 객관성은 그가 주관적으로 연구 결과를 해석하는 것을 방해하지는 않았다. 그는 그의 연구를 깊이 했다.

나는 맥린의 삼위일체 뇌 모델이 흥미로우며 아주 유용하다고 생각한다. 그는 그가 공부한 여러 분야를 천재적으로 통합하여 이 모델을 만들어냈다. 이는 우리에게 인간과 동물이 하는 행동의 이유를 설명해 줌으로써 유용하다. 또한 이는 그들에 여러 상황에서 어떤 행동을 할지 어느 정도 예측할 수 있게 해준다.

맥린 박사와 그의 삼위일체 뇌 모델에 많은 칭찬을 하지만, 모델은 모델이라는 것을 생각하기 바란다. 과학에서 모델은 법칙이 아니고 또한 융통성이 없는 것도 아니다. 모델은 왜 특정 현상이 일어나는 지에 대한 일시적인 설명일 뿐이다. 이는 특정 자극을 주입하면 어떤 반응이 일어나고 무슨 일이 일어날 것인가를 설명해 준다. 이는 우리를 독단론에서 벗어날 수 있게 해준다. 모델은 일어난 일들을 정확히 설명하지 못할 경우 바뀌거나 아예 버려진다. 맥린의 모델은 완벽하지는 않다. 그러나 이는 뇌, 행동, 중추신경계를 가진 생물들의 상관관계 등을 연구해 나아갈 기초를 다져 놓았다는 의의가 있다. 맥린 모델은 일부 문제에 해답을 제시하기도 한다. 그러나 이는 대답을 제시한 만큼의 문제를 제기하기도 한다.

56_ 삼위일체 뇌 모델의 바탕

The Foundation of the Triune Brain Model

맥린 박사의 삼위일체 뇌 모델을 잘 이해하기 위해 임신중 자궁내의 뇌 발달에 대해 약간 짚고 넘어가겠다.

앞서 말했듯이 배아의 길이가 약 4 밀리미터가 되는 임신 4주가 되면 신경관이 발달해 있다. 이 신경관은 아이의 뇌와 척수가 될 것이다. 신경관의 머리부분에는 3개의 수포가 발달해 있다. 이 수포는 신경관을 따라 세로로 나열되어 있다. 이들은 옆으로 나란이 있지 않다. 이 상황에서 수포란 액체로 가득 찬 작은 주머니이다. 이러한 세 개의 수포는 전뇌, 중뇌, 마름뇌로 발달하게 된다. 신경관은 2주 후인 임신 6주에 6밀리미터의 길이가 된다. 전뇌는 두 개의 수포로 나누어질 것이다. 이 수포들은 가장 앞 부분에 있는 전뇌와 그 뒤에 있는 간뇌로 발달한다.

신경관의 머리 부분에서 꼬리 부분을 볼 때 중뇌는 간뇌 바로 뒤에 있으며 마름뇌는 중뇌 바로 뒤에 있다. 중뇌가 될 수포는 더 이상 갈라지지 않는다. 마름뇌는 전뇌가 갈라지는 시기와 비슷한 시기에 두 개의 수포로 나누어진다. 이 두 개의 수포는 중뇌 바로 뒤에 있는 후뇌, 그 바로 뒤에 있는 숨뇌가 된다 신경관은 숨뇌에서 꼬리쪽까지 뻗어 있으면서 척수가 된다.

맥린의 삼위일체 뇌 모델은 전뇌와만 연관이 있다. 간뇌의 뒤에 있는 부분은 맥린에 의해 신경의 몸체라고 불린다. 이 신경조립대는 삶에 중요한 기능, 호흡, 소화, 심장박동 등, 생리적 반사 등은 담당한다. 맥린의 모델에 따르면 이 신경몸체는 우리가 식물인간 상태에 빠졌을 때 하는 일 이외에는 아무 일도 하지 않는다.

그의 모델에서 맥린은 신경몸체를 덮는 3개의 기능적, 구조적으로 갈라진 뇌를 선사한다. 이 3개의 뇌의 발생학적 자궁내 생성 순서는 (1), R 복합체와 관련이 있는 파충류의 뇌 (2), 우리가 변연계로 알고 있는 부분과 흡사한 포유류의 뇌 (3), 신피질이다. 나는 맥린이 어떻게 이 3개의 부분을 가지고 뇌의 발달과 척추동물의 행동과의 연관성을 이해하는지 설명하겠다. 만약 척추동물이 무엇인지 궁금한 사람이 있다면, 척추동물이란 척주를 가지고 있는 동물이다.

척추동물은 척색동물 문의 동물군의 일원이다. 척추동물은 모든 포유류, 조류, 파충류, 양서류, 어류를 포함한다. 척삭동물은 배아기에 척삭을 가진 모든 동물들을 지칭하는 말이다.

모든 척추동물은 신경몸체를 가지고 있다.

자궁내에서 인간의 배아를 포함하여 신경몸체가 먼저 발달한다. 그 후 배아가 만약 파충류까지 발달할 예정이라면 맥린의 파충류의 뇌가 신경몸체 위에 씌우는 형태로 발달한다. 신경몸체는 중뇌에서 끝난다는 것을 기억하자. 모든 과학자들이 중뇌를 뇌줄기에 포함하지는 않지만 신경몸체는 뇌줄기와 거의 비슷한 것이다.

맥린은 이 신경몸체가 완전해야 한다는 것을 강조했다. 이는 파충류의 뇌에 씌워져 있어 대체된 것이 아니다. 그러나, 이는 파충류의 뇌의 영향 아래에 있다. 만약 배아가 파충류가 될 운명이라면 뇌의 발달은 여기서 멈출 것이다. 파충류의 태아가 탄생할 때 태아는 신경몸체와 그 위에 파충류의 뇌를 가지고 있다. 만약 배아가 어류가 될 운명이었다면 파충류의 뇌는 존재하지 않을 것이다. 그러나 배아가 저등포유류가 될 운명이었다면 배아는 파충류의 뇌 위에 또 다른 뇌를 발달시킬 것이다. 이 두 번째 뇌는 맥린의 모델에 의하면 포유류의 뇌라 한다. 이 포유류의 뇌는 파충류의 뇌와 신경몸체에 약간의 제어와 영향을 끼친다. 이제 배아가 인간이나 고래 등의 다른 고등포유류가 될 운명이라고 해보자. 이렇다면 포유류의 뇌가 발달하고 나서 세 번째 층의 뇌가 발달할 것이다. 이 세 번째 층을 신피질이라 부른다. 신피질은 더욱 섬세한 기능이 있다. 이는 포유류의 뇌, 파충류의 뇌, 신경몸통에 약간의 제어와 영향을 끼친다.

지금 당신은 '그래서 뭐가 어쨌다는 건가?' 라는 질문을 할 수 있을 것이다. '뭐가 어쩐 것'은 바로 이것이다: 모든 본능, 반사, 감각, 반응 등, 신경몸통, 파충류의 뇌, 포유류의 뇌에 상주하는 것들은 아주 섬세하고 지적인 인간의 뇌 안쪽 깊숙히 자리하고 있다. 이러한 저등한 동물적인 본능은 잘 제어되거나 억제되어 있을 수는 있지만, 이는 존재하며 제어하기 위해 에너지를 필요로 한다. 이 개념을 따라가면 강박행위, 강박사고, 공포, 강박의식 등, 소위 '정신병' 은 설명이 될 수 있다. 이 현상들은 머리 깊숙히 자리한 뇌나 신경몸체에 있는 것이다.

우리는 맥린의 뇌 각각에 대하여 자세히 살펴보겠지만 명확성을 위해 예를 몇 가지 들어보겠다. 신경몸체는 호흡, 심장박동 등, 삶을 위한 몸의 중요기능을 담당한다. 당신은 숨을 참는 것으로 질식사할 수 없다는 것을 생각해보자. 당신의 신피질은 당신이 그러고 싶다고 할지도 모르지만 숨을 참는 도중에 죽는 증상을 가지고 있지 않는 한, 당신은 기절할 것이고 숨을 다시 쉬게 될 것이다. 또한 산소의 공급이 저하되면서 당신은 강력한 호흡충동을 느낄 것이다. 당신의 횡경막이 활발하게 움직이기 시작하는 것이 숨을 참기 위해 할 수 있는 행동의 전부일 것이다. 당신이 극복할 수 있을지도 모르는 이 강력한 호흡충동은 당신이 숨을 참기 바라는 신피질과 숨을 쉬기 바라는 신경몸체의 갈등이다. 결국 신경몸체가 이길 것이다. 기절해야 할지도 모르지만 숨을 다시 쉬게 될 것이다. 신경몸체는 삶의 중요한 기능에 있어서는 강력한 힘을 발휘한다.

파충류의 뇌는 강박의식적이다. 믿을 수 없고, 자기 영토주장이 강하며, 생존본능이 강하다. 포유류의 뇌는 이타심의 자리이며, 가족의 개념, 모성애, 감정, 놀이 등이 상주하는 곳이다. 신피질은 당연히 지성이다. 마티니를 너무 많이 마시거나 어떠한 종류든 알코올을 많이 마신 사람은 가장 위의 뇌가 어떻게 아래의 다른 부분들을 제어하는지 보여준다. 알코올은 뇌를 고위중추서부터 마비시킨다. 이제 우리의 주정뱅이를 살펴보자.

첫째로 신피질의 기능에 제일 먼저 장애가 온다. 이성적인 사고가 사라진다. 포유류의 뇌가 기능을 다하는 가장 고위중추가 됨에 따라 술 마시는 사람은 감정적, 충실함, 등을 두드리는, 사교적, 마음이 넓은 행동 등을 보여준다. 그는 모두에게 술을 한잔 씩 산다. 그의 아내는 세계에서 가장 착한 아내이다. 이제 그가 계속 술을 마시면 그의 신피질이 마비가 되었기 때문에 친절하고 사랑하며 사교성 좋은 성격이 바뀌게 될지도 모른다. 그의 포유류의 두뇌가 마비되고 있기 때문이다. 이제 파충류의 뇌가 인계한다. 텃세가 보이기 시작한다. "이녀석아 내 의자에서 내려오지 않으면 때려주겠어!" 등이다. 그는 강박의식을 보여주며 만약 당신이 그를 방해하면 그는 당신을 공격할지도 모른다. 그를 방해하지 않는다면 당신을 가만 놔둘 것이다. 그가 만약 계속 술을 마신다면 그는 기절할 것이며, 그의 신경몸체가 뇌에서 알코올이 중화될 때까지 그를 살아있게 할 것이다. 그는 그가 한 행동들을 모를지도 모른다. 왜냐하면, 그의 신피질이 의식적 기억을 담당하기 때문이다. 다른 두 개의 뇌 역시 기억을 어느 정도 하지만 이들의 기억은 기억이 의식과 연관되며 약간의 질적 차이를 보여준다.

나는 CST치료를 위한 격리 수조에 떠있을 때 내 몸이 흡사 물고기처럼 움직이고 있다는 사실을 알아차린 적이 있다. 나의 신경몸체가 물고기처럼 수영하는지는 알았지만 의식적으로는 당연히 모르고 있었다.

알코올이 맥린의 뇌들을 마비시키는 것 말고는 스트레스, 공포, 분노, 권력추구 등, 역시 비슷한 효과를 가져온다고 생각한다. 나라들이 식민지를 세우거나 국경지역에서 분쟁을 일으키는 것은, 이는 신피질이 파충류의 뇌를 효율적으로 제어하지 못한 것일 수도 있다. 만약 화가 나서 그것이 사라지지 않아 잠을 자면서 이를 가는 것은, 신피질이 포유류의 뇌에 효율적으로 영향을 끼치지 못하는 것일 수도 있다. 저등포유류는 그들의 턱과 이빨을 이용하여 사냥, 싸움 등, 생존에 필요한 행동들은 한다. 파충류는 속임수가 많다. 이는 그들의 생존여부와 직결되어 있다. 어떤 사람이 속임이 심하고 믿을 수가 없다면 우리는 그를 '뱀' 이라고 부른다. 이는 우리가 생각하고 있는 것보다 더 적절한 호칭일 수도 있다. 잘 제어되지 않은 파충류의 뇌는 믿지 못할 행동으로 나타날 수 있다는 것을 명심하자.

계속 설명할 수 있지만 모두가 이해했을 것이라고 생각한다.

57_ 파충류의 뇌
The Reptilian Brain

맥린의 3개의 뇌 중에서 가장 원시적인 파충류의 뇌는 신경몸체를 싸고 있다. 이는 뇌의 회색질의 75퍼센트 정도로 이루어져 있다. 이는 파충류의 뇌가 신경세포와 말이집 형성이 되지 않은 구조물 등에서 우위를 점하고 있다는 뜻이다.

맥린의 파충류의 뇌에 포함되어 있는 것은 기저핵이다. 기저핵은 대뇌반구의 바닥쪽에 위치한 회색질의 큰 덩어리들이다. 이들은 측뇌실 벽을 이룬다. 기능적으로 기저핵은 대뇌의 추체외운동계의 팔이라 생각할 수 있다. 이 운동계는 자율적이며 무의식적인 자세와 이동을 담당한다.

가끔 기저핵의 일부를 이루는 흑색질이 기저핵의 대명사로 쓰일 때가 있다. 흑색질은 까만 물질이라는 뜻으로 조직의 색을 보고 붙여진 이름이다. 이러한 흑색의 색깔은 이 조직 안에 멜라닌의 농도가 높은 것 때문이다.

전통적 해부학자들은 역시 어떠한 뇌의 조직들이 기저핵에 포함되어야 할지 논란을 일으키고 있다. 그러나 그들은 다음의 구조를 기저핵의 부분으로 인정하고 있다:

1. 선조체
   a. 창백핵
   b. 꼬리핵
   c. 조가비핵

2. 시상저핵
3. 적핵
4. 흑질
5. 위에 나열된 모든 조직은 그물체, 소뇌, 대뇌와 연결되어 있다. 어떤 과학자들은 이 연결을 기저핵에 포함시키 어떤 과학자들은 포함시키지 않는다. 당신이 선택하라.

또한 과학자들은 편도체가 기저핵에 포함되는지 여부를 놓고 논쟁을 벌이고 있다. 맥린 모델에서 이 편도체는 포유류의 뇌에 속해 있다. 그러므로 그는 이를 기저핵의 일부라 생각하지 않는다. 또한 전정핵과 소뇌 역시 논쟁에 휩싸여 있다. 어떤 과학자들은 이들은 기저핵의 일부로 분류한다.

맥린은 파충류의 뇌, 줄무늬 복합체, R 복합체 등을 거의 같은 뜻으로 사용하고 있다. 그는 이 파충류의 뇌를 어떠한 자극을 내보내느냐에 따라 4부분으로 분류하고 있다.

1. 시상하부와 중뇌로 연결되는 후각선조체
2. 창백핵과 흑색질로 연결되는 선조체
3. 시상전핵, 시상, 중뇌와 시상의 뒤판 등으로 연결되는 창백핵
4. 시상하부로 연결되는 무명질

맥린 모델 중에서 기저핵으로 들어가는 신경자극의 대부분은 그물체와 변연계 그리고 신피질에서 온다.

58_ 파충류의 뇌 기능

Reptilian Brain Function

맥린에 의하면 파충류의 뇌 기능은 많은 과학자들이 주장하는 대로 운동만이 아니다. 파충류의 뇌는 고위운동반사, 언어와 연관된 운동에 연관이 있는 것처럼 보인다. 대부분의 과학자들이 이에 동의한다. 그러나 운동기능 외에는 의견이 갈라지기 시작한다.

맥린은 여러 파충류의 행동양식을 연구했다. 이 파충류들은 다음 층의 뇌가 없다. 포유류의 뇌를 소지하지 못한 것이다. 그들이 소지한 뇌의 가장 고위중추는 R 복합체라고도 불리며 기저핵과 주변의 조직 약간을 포함한 파충류의 뇌이다. 그러나 맥린은 파충류를 연구하던 중 파충류들이 자신을 손질하는 것을 보게 되었다. 그들은 땅에 몸을 비벼 피부에 붙어 있을지도 모르는 것들을 떼어낸다. 그들은 교접하기 전에 약간의 의식을 치르지만 포유류들의 짝짓기 춤에는 미치지 못한다. 파충류들은 텃세가 강하다. 이들은 자기의 영역을 표시하며 이 영역을 싸워서 지켜내는 것이다. 이들은 단체로 이동하는 경우가 거의 없다. 파충류는 포유류보다 훨씬 개인적이지만 너무 추울 때는 모이기도 한다. 힘이 센 놈이 약한 놈을 괴롭히다 죽이기도 한다. 파충류들은 이상한 생물이나 물체를 피하거나 공격한다. 파충류가 도망갈지 공격을 할지는 도무지 종잡을 수가 없다.

파충류는 하루하루 정해진 일들을 반복하며 산다. 예를 들어 도마뱀의 하루 일정은 이럴 것이다. 도마뱀은 자신의 둥지에서 나와 일광욕을 조금 즐길 것이다. 그러고나서 도마뱀은 대변을 본 후 자신의 영역 안에서 먹이를 찾아 나설 것이다. 이 아침식사는 몇 시간이 걸릴 수도 있다. 다음 낮잠을 즐긴다. 그런 뒤에 도마뱀은 오후 식사를 한다. 이 두 번째 식사에서 도마뱀은 용기를 내어 자신의 영역 밖으로 먹이를 구하러 가기도 한다. 배를 채운 도마뱀은 다시 자신의 영역으로 들어와 일광욕을 즐긴다. 그런 다음 도마뱀은 잠을 자러 둥지로 돌아간다. 이는 성취 욕구가 약간 느슨해지거나 없어졌을 때의 인간과 크게 다르지 않다.

앞서 말한 도마뱀의 하루 일과에는 행동상 특징이 있다. 이러한 특징은 자신과 주변의 사람들의 행동을 살펴보면 비슷하다는 것을 느끼게 될 것이다. 인간들의 행동 중에는 우리가 아직 파충류의 뇌를 가지고 있다는 강력한 증거가 있는 것이다. 우리는 사람들이 군중의 행동을 따라하는 것을 보았을 것이다. 사람들은 파충류처럼 자극에 생각해보지 않고 반응부터 보인다. 양쪽이 많은 반사행동을 가지고 있다. 매디슨 에비뉴 거리는 이 사실을 광고할 때 이용한다. 우리는 모두 많은 반복적인 행동을 한다. 당신은 상점에서 사람들을 관찰하거나, 자신의 주변에 있는 도마뱀을 통해 이를 보게 될 것이다.

파충류는 속임수를 많이 쓴다. 속임수는 파충류의 생존을 위해 꼭 필요한 것이다. 속임수는 파충류의 뇌 안에 뿌리를 박고 있으며 사람들을 잘 살펴보면 많은 사람들이 이를 활용하고 있다. 사실 최고의 테니스 선수, 농구 선수, 미식 축구 선수들은 속임수의 대가라 할 만 하다.

파충류는 의사소통을 하기도 한다. 우리 집 뒤뜰에는 작은 도마뱀들이 많이 산다. 이 도마뱀들은 지속적으로 '팔굽혀펴기' 와 크고 빨간 목으로 헉헉댄다. 맥린에 의하면 이것은 다른 도마뱀에게 공격하지 말라는 의사표시라고 한다. 이러한 행동은 암컷을 유혹하는 데도 쓰인다. 수컷들만 '팔굽혀펴기' 와 붉고 큰 목을 보여준다. 만약 어느 수컷이 다른 수컷에게서 위험을 느끼면 그는 뒤돌아서 바닥에 납작 붙어버린다.

많은 사람들이 비슷한 행동을 보인다. 근육질의 사나이들은 근육을 과시하며 몸매를 만든다. 우리는 미스터 유니버스에서 많은 근력의 과시를 볼 수 있다. 또 미인대회에서 여성들이 미모를 뽐내는 것을 볼 수 있다. 이러한 것들은 파충류의 뇌의 영향이다. 이는 '나를 보라' 는 의사표시인 것이다.

우리는 모두 신피질과 포유류의 뇌에 의해 활동이 어느 정도 억제된 파충류의 뇌를 가지고 있다. 그러나 이 억제는 완전하지 않고 파충류의 뇌는 겉으로 드러나는 경우가 많다.

이 파충류의 뇌에 영향을 끼치는 병들에는 파킨슨병, 헌팅턴병, 무도증 등이 있다. 이들은 모두 운동제어에 영향을 끼치는 병이며 반복되는 의미없는 동작을 유발한다. 맥린은 자폐증과 정신분열증 역시 반복되는 동작으로 미루어 보아 이 파충류의 뇌에 문제일 수 있다고 생각한다.

59_ 포유류의 뇌
The Mammalian Brain

맥린의 포유류의 두뇌는 파충류의 두뇌를 덮고 있다. 자궁내에서 포유류의 뇌는, 파충류의 뇌가 신경몸체 위에 생성된 후 생성된다. 만약 배아가 포유류가 될 운명이라면 이는 포유류의 뇌를 생성하여 파충류보다 더 많은 지적 능력을 갖기 위해 파충류가 태어났을 시기보다 더 오래 자궁 안에 남아 있다.

맥린의 포유류의 뇌는 변연계와 거의 같다. 해부학적으로 변연계는 뇌줄기를 감싸안고 있다. 맥린에 따르면 변연계 또는 포유류의 뇌는 파충류의 뇌와 겹치는 부분이 없다. 그러나 몇몇 과학자들은 맥린의 포유류 뇌에 포함하는 편도체를 기저핵에 포함시킨다. 만약 이게 당신을 혼란스럽게 한다면 걱정하지 말라. 당신은 혼자가 아니다.

포유류의 뇌는 파충류에는 없는 세 가지 특성이 있다. 첫째, 포유류는 그들의 새끼를 돌보며 모성애를 보여준다. 파충류는 새끼들을 스스로 살아가게 한다. 둘째, 포유류는 어미와 새끼간에 목소리로 대화를 주고받는다. 셋째, 포유류들은 같이 논다. 부모는 새끼와 놀고, 놀면서 새끼들을 가르친다. 새끼들도 같이 놀며 생존에 필요한 능력을 기른다. 파충류는 놀이를 하지 않는다. 그들은 타고난 본능에만 의지해 살아가는 것같다. 포유류의 뇌는 가족의 개념과 이타심이 나오는 곳이기도 하다. 이는 모성애와 부성애, 형제간의 우애를 가지고있다. 신피질은 어떤 부모가 아이를 학대했다고 생각할지도 모른다. 그러나 신피질은 포유류의 뇌가 가지고 있는 부모에 대한 사랑의 본능을 억제해야 할 것이다. 신피질이 사랑하지 않아야 하는 이유를 알고 있어도 포유류 뇌의 사랑 본능은 억제하기가 어렵다. 이는 가능하기는 하지만 당신의 부모나 형제 또는 아이와 멀어지는 것을 힘들어 한다는 것이다.

변연계 또는 포유류의 뇌는 3개의 부분으로 나뉜다. 이들은, (1) 편도 (2) 투명중격 (3) 시상 띠다발이다. 몇몇 과학자는 해마를 편도부분에 속해 있다고 분류하고 다른 과학자들은 해마를 투명중격 부분에 속해 있다고 한다. 우리의 목적은 포유류의 뇌 기능에 있기 때문에 어떤 분류를 따르는지는 중요하지 않다.

포유류의 뇌는 내수용성이자 외수용성이다. 내수용성이란 몸의 여러 부분에서 정보를 수신한다는 뜻이다. 외수용성이란 주변환경에서 정보를 수신한다는 것을 뜻한다.

내수용적인 면에서 포유류의 뇌는 미각과 후각의 정보를 수신한다. 또한 이는 입, 목(식도), 위, 십이지장(위의 끝에서 작은 창자가 시작되는부분), 대장, 골반내의 모든 장기들에서 감각을 전달받는다. 또한 골반에서 성적인 행위에 대한 감각 역시 수신한다.

포유류의 뇌는 감정과 연관이 많은 시상하부에서 많은 입력을 받는다. 또한 중뇌에서도 내수용적 입력을 받는다. 중뇌는 근육의 긴장상태, 장기의 상태 등, 몸 상태의 정보를 포유류의 뇌로 중개한다.

포유류의 뇌의 외수용성 입력은 주로 후각, 시각, 청각자극에서 온다. 맥린의 포유류의 뇌는 생존에 필요한 여러 자극을 받는 부분인 것이다.

60_ 포유류의 두뇌가 당신을 위해 하는 것

What the Mammalian Brain Does For You

포유류의 뇌에서는 음식과 관련된 활동이 일어난다. 이는 사냥, 음식찾기, 음식지키기 등을 포함한다. 또한 이는 성적활동과 재생산 활동, 간호, 보호 등 모성애의 자리이다. 이는 부모와 자식간, 형제간의 놀이의 자리이다. 포유류의 뇌는 우리에게 위험을 알려주며 공포감을 조성하고 분노와 공격할 수 있는 용기를 준다.

포유류의 뇌는 또한 감정의 자리이다. 이는 특히 후각과 관련된 감정적 반응을 기억하고 재생한다. 이는 우리가 후각에 성적으로 반응하게 하는 부분이다. 포유류의 뇌가 없다면 향수산업은 없었을 것이고 우리는 향수를 뿌리지 않을 것이다.

포유류의 뇌는 감정적 반응의 양을 조절하는 능력을 가지고 있다. 만약 감정을 절제할 때라면 신피질이 포유류의 뇌에 감정의 수위를 낮추라고 명령하거나 아예 무의식 속에 감추라고 할 것이다.

포유류의 뇌는 우리가 자아를 인식하는 부분이기도 하다. 만약 포유류의 뇌가 없다면 우리는 거울을 들여다보고도 우리 자신이라고 생각하지 않을 것이다. 해마가 우리의 자아인식을 담당한다.

포유류의 뇌는 최근의 기억을 저장해 놓는 장소이다. 만약 이 포유류의 뇌에 손상이 있다면 최근의 일을 기억하지 못하고 어렸을적 일만 기억하는 사태가 벌어질지도 모른다. 이는 정신을 빼놓고 다니는 자아정체성 상실의 극치일 것이다.

61_ 발작

Seizures

정신운동 간질, 측두엽 간질, 변연계 간질은 사실 모두 같은 증상을 의미한다. 맥린은 이를 포유류의 뇌간질이라고 표현할지도 모른다. 이들은 대사적 요인을 동반하는 감정과 관련된 발작이다. 이는 포유류의 뇌간질을 앓는 환자는 여러 가지 격한 감정을 느끼게 된다는 뜻이다. 환자는 주체할 수 없는 분노나 공포, 환희 또는 성적 쾌락을 느끼게 될 수 있다. 또는 이 환자는 포유류의 뇌 어느 부분이 영향을 받았느냐에 따라 앞에 말한 감정들을 복합적으로 느낄 수도 있다. 동시에 장기들은 어떠한 반응이라도 보일 수 있다. 심장은 터질듯이 뛸 수도 있다. 또는 갑자기 호흡이 가빠지거나 창자가 수축할 수도 있다. 가능성은 끝이 없다.

맥린은 포유류의 뇌 간질의 이유를 설명할 학설을 폈다. 그는 포유류의 뇌가 거의 측두엽 부근에 있으니 분만시에 손상이 가해졌을 가능성이 있다고 생각한다.

맥린은 다음 상황을 가능한 원인으로 꼽는다. 측두엽은 소뇌천막이라는 가로로 쳐진 경막 위에 자리한다. 이 수평의 막은 중간에 뇌줄기가 척수로 내려가는 구멍이 있다. 맥린은 태아의 머리가 산도에 의해 조여질 때 이는 대뇌반구가 소뇌천막의 구멍에서 일시적으로 탈출하는 결과를 낳을 수 있다. 이 상황은 대뇌반구의 아랫부분에 소뇌천막에 의해 가해지는 지속적인 압력은, 측두엽의 아랫부분에 멍이 들게 할 수 있다. 이는 측두엽이 대뇌반구의 부분 중 소뇌천막의 구멍 가장자리에 닿는 부분이기 때문이다. 또한 압력이나 이 탈출에 의해 측두엽의 혈액공급에 차질이 빚어질 수도 있다. 뇌조직에 멍이 들건 혈액공급에 차질이 빚어지건 둘 다 모세혈관에서 뇌조직 안으로 혈액이 흘러들어가 자극을 줄 수 있는 상황이 된다. 이러한 혈관에서 유출된 혈액은 뇌조직에 자극을 주고 이 자극은 혈액세포가 파괴되면서 점점 심해진다. 이 자극은 뇌의 세포 중 일부를 섬유화시켜 단단한 경화조직이 되게 만든다. 이 조직은 보통 뇌의 조직을 자극하고 주변의 조직에 동맥혈이 공급되는 것을 방해한다. 둘 중의 하나이거나 둘 다의 결과는 발작인 것이다.

두개천골요법의 시술자로서 나는 이 학설이 타당성을 가지고 있다고 생각한다. 나는 또한 이 문제가 잘 훈련된 전문적인 두개천골 치료사에 의해 생후 며칠 사이에 바로잡아질 수 있다고 생각한다.

62_ 신피질

The Neocortex

내가 보기엔 맥린의 연구는, 파충류의 뇌와 포유류의 뇌에 치중한 것 같다. 그의 신피질의 개념은 특히 신경외과 의사 등, 다른 사람들의 연구에서 인용한 바가 많다.

맥린은 신피질이 파충류의 뇌와 포유류의 뇌에 영향을 끼치지만 이 두 개의 뇌 역시 신피질에 영향을 끼친다는 것을 주장한다. 그는 이렇게 서로간에 간섭을 하는 것이 신피질의 앞부분이라고 생각하는 것같다. 그는 두정골, 측두골, 후두골부분의 피질과 파충류, 포유류의 뇌의 상관관계에 대해서는 언급하고 있지 않다. 나는 이러한 부분들이 아래의 뇌들과 맺는 상관관계를 배제하지 않을 것이다. 1990년에 맥린이 그의 삼위일체 뇌이론을 펴냈을 때 그 부분에 관한 연구는 하지 않았던 것으로 사료된다.

그의 논문에서 맥린은 원형정신활동과 감정적정신활동이라는 단어들을 사용한다. 원형정신활동이란 신피질과 파충류의 뇌가 서로에게 영향을 끼치는 것을 뜻한다. 이 원형정신활동이란 우리가 하루에 해야 할 일들을 생각해보고 바꾸려고 하는 등의 생각을 하는 것을 의미한다. 반대로 생각하면 우리가 우리의 하루 일과와 의식에 얼마나 옥죄여 사느냐를 아는 것이다.

감정적정신활동이란, 신피질과 포유류의 뇌가 서로에게 영향을 끼치는 것을 뜻한다. 이 감정적정신활동은, 우리의 감정적 반응이 얼마나 센지, 또는 이 감정적 반응이 얼마나 제어하기 어려운지를 알려준다. 반대로 생각하면 우리는 어떠한 자극이 신피질과 포유류의 뇌의 상호교신을 유발하는지 생각하는 것일 수도 있다. 이 역시 감정적 정신활동이다. 포유류의 뇌가 인간들에게 공감과 이타심을 주는 것이다.

맥린은 3개 뇌의 상관관계를 증명하기 위하여 여러 예를 제시한다. 만약 수술, 종양, 사고 등으로 포유류의 뇌가 제거된다면 그 사람은 거짓말을 하고 속일 것이다. 이러한 행동들은 미리 생각한 것이 아니고, 파충류의 뇌가 인계하면서 신피질의 제어없이 생존에 필요한 행동을 보이는 것이다. 만약 그 사람이 애교가 많으면서도 속임이 많다면 맥린은 이를 파충류의 뇌가 보이는 생존을 위한 능력이라 할 것이다. 속임수는 그때 그때마다 위기를 넘기는 생존수단이다. 미리 생각하는 것이 아니다.

또한 신피질의 앞부분이 없다면 불안도 없어진다는 보고가 있다. 맥린은 이 불안을 미래에 올 일에 대한 걱정을 동반하는 좋지 않은 기분이라고 생각한다. 그러나 그 사람은 바로 앞에 위험이 닥쳤을 때 공포를 느끼기도 한다.

만약 신피질이 없다면 우리는 미래에 대해 생각하지 않을 것이다. 우리는 하루하루만을 살아가며 미래의 계획 따위는 세우지 않을 것이다. 포유류의 뇌는 놀기를 좋아한다. 만약 신피질의 영향이 없다면 우리는 눈앞의 쾌락에만 탐닉할 것이다. 또한 우리는 더욱 많이 울고 웃을 것이다. 또한 신피질이 기능을 다 하는 사람들이 생각하기에 가장 부적합하다고 할 때 이 행동들을 할 것이다.

신피질은 수학 등의 문제 해결을 위해 중요하다. 나는 맥린의 삼위일체 뇌 모델이 뇌 구조의 기형이 어떠한 행동과 행동장애를 유발하는지, 또 심각한 상황에 놓였을 때 우리의 반응이 왜 일관적이지 않은 지에 대해 알려준다고 믿기에 그의 모델의 개요를 나열해 놓았다. 이는 완벽한 모델은 아니지만 나에게는 많은 도움이 되었다.

9

전체는 부분의 합보다 크다

The Whole Is Greater Than the Sum of It's Parts

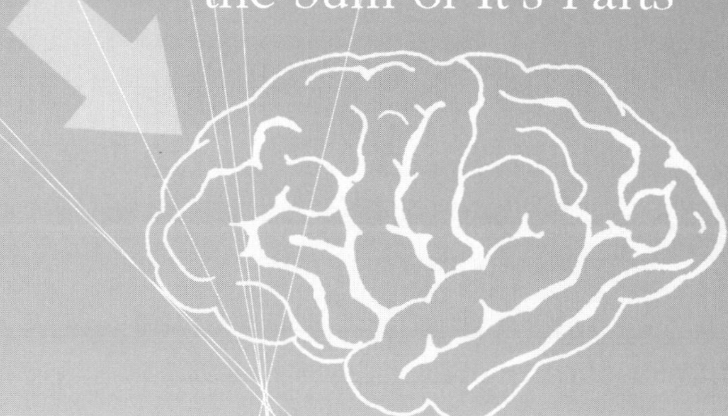

63_ 전체
The Whole

전체란 우리의 의식, 행동, 그리고 반응을 지칭하는 말이다. 의식이라 함은 모든 층의 의식을 말하는 것이다. 우리는 여러 의식층을 알고 있으며 모르고 있는 의식층 역시 많다. 현재 우리는 의식을 막 이해하기 시작하는 단계이다. 많은 의식에 관한 학설들이 제기되었고 오류로 판명이 났다. 이 문제는 우리의 의식을 사용하여 의식을 연구해야 하기 때문에 연구하기가 어렵다고 할 수도 있을 것이다. 우리의 의식은 우리의 감각과 내적, 외적인 영향과 환경의 영향을 받는다. 모든 것을 똑같이 느끼는 사람이 없기 때문에 의식을 연구하면서 객관적으로 연구하기란 거의 불가능에 가깝다.

늘어난 전기자극과 신경전달물질의 생화학적 활동을, 평화롭고 조용하고 행복한 느낌을 가져오는 석양의 그림에 어떻게 연결을 시켜야 하는 것일까? 우리 뇌에서 일어나는 일들은 뇌의 특정 영역에 늘어난 전기와 화학적 작용일 뿐이지만, 우리는 석양을 보면서 평화롭고 사랑스러운 느낌을 받는다. 이는 어떻게 일어나는 일일까? 이는 뇌가 없으면 일어날 수 없는 일이다. 최소한 우리는 그렇게 생각한다. 그러나, 우리는 뇌가 없는 동물들이 같은 석양을 바라보며 같은 느낌을 받지 않는다고 단정할 수 있을까? 달리 생각해보면 야행성 동물들은 석양에 일어나 사냥, 짝짓기 등의 활동을 개시해야 한다는 신호로 받아들일 수도 있다.

우리 이웃에는 너구리들이 많다. 그들은 낮에 잠을 자고 밤에 활동한다. 만약 그들의 지능을 내가 그들을 다락방에서 쫓아내려는 노력을 무산시키는 것으로 측정할 수 있다면 그들은 매우 똑똑하다. 몇 주 동안 너구리들은 새벽 4시쯤 돌아와 달리고 뛰곤 하였다. 마치 자명종

같았다. 나는 나쁜 냄새가 너구리들을 쫓아낼 것이라고 생각하고는 약 100개의 좀약을 천장 위에 올려놓았다. 그러나, 효과가 없었다. 그들은 좀약들을 내다 버리고는 계속 살아갔다. 결국 나는 그 너구리 가족(어미와 새끼 3마리)이 저녁에 나갔다가 새벽 4시쯤에 돌아온다는 것을 알아냈다. 나는 놈들이 출타한 후 아주 튼튼한 칸막이로 입구를 막아놓았다. 놈들이 돌아왔을 때 나는 자지않고 놈들을 기다리고 있었다. 어미는 그 칸막이를 뚫고 들어가려고 했다. 취약한 부분을 찾는데 능했다. 나는 걱정이 되었고 나가서 어미와 대화를 나누기 시작했다. 나는 어미에게 다른 집을 찾아갈 것을 부탁했다. 너구리 어미는 내 말을 알아들었다. 약 10분간의 대화 후, 새끼들에게 이야기를 하더니 새끼들을 데리고 떠났다. 놈들은 다시 돌아오지 않았다. 너구리들은 어떤 의식을 가지고 있을까? 놈들은 석양을 볼 때 어떤 기분이 들까?

의식에 대한 의문은 최면을 보았을 때 더욱 많이 떠오른다. 최면에 빠졌을 때 의식은 무엇일까? 이를 경험하였고 아직도 이것이 어떠한 원리를 가지는지 궁금해 한다. 나는 환자를 깊은 최면에 빠지게 한 적이 있다. 그 후 나는 환자의 오른손등을 담뱃불로 지져보았다. 나는 환자에게 그의 왼손등을 담뱃불로 지지고 있다고 말했다. 환자는 왼손등에 뜨거움을 느꼈고 물집이 생겼다. 환자의 의식은 불이 닿은 반대쪽 손에 화상을 입었다고 믿은 것이다. 그리고 몸은 의식의 잘못된 인식에 따라 반대쪽 손등에 물집을 만들었다. 우리는 의식으로 의식을 연구할 수 있는가?

몇 시간 후에 갑자기 당신이, 몇 시간 전에 무의식적으로 어떠한 일을 했다는 것을 알아차린 적이 있는가? 최근 나는 강의를 마치고 호텔을 나가고 있었다. 나는 집으로 비행기를 타고 왔다. 그 다음날 일어났을 때 나는 내 비타민제를 호텔의 화장실 선반 위에 놓고 왔다는데에 생각이 미쳤다. 나는 아직 짐을 풀지 않았고 가방 안에는 내 비타민제는 없었다. 나는 그 호텔에 전화를 걸었고 그들은 내 비타민제를 보관하고 있었다. 그러나 내가 호텔 방을 나섰을 때는 그 비타민제를 챙겼다고 생각했었다. 의식의 어느 부분이 내가 실수를 했다는 것을 기록하고 나에게 알려 준 것일까? 어떻게 전기화학적 자극이 몇 시간 후에 의식 안으로 들어온 것일까? 나는 이런 경험을 한 달에 한 번 정도는 한다. 생각해 본다면 당신도 아마 비슷한 경험이 있을 것이다.

자기 전에 가졌던 의문이 일어나면서 해결되는 경험을 해보았는가? 나는 이 현상에 의지하게 되었다. 이 장을 쓸 때 나는 이러한 의식에 대한 문제에 어떻게 접근해야 하는지 몇일 동안 고민했다. 그러다가 하루는 자기 전에 나는 이제는 어떻게든 써야 한다고 생각했다. 그 다음날 나는 새벽 6시에 이 부분의 제목과 개요가 머리 속에 있는 채로 일어났다. 그것은 지금 당신이 읽고 있는 이 개요이다. 뇌세포들은 잠을 자는 동안에 어떻게 서로 교신하고 생화학적 반응을 보이며, 내가 잠이라는 의식의 다른 층에 있는 동안 새로운 개념을 형성해 낼 수 있었을까? 우리는 새로운 생각에 필요한 전기적, 생화학적 현상을 설명할 수는 있지만 어떻게 이러한 현상들이 우리에게 익숙하지 않은 생각으로 바뀌는 것일까? 전기와 생화학적 반응으로 생겨난 새로운 생각들에 의해서 이미지가 새로이 만들어지는 것이다.

또한 풀리지 않는 의문은 술에 만취한 사람들이다. 그들은 기억의 필름이 끊긴다. 그들은 술집에서 나와 다음날 아침, 자신의 침대에서 엄청난 두통과 집에까지 어떻게 왔는지의 기억이 없는 채로 일어난다. 술을 많이 마시지 않는 나의 절친한 친구 한 명은 최근에 이런 경험을 했다. 의식과 뇌의 기능은 어떻게 된 것일까?

오랜 시간 동안 많은 신경과학자들과 의사들은, 뇌의 크기가 사람이나 동물의 지적인 능력과 긍정적인 상관관계가 있다고 믿어 왔다. 어떤 과학자들은 이 개념에서 한층 더 나아가 지적인 능력은 대뇌피질의 두께가 두꺼울수록 낫다고 주장한다. 현대 기술에 의해 이 학설은 오류로 판명되었다. 최근에 공부를 잘하는 학생들을 대상으로 연구가 진행되었다. 이 연구는 소두증을 가진 사람들도 공부를 잘 할 수 있다고 한다. 사실 캘리포니아 대학의 수학을 전공하는 학생 중 연구에 참여한 사람의 대부분은 소두증이라고 한다. 영국 신경외과 의사가 연구한 한 환자는, IQ 120 이상으로 성공적인 수학자였다고 한다. 검사 결과에 따르면 그의 뇌실계 밖의 뇌 조직(대뇌피질과 그 아래의 조직)의 두께는 거의 1밀리미터 이하였다고 한다. 1밀리미터는 약 1/16인치이다. 그러므로 뇌의 크기나 대뇌피질의 두께가 지능을 결정한다는 학설은 틀린 것이다. 그 학설이 정정되기까지는 몇 년이 걸리겠지만 그 사이에 소두증과 수두증 환자들은 희망을 가져도 될 것이다.

지각, 본능, 직관, 예지, 이심전심, 감각, 기억, 느낌, 감정, 개념, 문제 해결능력, 식견, 기발한 생각, 창의성, 타고난 재능 등은 무엇일까? 사실대로 말하자면 잘 모른다. 우리는 이러한 의식적, 또는 무의식적인 현상에 따르는 물리적 현상에 대해서는 논의해 볼 수는 있다. 그러나, 아직 뇌의 특정부분에 있는 자극이 어떻게 우리의 기분을 좋게, 또는 나쁘게 하거나 또는 우리에게 나무 한 그루의 그림을 보여주거나, 문제를 풀기 위한 공식을 떠올리게 하거나, 자동차 열쇠를 어디다 잃어버렸나 생각나게 하는지는 모르고 영원히 모를 수도 있다. 수수께끼는 아직 풀리지 않았다. 전체는 부분의 합보다 명확하게 크다.

64_ 부분
The Parts

신경계의 부분들은 오랜동안 연구되어 왔다. 그들 부분의 구조와 기능은 최근의 연구에 의해 밝혀졌다. 그러나 이러한 부분들이 어떻게 우리에게 생각과 감각, 감정을 느끼게 해주는지는 아직 밝혀지지 않았다. 어쨌든 우리는 신경계를 이루는 부분들, 특히 뇌와 척수에 대해 간단히 알아보기로 하겠다.

나는 우리가 이러한 부분들에 대해 간단히 알아보는 동안에 당신은 우리의 신경계의 설계는 엄청난 천재성이 필요하다고 생각하게 될 것이다. 이러한 천재성은 구조적 설계, 전기공학적 설계, 생화학, 약리학, 물리, 생물, 정신, 컴퓨터, 기술과 프로그래밍, 혼돈설, 발생학, 통계에 걸쳐 발휘되었다. 일생에 걸쳐 연구를 하더라도 뇌 구조의 천재성 중 일부 밖에 이해할 수 없다는 것이 나를 겸손하게 한다.

65_ 신경세포, 연접 그리고 신경아교세포
Neurons, Synapses and Glial Cells

신경계의 세포들은 신경세포와 신경아교세포가 있다. 신경세포는 최근까지 학자들의 주목을 받았던 세포들이다. 신경자극을 감각수용체에서 중추신경계로 전달해주는 세포이기 때문이다. 신경세포는 뇌와 척수로 들어오는 정보에 대해 어떤 일을 할 것인지 결정한다. 신경세포가 어떠한 행동을 취할 것인지 결정한 후에 이들은 해당 장기로 신경자극을 보낸다.

만약 한 신경세포가 다른 신경세포와 교신을 하려면 이는 연접을 넘어서 한다. 연접이란 두 개의 신경세포의 사이의 연결이다. 믿기 어렵겠지만 하나의 신경세포는 약 10,000개의 연접을 가질 수 있다. 이는 뇌의 한 신경세포가 기능적으로 다른 10,000개의 신경세포와 연결되어 있다는 뜻이다. 이는 뇌속을 여행하는 신경자극이 갈 수 있는 길을 무지하게 많게 해준다. 그 숫자는 10억 단위일 것이다. 가끔 어떤 일을 생각하는 데 시간이 오래 걸리는 이유가 이 때문이다.

신경세포는 세포체, 축삭 그리고 하나 이상의 가지돌기로 이루어져 있다. 축삭과 가지돌기는 세포체의 세포질이 뻗어나가 이룬 미세한 가지들이다. 가지돌기는 다른 신경세포에서 신경자극을 전달받아 세포체로 전해준다. 축삭은 세포체 하나당 하나이며 가지돌기보다는 길다. 대부분의 신경세포는 하나의 세포체와 축삭을 가진다(그림 9-1). 세포 하나당 가지돌기의 숫자는 일정하지 않지만 대부분의 경우 하나 이상을 가지고 있으며, 수백 개를 가지고 있을 수도 있다.

축삭이란 신경세포에서 신경자극을 내보내는 부분이다. 신경세포간의 신호인 신경자극은 축삭을 통해 나간다. 신경자극은 다른 신경세포나 분비샘, 근육 등의 장기로 전달된다. 축삭을 따라 신경자극이 전달되는 것은 이온이라는 전기적 전하를 가진 입자의 이동에 달려 있다. 이온은 축삭을 둘러싸고 있는 막 위를 질서있게 움직인다. 신경자극에 중요한 이온들은 나트륨, 칼륨, 칼슘, 염소 그리고 상대적으로 적은 비중을 차지하는 아연이 있다.

신경세포의 세포체는 많은 일을 한다. 이는 신경세포의 역할을 알려주는 DNA, 또는 유전적 정보를 가지고 있는 핵을 가지고 있다. 신경세포체는 또한 단백질 분자를 생산하는 사립체도 가지고 있다. 이러한 분자들은 특화된 기능을 가지고 있다. 이들 단백질 분자들은 축삭을 따라 나아가 장기들에 생명력을 불어 넣어주거나 연접의 기능을 강화해 준다. 세포체는 다른 조직들을 가지고 있을 수도 있지만 지금까지 연구자들의 관심을 받아온 것은 핵과 사립체이다. 세포체의 모체는 막 안을 채우고, 세포체의 세포 뼈대와 함께 세포의 모양을 갖춰주는 세포질이다. 앞서 말했듯이 축삭은 다른 신경세포로 뻗거나 효과기관이나 종말기관으로 뻗는다. 축삭 끝에 있는 이음은 언제나 연접이다.

보통 연접에서의 교신은 생화학적이다. 생화학적 연접에는 축삭과 다른 신경세포 또는 장기 사이에 약간의 공간이 있다. 다른 덜 흔한 연접은 틈새이음연접이다. 틈새이음연접에서는 전기자극이 다음 신경세포로 가기 위해 생화학적인 물질(신경전달물질)이 필요 없다. 이러한 틈새이음연접에서는 신경자극이 나오는 축삭과 신경자극을 받는 신경세포의 가지돌기 사이의 틈새는 별로 없다. 전기자극은 축삭에서 옆의 가지돌기로 단백질의 연결을 통해 바로 전달된다.

틈새이음연접에서는 전기자극은 한 방향으로만 흐를 수 있다. 보통의 생화학 또는 신경전달물질 연접에서는 전기자극은 가끔 양 방향으로 움직일 수 있다. 틈새이음 연접을 가지고 있는 두 개의 신경세포는 비슷한 크기여야만 신경자극의 전달이 가능하다.

보통의 연접은 축삭에서 전기자극을 생화학적 반응으로 바꾸어 축삭과 목적지 사이의 거리를 넘게하며 틈새이음 연접보다 훨씬 많다. 이 연접의 간격은 틈새이음 연접의 간격의 약 10배에 달한다. 보통 연접에서 신호를 통과시키는 생화학물을 신경전달물질이라 한다.

신경전달물질에 대해 이야기하기 전에 먼저 연접의 종류에 대해 알아보자. 연접에는 세 가지 종류가 있다(그림 9-2). 이들의 이름은 적절하게 그들의 부품에 따라 붙여 있다. 가장 흔한 연접은 축삭-가지돌기연접이라 한다. 이 연접은 축삭이 가지돌기와 붙어서 생성된다.

두 번째 종류는 축삭-세포체연접이다. 짐작하듯이 이는 축삭과 세포체로 이루어져 있다.

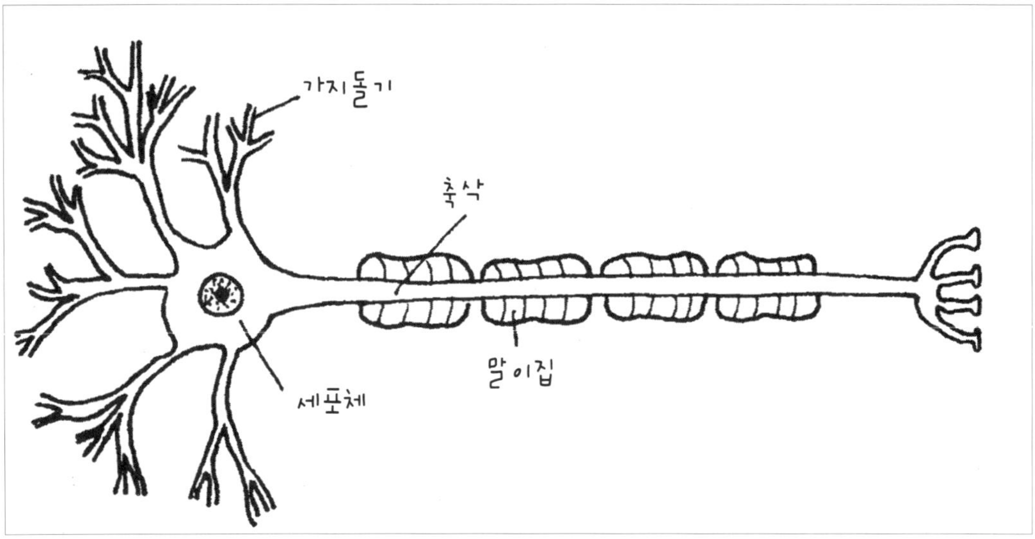

(그림 9-1) 보통의 신경세포

가지돌기들은 다른 신경세포로부터 신경자극을 받는다. 이러한 자극들은 세포체로 전도되어 축삭을 따라 다른 신경세포이거나 근육섬유, 분비샘 등의 장기일지 모르는 그들의 목적지까지 전도된다.

축삭은 세포체로 바로 신경자극을 전달한다. 이는 가지돌기를 거치지 않는다.

세 번째 종류는 축삭-축삭연접이다. 이 경우에 신경자극을 전달하는 축삭은 또 다른 연접 전 축삭과 연결이 된다. 이는 신호를 받는 축삭이 자신의 연접에 도달하기 전에 다른 연접을 만난다는 뜻이다. 이 축삭-축삭연접은 신호를 받는 축삭을 억제하는 효과를 가진다. 이는 신호를 받는 축삭에 자신의 연접을 통해 신호를 보내는 것을 억제한다는 뜻이다. 이는 그 축삭이 신호를 완전히 보낼 수 없다는 것은 아니다. 이는 더 강하고 오래 지속되는 자극이 있어야 전달이 된다는 뜻이다. 축삭-축삭연접의 다른 이름은 연접전연접이다.

신경아교세포는 신경계세포 중 가장 무시되어 왔던 세포이다. 신경아교세포의 숫자는 신경세포의 두 배 정도 된다. 신경아교세포의 기능 중 상당수는 아직 밝혀지지 않았고 아직도 연구되고 있다. 신경계의 세포 중 신경세포가 아닌 세포는 혈관과 관련된 세포를 제외하고는 모두 신경아교세포라 불린다.

신경아교세포의 밝혀진 기능들 중 일부는 다음과 같다.

1. 신경세포를 기계적으로 받쳐준다.

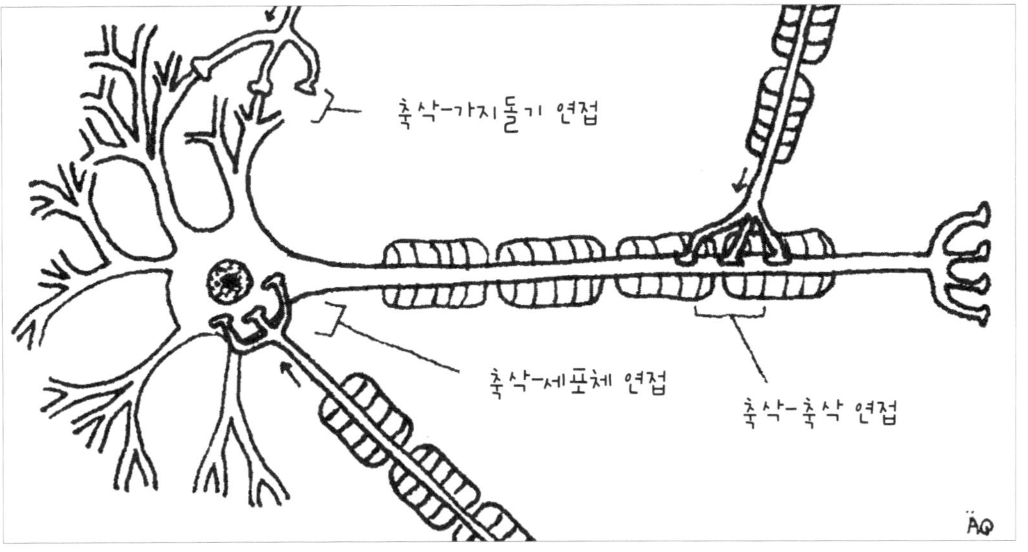

(그림 9-2) 연접의 종류

축삭-가지돌기 연접이 가장 흔하다. 신경자극은 다른 신경세포의 축삭에서 가지돌기로 들어온다. 다른 두 개의 종류는 신경자극이 축삭에서 각각 세포체와 축삭으로 들어가는 축삭-세포체 연접과 축삭-축삭 연접이다. 축삭-축삭 연접은 자극을 받는 쪽의 축삭의 신경자극전도를 줄여 억제하는 기능을 가지고 있다.

2. 말이집을 형성한다. 중추신경계에서는 희소돌기 아교세포(신경아교세포의 한 종류)가, 말초신경계에서는 슈반세포(신경아교세포의 또 다른 종류)가 말이집 형성을 담당한다.
3. 연접틈새로 방출된 신경전달물질을 빠르게 받아들이고 비활성화시킨다.
4. 뇌나 척수가 손상되었을 때 흉터조직을 생성한다.
5. 신경세포나 다른 세포가 죽었을 때 폐기물과 잔재를 치운다.
6. 혈액과 신경세포 사이에 여과계를 형성한다.
7. 신경세포가 담겨 있는 액체 안의 전하를 가진 이온 농도를 조절한다. 그러므로 신경세포가 자극을 보내기 위해 필요한 농도의 나트륨, 칼륨, 칼슘, 염소, 아연 등을 공급한다.

이렇게 알려진 기능 외에도 아교세포는 배아기의 신경계가 발달하면서 신경세포들이 자기

자리를 찾아가는 것을 보조한다는 증거가 발견되었다.

아교세포들은 큰 세포(큰아교세포)와 작은 세포(미세아교세포)로 나뉜다. 이 체계는 꽤나 복잡해질 때까지 계속 나누어진다. 아교세포들의 분류는 새로운 발견이 계속되면서 계속 바뀌고 있다. 이는 혼란을 가중시킨다. 그러므로 자세한 이름을 언급하지는 않겠다. 성상아교세포가 가장 큰 아교세포라는 것을 알면 충분할 것이다. 이들은 뇌종양 중 가장 흔한 성상아교세포종을 만드는 신경아교세포이다. 뇌의 말이집 형성을 담당하는 희소돌기아교세포는 미세아교세포과에 속한다.

최근의 연구는 신경아교세포가 전기신호의 교신을 직접적으로 도와준다고 주장하고 있다. 신경전달물질의 하나인 글루타민은 신경아교세포에서 만들어진다. 그 후 글루타민은 알 수 없는 방법을 통해 신경세포로 전달된다. 신경아교세포를 연구하는 것이 무슨 결과를 가져올 것인지 누가 알 것인가. 몇 백년 전에 그들은 신경계의 2등주민이라고 생각되어 왔다. 그들은 자리나 차지하고 신경세포들을 보조해주는 역할이었다고 생각되어 온 것이다.

66_ 신경전달물질

The Neurotransmitters

보통의 연접은 부근의 축삭이 끝나는 부분에 자그마한 수포가 있는 구조로 되어 있다. 이러한 수포들은 신경전달물질을 가지고 있다. 수포당 한 종류의 신경전달물질을 가지고 있으며 보통 한 연접은 여러 개의 수포를 가지고 있지만 한 종류의 신경전달물질을 가지고 있다.

수포 안의 신경전달물질은 연접틈새 반대편에 있는 수용체를 활성화시킬 수 있는 능력을 가진 액체이다. 신경전달물질은 연접틈새의 반대편까지 가기만 하면 된다. 전기자극이 축삭을 따라 내려오면서 연접에 가까워지면 신경전달물질로 가득찬 수포는 축삭의 표면으로 이동한다. 이 수포들은 터지면서 신경전달물질이 연접틈새 안으로 방출된다.

연접틈새란 축삭의 표면과 신경자극을 전달받는 구조물간의 거리를 지칭하는 말이다. 신경전달물질이 연접틈새로 방출되면 이는 연접틈새를 넘어가 반대쪽의 수용체를 활성화시킨다. 이때에 뇌척수약(C. S. F)의 원활한 생성과 풍부한 유량은 전기적 에너지를 화학적 신호로 바꾸어 준다. 신경전달을 받는 신경세포는 이 화학적 에너지를 다시 전기적 에너지로 바꾸어 전기자극으로 만든다. 만약 이 수용체가 근육 안에 있다면 신경전달물질이 전달하는 에너지는 전기자극으로 바뀌어 근육을 수축하게 만든다. 그러므로 신경전달물질은 화학적 에너지를 통해 전기자극을 두 개의 신경세포 사이의 틈새를 지나가게 해 준다. 이 틈새를 연접틈새라 하며 다 합쳐서 연접이라 부른다.CST – 두개천골요법은 뇌척수액의 생성과 배출을 활성화하고, 중추신경계와 자율신경계를 안정시켜서 체내항상성(Homeostasis)을 회복시키는것을 목적으로 하고 있다.

지금까지 발견된 신경전달물질은 여러 가지이며 매 달 여러 가지가 계속 발견되고 있다. 최초로 발견된 두 종류의 신경전달물질은 아세틸콜린과 노르에피네프린이다. 1950년대까지 신경전달물질의 삶은 간단했다. 아세틸콜린은 운동신경과 근육 사이의 교신을 담당하는 신경전달물질로 알려져 있었다. 이는 자율신경계의 부교감신경계에서 자주 쓰이는 신경전달물질이었다. 부교감신경계는 소화, 콩팥의 기능, 방광과 장의 비움, 심장박동수 저하, 간과 쓸개의 기능 등, 우리의 몸을 회복시키는 일을 맡고 있다.

노르에피네프린은 우리를 뛰거나, 싸우거나, 자신의 생명이나 다른 이의 생명을 구하기 위한 초인적인 힘을 낼 수 있게 해주는 신경전달물질이었다. 이는 부신을 자극해 그 기능을 다하게 하고, 심장박동수를 늘려주며, 근육에 혈액순환을 원활하게 해주고, 기관지를 열어 산소 공급을 늘리고, 소화, 등 쓸모없는 작업을 중단한다. 그 때의 삶은 간단했다. 오늘날 약 32개의 신경전달물질로 추정되는 물질들이 발견되었다. 아세틸콜린과 노르에피네프린의 기능은 생각했던 것처럼 간단하지가 않았다.

아세틸콜린과 노르에피네프린에 이어 발견된 두 개의 신경전달물질은 도파민과 세로토닌이다. 그들이 야기한 혼란은 1950년대에 가장 심각했었다. 도파민은 알다시피 파킨슨병에서 부족하다. 이 결핍은 파킨슨병 환자에게서 보이는 떨림과 부드러운 움직임의 부재를 불러온다. 세로토닌은 정신병과 관련이 있다. 우리는 이것이 우울증과 정신병과 관련이 있다는 것을 안다. 만약 세로토닌의 수치가 높다면 흥분하며, 이 수치가 낮다면 우울해질 것이다.

이제 우리는 단백질이나 아미노산인 신경전달물질도 많이 알고 있다. 이들에 관해 많은 것이 아직 밝혀지지 않았지만 약간의 사실은 밝혀졌다: (1) 글루탐산염과 아스파라긴산염은 신경계를 흥분시킨다. (2) 감마아미노부티르산(GABA)과 글리신은 신경계를 억제한다. (3) 니코틴은 아세틸콜린을 상쇄한다. 그러므로 이는 뇌와 근육의 활동을 줄인다. 우리가 초기에 알고 있던 아세틸콜린의 기능 외에 이는 뇌기능에 매우 중요한 것으로 드러났다. 이는 생각과 기억을 하게 한다. 그러므로 담배를 피우는 동안에는 일시적이나마 안정이 되는 것이다. 또한 엔돌핀은 자연적인 아편제이다. 당신은 스스로의 엔돌핀에 중독될 수 있다. 이는 당신이 왜 운동을 너무 많이 하면 극한사황에 이르러 자신의 몸에 해를 끼치면서도 기분이 좋은지 알려준다.

67_ 말이집

Myelin

말이집이란 신경아교세포에 의해 생성되는 물질이다. 이는 중추신경계에서는 희소돌기아교세포, 말초신경계에서는 슈반세포에 의해 생성된다. 말이집은 신경세포의 축삭을 절연시키고 신경자극을 빨리 그리고 합선되는 일없이 전달하게 한다. 만약 말이집이 망가지거나 소멸되면 자극이 축삭에서 흘러나가 근육이 명령을 제대로 하달받지 못하는 일이 벌어질 수도 있다. 이 문제는 집이나 자동차의 벗겨진 전선과 비슷하다. 일이 제대로 되지 않는다.

가끔 아이들은 말이집을 형성하지 않는 경우가 있다. 이 경우 문제가 생긴다. 가끔은 말이집을 파괴하는 다발경화증같은 병이 올 수도 있다. 이들은 사실 우리의 세포로 하여금 말이집을 소화시키게 하는 자가면역 질환이다. 이는 절연에 문제를 일으키고 신경섬유로 하여금 합선이 되게 하거나 신경자극이 주변의 액체나 조직으로 이탈하게 한다. 말이집은 약 40퍼센트의 콜레스테롤로 이루어져 있다. 그러므로 경우에 따라 콜레스테롤은 우리에게 좋은 일도 해준다.

68_ 끝내는 생각
Closing Thought

여기까지의 글들은 우리가 뇌에 대해서 알거나 모르는 것을 모두 포함하지는 않는다. 그러나 이는 당신으로 하여금 신경과학의 발전을 따라가고 그것이 당신의 사랑하는 사람들과 환자들에게 어떠한 영향을 끼칠 것인지에 대한 지식과 전반적인 개념을 마련해 줄 것이다.

10

두뇌와 척수의 치료
Treatment of the Brain and Spinal Cord

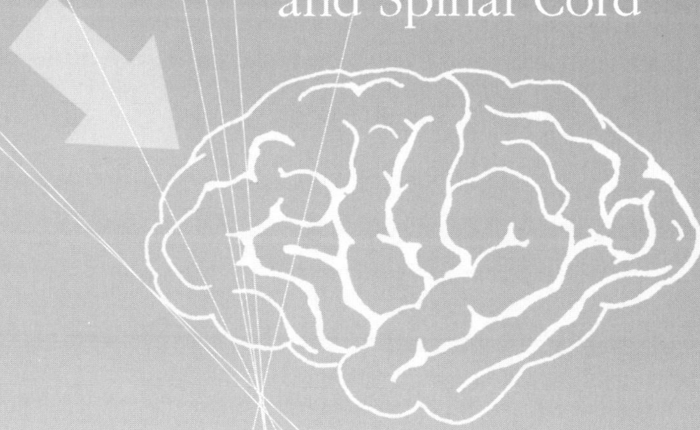

지금까지 나는 5권의 책을 펴냈고 여러 공저자가 쓴 책들에 참여하기도 했다. 내 기억이 정확하다면 나는 직접 경험해보지 않은 요법들에 대해서는 기술하지 않았다. 나는 이러한 태도를 지켜나아가야 한다고 생각한다. 그러므로 나는 이 책에서 내가 직접 경험한 뇌와 척수의 치료법만을 기술하겠다.

가장 경험이 많은 나의 치료법은 두개천골요법이다. 나는 많은 경우에 두개천골요법과 체성 · 감성풀어주기요법, 치료적 연상과 대화, 침술, 여러 가지 뼈와 관절 조작법, 연결조직을 풀어주는 요법, 최면술, 여러 가지 약품을 함께 조화시켜 행하였다. 나는 독특한 방법을 좋아하며 솔직히 말해서 이러한 방법들에 투자한 것은 별로 없다.

내가 두개천골요법과 체성 · 감성풀어주기요법을 치료적 연상과 대화와 함께 많이 사용하는 것은 사실이다. 그 이유는 내 손으로는 이 방법에서 가장 좋은 결과가 나왔기 때문이다. 사실 첫 번째 두개천골요법 책은 나의 연구와 의료경험을 기록하기 위해서 썼다.

나는 의사들과 환자들에게 내가 지고 있는 책임을 털어내기 위해 이 일을 했다. 내 의도는 구하는 사람에게 알고 있는 두개천골계, 그 검사와 환자 건강에의 영향, 치료법 등을 전수하려는 것이었다. 그 책을 낸 후 나는 다른 분야의 연구를 할 생각이었다. 아다시피 내 삶의 마지막 계획은 실현되지 못했다는 것을 알 것이다.

나는 환자들에게 가장 좋은 결과를 가져다 주는 두개천골요법으로 계속 돌아왔다. 그리고 그 직후 두개천골요법은 나를 체성 · 감성풀어주기요법으로 이끌었다. 얼마 지나지 않아 두개천골요법과 체성 · 감성풀어주기요법은 궁합이 잘 맞는다는 것이 명백해졌다. 그 후 두개천골요법과 체성 · 감성풀어주기요법을 시술할 때 환자들이 즉흥적인 정신적 영상을 떠올린다는 사실을 밝혀냈다. 나는 이 영상을 우리가 알지 못하는 의식층에서 의식과 교신을 시도하는 것이라고 생각했다. 나는 이 층의 의식을 지그문드 프로이드의 '잠재의식'과 혼동하지 않게 하기 위해 '무의식'이라 부르기로 했다. 이러한 무의식이 영상과 기호들로 우리의 의식과 교신을 시도한다고 생각하였다. 또한 이러한 교신 시도는 우리의 손으로 이루어진 두개천골요법과 체성 · 감성풀어주기에 의한 것이라는 것도 확실해 보였다.

만약 어떠한 영상이나 기호가 보였다면 이것에서 의미를 찾는 것이 중요해 보였다. 이 일을 하기 위해서 그 영상이나 기호와 대화하는 것보다 좋은 방법이 어디 있겠는가. 이것이 치료적 연상과 대화의 시작이었다. 얼마 지나지 않아 두개천골요법, 체성 · 감성풀어주기요법, 치료적 연상과 대화는 모두 조화를 이루었다. 그래서 이러한 복합적이지만 간단한 치료법에 몰두하게 되었다.

나는 두개천골계를 알기 전에 많은 침술과 뼈와 관절, 연결조직에 대한 일을 해왔다. 그러므로 이러한 기술들도 두개천골요법, 체성 · 감성풀어주기, 치료적 연상과 대화에 통합된 것도 당연한 결과이다. 최면술 역시 필요하다고 생각될 때는 사용되었다.

내가 미시간 주립대학 의사 겸 연구원으로 들어가기 전까지 나는 정골 의학과 수술을 전공했으므로 약물이나 수술 등의 절차가 포함된 것도 당연한 일이었다. 사실 내가 처방하는 약은 부종성 수막의 부기를 가라앉히는 약, 진통제, 가끔 진정제나 근육이완제가 전부이다. 또한 약을 처방하는 경우도 많지 않다. 두개천골요법과 나머지가 나에게 환자의 자가치유과정을 어떻게 도와야 하는지 알려주었기 때문이다. 이런 식의 접근은 효과가 좋아 약품이나 주사를 처방하는 경우는 5퍼센트도 안 된다. 또한 나는 수술은 거의 하지 않는다.

이렇게 말하고 나니 두개천골요법, 체성 · 감성풀어주기, 치료적 연상과 대화에 대해 약간의 설명을 해야겠다는 생각이 든다.

69_ 두개천골요법

CranioSacral Therapy

두개천골요법(CST)이란 최근에 알려진 두개천골계의 검사와 치료이다. 이 체계는 반폐쇄 수압체계이다. 이는 수밀통에 액체가 담겨 있다는 뜻이다. 통 안의 액체는 일정한 유입과 유출이 있다. 액체는 뇌척수액이다. 수밀통은 질긴 경막으로 만들어져 있다. 경막은 뇌와 척수, 관련된 신경줄기와 혈관을 감싸고 있는 수막계의 3겹 중에서 가장 가장자리에 위치한 막이다.

경막(반폐쇄 수압체계의 수밀통)이 두개골의 안쪽 뼈에 단단히 붙어 있는 것은 중요하다. 또한 경막이 척주관 안에서 비교적 자유롭게 미끌어진다는 것도 주목할 만하다. 경막의 움직임을 제한하는 부분은 목의 앞부분에서 2번과 3번 경추의 뒷부분까지, 그리고 2번 천골의 뒤쪽이다. 뒤쪽의 부분은 허리척추보다 약 2인치 정도 아래이며 환자의 키에 따라 약간씩 다르다.

경막의 이러한 뼈에 붙어 있는 부분은 우리에게 두개골, 상부경추, 천골을 손잡이로 사용해 경막을 조작해 두개천골계의 기능에 영향을 끼칠 수 있게 한다.

뇌척수액 유입은 뇌실계의 벽에 있는 맥락총에서 비롯된다. 반폐쇄 수압체계에서의 뇌척수액 유출은 지주막융모와 지주막과립체에 의해 실행된다. 이들은 경막 안의 정맥동에서 발견되지만 정맥과는 갈라져 있다.

사실 맥락총은 뇌척수액을 혈액으로부터 추출해낸다. 그들은 이 액체를 반폐쇄 수압체계인 두개천골계에 흘려넣는다. 지주막융모와 지주막과립체는 반대로 뇌척수액을 혈관계로 돌려보낸다. 이러한 일을 하기 위해 맥락총과 지주막융모, 지주막과립체의 한쪽은 혈관계에, 다른 쪽은 뇌척수액이 있는 두개천골계와 맞닿아 있어야 한다.

뇌척수액의 유입은 일정하지 않은 것같다. 정상인의 경우 이 유입은 3초 정도 지속되었다가 3초 정도 중지된다. 그러므로 이 주기는 유입에 3초, 중간에 쉬는 시간 3초를 합해 6초가 된다. 그러므로 1분에 약 10번 정도의 유입이 일어난다(한번에 6초 = 10번에 60초).

반면 지주막융모와 지주막과립체에 의한 유출은 지속적으로 보인다. 그러므로 두개천골계가 일정한 양의 뇌척수액을 유지하려면 뇌척수액의 유출 속도는 유입 속도의 약 반 정도 되어야 할 것이다.(Upledger's pressurestat-model)

두개천골계내로의 뇌척수액 유입은 시상봉합의 이완과 수축을 인식하는 신경반사체계를 통해 이루어지는 것같다. 만약 시상봉합면이 이완되어 일정 간격에 도달하면 신경은 맥락총에게 뇌척수액 추출을 멈추라고 한다. 뇌척수액의 유출은 지속적이므로 유입이 멈춘 상태에서 뇌척수액의 부피는 줄어든다. 부피가 줄어들면서 시상봉합은 수축하기 시작한다. 만약 수축되어 특정 길이에 도달하면 신경은 맥락총에게 뇌척수액의 추출을 다시 시작하라는 신호를 보낸다. 이 절차는 주기적으로 계속 반복된다.

뇌척수액의 유출은 두개천골계의 수밀통인 경막의 팽팽함을 인식하는 신경에 의해 제어된다. 유출은 지속적이지만 그 속도는 경막의 탄력에 따라 서서히 줄어들거나 늘어난다.

두개천골요법(CST)은 치료사의 섬세한 손으로 두개골의 주기적인 행동이 일어나는 동안 경막의 비정상적인 제한이나 팽팽함을 찾는 것을 필요로 한다. 만약 이 제한이나 팽팽함이 발견되었다면 치료사는 두개골의 율동리듬을 회복시켜서 문제를 해결할 방도를 생각해내야 한다. 이 역시 치료사의 손으로 가볍게 눌러주는 것으로 시술된다.

같은 검사 절차가 두개골과 봉합들의 제한, 비정상적 수막계의 탄력 등의 원인을 찾는 데도 쓰인다. 만약 머리나 척수에 손상이 간 경우라면 문제가 두개천골계 내부에 있다. 심각하지 않은 많은 경우에 그 원인은 두개천골계 외부에서 발견된다. 어쨌든 문제의 원인은 찾아야 하고 바로잡아야 한다. 두개골 내부의 문제(1차적 기능장애)와 외부의 문제(2차적 기능장애)는 궁극적으로 상호 연관성이 있음을 알아야 한다.

70_ 체성 · 감성풀어주기

SomatoEmotional Releasesm

많은 경우 두개천골계의 문제는 두개천골계 내의 손상이나 그 경계외부의 손상에 의해 찾아온다. 어느 경우건 이 손상에는 감정적 부분도 포함되어 있다. 손상은 정신적이나 육체적일 수도 있지만 혼합되어 나타난다. 손상에서 비롯된 두개천골계의 문제를 바로잡아주면 손상과 관련하여 억제되었던 감정들도 솟아오르는 경우가 많다. 이것을 체성 · 감성풀어주기(SER)라고 한다. 이러한 감정의 북받침은 다른 여러 가지 육체적인 손상과 감정적인 손상의 기억을 불러일으킬 수도 있다. 이와 관련된 손상에는 공통점이 있다. 이 공통점은 촉진적 치료과정을 한 문제에서 다른 문제로 인도한다. 이는 마치 환자 몸의 내적 의사가 환자 몸이 치료효과를 최대한으로 느낄 때까지 치료과정을 인도하는 것 같다. 이러한 육체적 정서적 억압의 해방은 치료사의 손에 의해 환자 몸의 특정부위에 손을 얹음으로써 이루어진다. 몸에서 나타나는 반응을 읽어 낼 수 있어야 한다.

71_ 치료적 연상과 대화

Therapeutic Imagery and Dialogue

우리가 환자의 머리 속에 떠오르는 영상을 포함하여 환자와 대화를 한다면 우리는 촉진적 치료와 자가치료의 효능을 최소한 두 배 정도로 끌어올릴 수 있다. 이러한 영상과의 대화는 처음에는 치료사와 환자 모두에게 불편할 수 있다. 그러나 치료적연상과 대화(TID)를 시작하면 거의 모든 경우에 부드럽게 흘러간다. 이는 정신치료나 정신의학이 아니다. 치료사는 간단히 환자의 무의식이 나와 환자에게 무슨 일이 일어나고 있는지 알려주게 해주면 된다. 치료사는 환자에게 자기 각성과 통합을 하도록 격려하는 것이다.

나는 이러한 3개의 치료법(CST/SER/TID)을 동시에 사용한 결과 기적이라 불러도 좋을 결과를 얻은 적이 있다. 치료사의 가장 큰 난관은 환자를 이끌어가면 안 된다는 것이다. 치료사는 환자와 함께 있어만 주면 된다. 나는 이 상황을 치료사와 환자가 자동차를 몰고가는 상황에 비교한다. 가속기는 치료사가 밟고 핸들은 환자가 조정하는 것과 같다.

용어 해설

가장자리층 척주관 주위에 형성된 3겹의 세포조직 중 가장 바깥쪽 겹이다.

간뇌 배아상태에서 전뇌의 발달과정에 생기는 두 개의 수포중 뒷부분. 이는 5개의 조직으로 분화된다. (1) 시상상부 (2) 시상후부 (3) 시상저부 (4) 시상하부 (5) 시상.

간질액 세포 밖에 있고 혈관계나 림프계 밖에 있지 않은 액체. 이는 세포들을 적시며 물질을 들여보내거나 받는다.

간헐발작 근육이 수축과 이완을 반복하는 대발작의 하나.

갑상선중독증 갑상선의 과다활동으로 일어나는 중독.

갑상연골 목의 앞부분에 있는 방패처럼 생긴 연골로 후두(목소리상자)를 보호한다. 목젖이라고도 한다.

강직 손목과 발목이 구부러지고 근육의 움찔거림, 경련, 발작, 협착음 등으로 나타나는 증상; 대부분의 경우 세포 밖의 이온화 칼슘농도가 낮아져 일어나는 근육과 신경의 과다흥분성이 원인; 부갑상선 기능저하, 비타민 D 결핍, 알칼리증, 알칼리성 소금의 과다섭취 등으로 일어날 수 있다.

강직성 발작 대발작의 한 종류로 근육이 수축되어 그 상태를 유지하는 일.

경계고랑 배아의 발달하는 척수에서 수직으로 자라나는 막으로 척수를 둘로 갈라놓는다. 이 경계고랑은 척수를 앞과 뒤로 나눈다. 앞부분은 운동출력을, 뒷부분은 감각입력을 담당할 것이다.

경동맥관 두개골의 측두면의 바위부분에 있는 구멍으로 내경동맥이 지나간다. 두개골내에서 이 내경동맥은 경막의 두 겹 사이를 약간 지난다.

경동맥체 이들 두 개의 조직덩어리들은 화학성분검사소 역할을 한다. 양쪽의 경동맥이 내경동맥과 외경목동맥으로 갈라지는 부분에 위치한다. 그들은 혈액내의 산소농도와 산도에 관한 정보를 지속적으로 뇌로 보낸다.

경정맥공 두개골 바닥의 양쪽에 있는 구멍으로 목정맥과 설인, 미주, 부수신경이 지나간다.

경막 이는 뇌와 척수를 둘러싸고 있는 수막계의 3겹중 가장 밖에 있으며 가장 질긴 막이다.

경절 하나의 척추분절에서 신경을 공급받는 뼈의 부분 또는 그 분절의 늑골과 척추를 만들 배 안쪽 체절에서 갈라져 나온 배아의 중간엽의 덩어리.

경질관 척주 관안의 후두공에서부터 천골틈새까지 뻗은 경막.

계관 벌집뼈(사골)의 체모양판에서 위로 뻗어나온 굵고 삼각형 모양인 돌기.

계통발생 한 인종이나 종족의 전체적인 발달과정.

고리뼈 뇌쪽에서 첫 번째 위치한 목뼈. 1번 경추라 한다.

고삐삼각 작고 움푹 들어간 냄새와 관련된 영역. 이는 고삐핵 위에 겹쳐 있다. 고삐구조물들은 후각을 변연계로 연결시켜 특정 냄새에 의해 기억과 감정을 불러일으키는 데 일조한다.

고양이울음증후군 두눈먼거리증, 소두증, 심각한 정신적 장애, 고양이 울음소리와 비슷한 울음소리 등으로 판명되는 유전적 선천성 증후군. 이는 5번째 염색체의 짧은 팔이 없어져서 생긴다.

고유감각계 몸의 부분의 위치와 다른 부분들에 대한 상대적인 위치를 알려주는 감각계의 부분. 이 위치는 정적일 수도 있고 동적일 수도 있다.

고유감각기 몸의 움직임과 위치에 대해 알려주는 감각신경; 근육, 힘줄, 미로 등에 존재한다.

골막 뼈를 감싸고 있는 특화된 연결조직으로 뼈를 생성할 수 있다.

골모세포 섬유모세포에서 특화되어 나온 세포로서 성숙하면서 뼈의 생성을 담당한다.

골지 복합체 세포의 세포질 안의 수포들과 접힌 막들로 이루어진 구조물. 이들은 효소나 호르몬 등의 생화학적 물질을 저장하고 운송한다. 골지복합체와 그 관련된 물질들은 세포벽을 생성하는 데 기여하는 경우도 많다. 난자의 경우 이들은 세포분열에 연관이 되어 있는 것 같다.

골화 연골, 막 또는 다른 뼈의 전조에서 뼈가 생성되는 것.

골화시작점 나중에 뼈가 될 부분에서 연골이나 막이 석회화되어 뼈를 이루기 시작하는 부분. 골화는 골화시작점에서부터 둥글게 퍼져나가며 이루어진다.

관내강 관이나 관 형태의 장기 안의 공간

관모양시야 주변시의 상실. 이는 시각교차를 지나가는 신경섬유의 기능에 장애가 올 때 일어나며, 이 부분에 생긴 종양이 원인일 때가 많다. 이는 환자가 관을 통해 보는 듯하다.

관상 가로로 뻗은 봉합으로 이마뼈와 마루뼈를 갈라놓는다.

교뇌 한 장기의 두 부분을 이어주는 조직. 대부분 이는 중뇌와 숨뇌를 기능적으로 이어주는 굵은 신경섬유를 뜻한다.

교뇌굽이 뇌와 척수 사이에 있는 3개의 굽이 중 하나로서 교뇌굽이는 뒤로 꺾인다. 이는 배아기에 발달한 앞의 두 굽이에 의한 꺾임을 보상해 준다.

교차 뇌의 오른쪽 신경이 몸의 왼쪽에 연결되고 왼쪽 신경이 오른쪽으로 연결되는 것. 성인에 있는 주요교차는 숨뇌에 위치한 추체로라 한다.

굴절 반사 빛줄기의 방향이 바뀌는 것.

굽힘자세 윗팔과 윗다리가(몸의 중심선에서) 어깨와 골반에서 벌어져 있는 신생아의 정상적인 자세. 팔꿈치, 손목, 무릎, 발목 모두 굽어 있다. 손가락도 엄지를 손바닥 안으로 한 채 굽어 있다. 이 굽힘자세는 신생아가 누워있을 때 나타난다.

귀인두관 중이에서부터 인두까지 뻗어 있는 관. 이는 비행기에서 내렸을 때 소리가 잘 들리지 않을 때 안과 밖의 압력 조절에 시간이 필요한 관이기도 하다(유즈타키오관).

그물체 뇌와 척수에서 발견되는 그물 모양을 한 기관. 이는 중뇌의 뒤판부분을 지나 눈의 운동신경과 흑색질로 연결된다. 이 그물체는 눈이 비상시에 위험을 반사적으로 따라갈 수 있게 한다. 또한 이는 감정적 반응과 경계심에 기여한다. 이는 우리에게 위험이 닥쳤을 때 경보체계 역할을 한다(망상체).

근육긴장저하 이는 골격근에 주로 해당하는 말이지만 소화관의 민무늬근육이나 다른 내부장기, 또는 괄약근에 해당할 수도 잇다.

근절 체절의 근육판이나 부분. 수의근이 발달한다.

글리신 두 개의 탄소를 가진 신경계의 신경전달물질로서 억제기능을 가진다.

기저핵 기능적으로 기저핵은 추체외운동계에서 대뇌를 대표한다. 이 운동계는 자율적이며 거의 무의식적인 자세와 움직임을 담당한다.

긴장 근육이 지속적으로 약간 수축되어 있는 상태로서, 골격근에서는 자세를 바로잡아주고 혈액을 심장으로 원활히 돌아가게 해주며 생명유지에 필요한 다른 많은 동작을 보조한다.

깔때기 깔때기처럼 생긴 관. 이는 시상하부, 자궁, 코 등 여러 경우에 나타난다.

난소 여성의 생식샘. 난자가 생성되는 여성의 쌍으로 이루어진 생식샘.

난자 여성의 종자세포로서 수정 후에 같은 종의 새 일원으로 발달할 수 있다.

난포 난자와 그를 둘러싸고 있는 세포들. 이 발달 과정은 원시난포를 거쳐 성숙하면서 소포가 된다.

난포자극호르몬 난포자극호르몬은 뇌하수체에 의해 분비되어 배란을 준비하기 위해 난포의 생성을 촉진한다.

난형중심 뇌들보층에서 뇌를 들어내면 보이는 백색질.

난황 난자에 저장된 영양소.

난황주머니 배아의 임시 영양분 주머니.

낭성척추이분증 수막이 척추의 틈새로 탈출해서 피부 아래에 주머니처럼 생긴 구조를 이루는 것. 만약 심하면 척수의 신경조직 역시 탈출하여 이 주머니 안으로 삐져 나올 수 있다.

내경동맥 총경동맥이 방패연골 부근에서 갈라지는 부위에서 시작된다. 이는 시작점에서 거의 수직으로 올라가 두개골의 바닥에 닿는다. 이는 측두골의 바위부분에 있는 경동맥관을 통해 두개골 안으로 들어간다. 그 후 경막의 두 겹 사이를 약간 지난다. 이 경막의 두 겹 사이의 특정 부분을 해면정맥공이라 한다. 이 해면정맥공을 지난 후 내경동맥은 두개골의 안으로 들어간다. 그러므로 이 동맥은 이제 두개천골계 안에 완전히 있는 것이다. 이 후 내경동맥은 어느 한 부분이 막히더라도 뇌에 적정양의 혈액을 공급해주는 천재적인 혈액공급계로 이어진다. 이는 윌리스환이라 불린다.

내배엽 배아의 3겹의 일차배엽 중 가장 안에 있는 엽이다. 이는 인두, 기도(코를 제외한), 소화관, 방광, 요도 등의 내층이 된다.

내분비선 순환계에 직접적으로 분비되어 대사와 다른 몸의 기능에 영향을 미치는 분비물(호르몬)을 분비하는 분비샘과 다른 구조들.

내이신경 청신경이나 청각신경이라고도 하며 청각과 균형감각을 담당한다.

내이신경(8번 뇌신경) 내이신경이나 청신경이라 하기도 하며 균형감각과 청각을 담당한다.

노르에피네프린 부신속질에 의해 생성되어 중추신경계내의 신경세포들에 의해 신경전달물질로 쓰이는 생화학물질. 이는 카테콜라민 중의 하나로 비상시의 도피반응에 밀접한 연관을 맺고 있다.

뇌량 왼쪽과 오른쪽의 대뇌반구의 주요 교차 연결. 이는 약 2억 개의 교차신경을 가지고 있으며 뇌의 시상틈새 깊숙히 자리잡고 있다. 이 틈새가 뇌를 두 개의 반구로 나눈다. 시상틈새는 종뇌열구라 불리기도 한다.

뇌성마비 3세가 되기 전에 나타나는 뇌의 지속되는 움직임 장애로, 여러 가지 이유로 유발될 수 있는 뇌의 정적인 손상에 의해 유발된다.

뇌신경 척수 대신 뇌로 들어가거나 나가는 12쌍의 신경.

뇌실계 뇌 안에 서로 연결된 4개의 방으로 뇌척수액이 혈액에서 추출되어 경막의 안쪽을 순환한다.

뇌실계 뇌실들과 그 연결을 이르는 말.

뇌실공 발달된 대뇌반구는 가쪽 뇌실을 가지고 있다. 이 측뇌실은 안쪽 벽을 열어 중뇌의 중심선에 있는 제3뇌실로 연결된다. 이 구멍은 뇌실공이라 명명되었다. 이 구멍은 뇌척수액이 측뇌실에서 제3뇌실로 흘러들어갈 수 있게 한다.

뇌실막세포 맥락총은 혈액에서 뇌척수액을 추출하는 기관이다. 이 맥락총을 이루는 특화된 세포는 뇌실막세포라 한다. 뇌실막세포는 상피세포가 특화된 것이다.

뇌실방핵 태아의 시상하부의 부분으로 이들은 태아의 장기계에서, 그들이 엄마의 태반에 의지하지 않고 자궁 밖의 삶을 살아갈 준비가 되었다는 신호를 받는다.

뇌의 형성성 뇌의 부분이 손상을 입은 다른 부분의 기능을 떠맡는 것. 최근까지 인간에게서는 일어날 수 없다고 믿어져 왔다.

뇌이랑 뇌의 굴곡에 의해 생성된 접힘이나 둘둘 말림.

뇌저동맥 오른쪽과 왼쪽의 추골동맥이 만나는 부분으로 두개골의 중간선에 위치한다. 이는 윌리스환으로 혈액을 보낸다.

뇌절제자세 폄근의 과다한 긴장이나 강직으로 나타나는 강직된 자세. 이는 척수로 매개되는 운동피질의 폄근의 뻗침반사에 대한 조절이 사라지면 일어난다.

뇌줄기 척수와 대뇌반구를 잇는 줄기처럼 생긴 조직으로 중뇌, 교뇌, 숨뇌로 이루어져있다. 어떤 과학자들은 간뇌도 포함시킨다.

뇌척수액 혈액에서 뇌실 안의 맥락총에 의해 추출되는 혈청과 비슷한 액체. 이는 경막으로 둘러싸인 공간에 담겨 있다. 뇌척수액은 사고시에 뇌와 척수의 완충제 역할을 한다. 또한 뇌와 척수에 영양분을 공급하고 폐기물을 제거하기도 하며 산도를 조절하기도 한다. 이는 고유의 에너지를 가지고 있다고 추측된다.

뇌천장 아치형의 구조물이나 그 구조물에 의해 만들어진 공간.

뇌천장맞교차 맞교차란 뇌의 양쪽을 기능적으로 연결해 주는 신경섬유이다. 이들중 하나는 뇌천장맞교차라 한다. 이 맞교차는 간뇌의 해마의 양쪽을 연결해 준다.

뇌하수체 이는 전엽과 후엽을 가지고 있다. 전엽은 분비샘이며 후엽은 신경이다. 이는 시상하부에서 줄기에 의해 매달려 있다. 더 큰 전엽이 순환계로 여러 종류의 영양호르몬중 하나, 또는 일부를 분비하면 이것은 상응하는 내분비샘을 활성화시켜 그 호르몬을 분비하게 한다. 후엽은 체액평형과 분만시에 자궁의 수축을 담당한다.

능동적 전도 특정 물질이 일시적으로 다른 물질과 결합하여 세포막을 통해 능동적으로 전도되는 것을 말한다.

단배수체 체세포(쌍배수체)에서 발견되는 숫자의 염색체의 반수를 가지는 것. 이 숫자를 되돌려주는 배우자를 가지는 종족에서 흔하다.

단성 유사분열의 전기의 끝에 생기는 하나의 별처럼 생긴 조직.

대뇌 머리천장의 윗부분을 차지하는 뇌의 중요한 부분. 두 개의 반구는 뇌들보와 다른 맞교차에 의해 연결되어 중추신경계의 가장 큰 부분을 차지한다. 이 단어는 가끔 배아기 후의 전뇌와 중뇌를 통틀어 지칭하거나 뇌 전체를 지칭하는 말로 쓰여진다.

대뇌각 두 개의 대뇌각은 중뇌의 아래 부분의 양쪽에 각각 위치해 있다. 이들은 대뇌피질에서 내려와 중뇌와 척수로 연결되는 연결섬유를 가지고 있다.

대뇌겸 두 개의 대뇌반구를 세로로 갈라주는 경막. 이는 소뇌천막에서 위와 앞으로 뻗어 있다.

대뇌반구 대뇌고랑으로 오른쪽과 왼쪽으로 갈라져 있는 뇌의 중요한 부분. 대뇌겸이 두 개의 반구를 떨어뜨려 놓는다. 이들은 맞교차들을 통해 기능적으로 연결되어 있다.

대뇌섬유각 대뇌에서 뇌줄기의 여러핵, 특히 교뇌와 척수까지 뻗어내리는 신경섬유로. 대뇌섬유각은 뇌의 앞쪽에 있으며 거의 세로로 뻗어 있다.

대뇌절도 하나의 뇌조직이 다른 뇌조직의 에너지를 빼앗아 오는 것. 이는 뇌 전체를 통틀어 제한된 에너지의 공급이 이루어지기 때문이다. 그러므로 이 에너지는 여러 가지 조직들의 요구에 의해 배급된다.

대동맥 왼쪽심실에서 나오는 큰 동맥으로, 여기서 많은 동맥의 가지들이 뻗어져 나온다.

대동맥판막 왼쪽 심실이 대동맥으로 혈액을 보낸 후 왼쪽 심방에서 혈액을 공급받을 때 대동맥에서 혈액이 역류하지 않도록 막아주는 판막. 이 기간을 이완기라 한다.

대발작 대발작은 긴장성과 강대성이 있다. 긴장성 발작은 근육이 수축하여 그 상태가 유지되는 것을 말한다. 강대성 발작은 근육이 수축과 이완을 반복하는 것이다. 대발작은 몸의 전체나 대부분에 걸쳐 일어난다.

대사 생체가 만들어지고 유지되는 데 필요한 모든 물리적, 화학적 과정(합성대사)이나 생체가 필요한 에너지를 생산해내는 과정(분해대사).

덮개 중뇌의 지붕. 그러나 이는 어떠한 장기(특히 뇌의)라도 그 지붕을 뜻한다.

도파민 중추신경계의 신경전달물질의 하나로서 카테콜라민과로 분류되며 노르에피네프린과 에피네프린의 전조이다. 부족하면 파킨슨병을 유발한다. 이는 기저핵, 특히 흑색질에 많이 분포되어 있다.

동공반사 안구의 동공을 조절함으로써 빛의 양의 변화에 적응하게 하는 반사. 동공은 밝은 빛에 수축하고 어두운 빛에 확장된다.

동맥관 폐동맥과 대동맥을 잇는 짧은 관. 이는 오른심실을 나가는 피가 폐를 지나쳐 대동맥으로 바로 흘러들어가게 한다. 이는 폐가 출생 직후까지 제대로 기능을 수행하지 않기 때문이다. 동맥관은 출생 직후 닫힌다. 만약 닫히지 않는다면 수술해야 한다.

동안신경(3번 뇌신경) 여러 안구근육에 신경을 보낸다. 상직근, 하직근, 내직근, 하사근. 이는 또한 안검거근을 제어한다. 그리고 이 신경은 눈의 동공의 수축을 홍채의 돌림근육을 통해 제어하고 수정체의 거리에 대한 적응을 제어한다.

두개골매독 두개골의 무기질 감소로 인한 뼈가 과다하게 물렁해지는 것으로 시옷봉합을 따라 후두와 측두쪽 뼈에 영향을 끼친다.

두개저 두개골의 바닥, 연골로 이루어져 있다.

두개천장 두개골의 천장과 벽, 막뼈로 이루어져 있다.

둔덕 중뇌에 위치하며 청각과 시각의 중개소 역할을 한다.

뒤통수 머리의 뒷부분. 두개천장의 뒷부분과 바닥의 일부를 이루는 뒤통수뼈를 이르기도 한다.

뒤판 교뇌의 지붕.

등허리부위 이는 대부분 자율신경계의 교감부분을 이르는 말이다.

DNA(디옥시리보핵산) 가수분해를 하면 아데닌, 구아닌, 시토신, 티민, 디옥시리보스와 인산을 얻는 핵산. 이는 RNA 바이러스를 제외한 모든 유기체의 유전적 정보를 전달하는 역할을 한다.

딸세포 유사분열시에 나타나는 세포들.

띠다발 이랑 허리띠처럼 V자로 생긴 변연계를 둘러싸고 뇌줄기 아래, 간뇌 위에 존재한다.

띠다발 피질 측뇌틈새 깊이 자리잡은 중심엽을 둘러싼 회색질로 이루어진 피질.

루시카공 마장디공과 함께 제4뇌실에 나있는 구멍. 루시카공은 뇌척수액을 지주막하공간으로 보내는 데 일조한다.

리보솜 단백질 제조에 관련되어 있는 세포내 리보핵산단백질입자. 이들은 분해 가능한 단위로 이루어져 있으며 세포막에 붙어 있거나 세포질내에 돌아다니는 형태로 존재한다. 이는 각기 떨어져 있거나 뭉쳐져 있을 수도 있다.

리틀병 뇌성마비는 3세 이전에 일어나는 지속적인 질적인 운동기능의 장애라 할 수 있다. 이는 여러 가지 이유로 뇌의 정적인 손상에 의해 발생한다. 만약 이 마비가 근육의 강직으로 나타난다면 이는 리틀병이라 불리기도 한다.

림프 혈액에서 추출된 액체로 일정하지 않은 숫자의 백혈구와 약간의 적혈구를 지닌다. 이는 몸 전체에 걸쳐 면역반응과 액체운동에 기여한다. 이는 미생물과 찌꺼기를 씻어내려 여과기 역할을 하는 임파선에 쌓는다. 림프는 정맥계로 재흡수된다.

REM수면 안구의 급격한 움직임이 일어나는 수면의 단계.

RNA(리보핵산) 복합적인 유기화합물로 생명 유지에 필요한 단백질 분자들은 생산하는 데에 연관이 있다. 이들은 DNA와 사립체 또는 다른 소기관들, 특히 단백질의 생산에 관여된, 사이에 신호를 보내주는 전령역할을 한다.

마름뇌 세 개의 원시뇌 수포 중 가장 뒤의 수포에서 발달한 뇌이며 후뇌와 숨뇌로 나누어진다.

마름뇌굽이 이는 뇌와 척수가 만나는 부분에 위치한다. 이 굽이는 거의 직각으로 꺾여 있어 뇌를 척수의 앞으로 보내준다.

마장디공 루시카공과 함께 제4뇌실에 나있는 구멍. 마장디공은 뇌척수액을 지주막하공간과 뇌, 척수, 신경뿌리와 상호작용을 할 수 있도록 뚫린 관 안으로 보낸다.

말이집 신경섬유의 축삭을 감싸고 있는 물질. 이는 거의 지방물질로 이루어져 있으며 신경자극의 합선을 막아주는 절연체 역할을 한다.

말이집형성세포 말초신경계에서는 슈반세포, 중추신경세포에서는 희소돌기아교세포이다. 이들은 신경아교세포의 일종이다.

말총 척주관 안에서 척수의 아래부분을 차지하는 척수의 뿌리의 집합.

맞교차 뇌나 척수에서 신경섬유가 한쪽에서 다른 쪽으로 넘어가는 것. 맞교차는 뇌와 척수의 양쪽을 기능적으로 연결해준다.

맥락총 뇌척수액을 혈액에서부터 추출하는 기관으로 삼투압과 선택적 전도의 원리를 이용한다. 이는 신경아교세포와 모세혈관으로 이루어져 있다.

머리굽이 이 굽이는 전뇌(뇌의 앞부분)를 척삭의 앞으로 굽어지게 한다.

머리뼈갈림증 선천적으로 두개골이 갈라져 있는 증세.

머리뼈융합 봉합이 골화되면서 일어나는 두 개의 두개골의 비정상적인 융합.

머리인두종 원시구강이나 뇌하수체의 깔때기에서 나온 상피로 둘러싸인 막으로 이루어진 종양. 배아 발달기에 뇌하수체가 구강에서 머리인두관을 따라 뇌의 아래쪽으로 이동한 후에 만약 머리인두관이 계속 있다면(사라지지 않고) 이는 머리인두종을 일으킨다.

머리혈종 두개골 뼈에서 일어나는 뼈막밑 출혈로 대부분 심각하지 않으며 분만손상에 따른 것이다.

모로 반사 아기의 허벅지와 무릎이 굽혀지고 손가락이 펴졌다가 주먹을 쥐며 팔을 뻗었다가 안는 듯이 웅크리는 동작. 갑작스러운 자극에 의해 일어나며 신생아에게 정상적으로 있는 반사이다.

모세포 세포의 발달과정에서 특성이 완전히 나타나기 전의 어린 세포.

모세포 이 세포들은 유사분열이나 감수분열을 통해 딸세포로 분리된다. 유기체의 발달과정에서 후손을 만드는 세포들.

모세혈관 세동맥과 세정맥을 이어주는 가느다란 혈관으로, 그 벽은 혈액과 조직액 사이에 여러 가지 성분을 교환해주는 반투과성 막으로 작용한다.

모소낭 이 낭은 척수의 아랫부분에 있다. 이는 피부 밑으로 번져 미골의 아래쪽에서 열릴 수 있다. 이는 모발을 가지고 있으며 피부모양기형낭종으로 분류된다.

몬로공 뇌의 앞쪽에서 측뇌실들과 제3뇌실을 이어주는 구멍으로 제3뇌실의 양쪽에 하나씩 있다.

몸감각 몸을 의식하는 것이나 느끼는 것.

몸감각피질 대뇌피질의 중요한 부분의 하나. 이는 감각, 지각에 연관되어 있다.

무색방추사 세포분열의 두 번째 단계(중기)에 생성되는 미세관의 전조. 미세관은 염색분체를 유사분열을 하기 위한 위치로 인도한다.

뮬러관 중간콩팥곁관이라고도 불리며 배아기에 발달한다. 남성에서는 위축되며 여성에서는 자궁과 질의 생성에 기여한다.

미골 태아의 발달기에 척주관의 가장 아래쪽 4개(가끔은 3개나 5개)의 뼈가 융합되어 만들어진다.

미상핵 서로 연결된 회색의 조직덩어리로 대뇌반구 깊숙히 위치한 기저핵에 속한 조직 중 하나. 기저핵은 소뇌와 함께 온몸의 움직임의 조정, 제어, 연합을 담당한다.

미주신경 후두와 인두에 운동신경을 분포하는 주요 신경. 이는 심장, 혈관, 기관, 기관지, (마지막 2~3피트를 제외한) 인두에서 잘룩창자까지의 위창자길 등에 제어신경을 보내기도 한다. 또한 이는 수막의 부분의 감각, 귀, 고막, 미각. 연구개, 목의 주요근육의 움직임의 일부를 제어하기도 한다.

바닥판 두개골의 바닥을 이룬다.

반투막 용매는 자유롭게 드나들지만 용질은 선택적으로 드나들게 하는 막.

발작 강직성/강대성(대발작) – 대발작은 긴장성과 강대성이 있다. 긴장성 발작은 근육이 수축하여 그 상태가 유지되는 것을 말한다. 강대성 발작은 근육이 수축과 이완을 반복하는 것이다. 다른 종류의 발작으로는 소발작(의식의 깜빡거림), 잭스니안 발작(몸의 특정부분), 변연엽이나 두정엽(감정과 자율기능) 등이 있다.

배냇솜털 태아의 몸에 있는 솜털.

배설강 거의 모든 하위 척추동물들의 대변, 소변 등의 공통된 길. 또한 포유류의 배아에서는 직장, 방광, 생식원기 등으로 나누어지기 전인 뒤창자의 끝부분.

배아 가장 급성장하고 있는 시기, 예를 들어 긴축이 생성되고 몸의 주요기관이 자리를 잡을 때까지, 동물들의 새끼가 되는 수정된 난자. 인간에서는 수정된 난자에서 임신 8주까지를 말한다. 8주 후에는 태아라 불린다.

배아기 수정에서부터 8주의 끝까지 발달하는 유기체.

배아원반 주머니배의 착상이 끝나고 초기의 태반이 자리잡으면 주머니배의 세포중 일부는 납작해져 배아원반을 만든다. 이 3겹의 원반은 주머니배의 벽에서 그 빈 공간으로 뻗어나간다. 배아원반의 벽에 붙어 있는 부분이 배아의 꼬리가 된다. 빈 공간 안으로 뻗은 부분은 배아의 머리가 된다.

베르니케 영역 독일의 신경과의사이자 정신과의사였던 칼 베르니케에 의해 설명되었던 대뇌피질의 부분. 이 부분은 운동언어와 관련이 있다.

변연계 후각, 기억, 자율기능, 감정과 행동에 연관되어 있는 뇌조직의 부분. 이는 편도, 해마, 뇌천장 그리고 어떤 과학자들은 시상하부를 포함시키기도 한다. 이는 모든 포유류에서 발견된다.

별 별처럼 생긴 중심소체에 무색방추사가 붙어 있는 것으로 딸염색체(염색분체)들이 한쪽의 중심소체로 이동한다.

별아교세포 신경아교세포중 한 종류로 중추신경내에 있으며 신경세포들을 구조적으로 받치고 있다. 별아교세포들은 중추신경계에서 연막으로 섬유를 뻗는다. 이 섬유는 연막을 뇌, 척수, 주요 신경뿌리 등에 가까이 붙여준다.

복막 복강의 내층

복장뼈 가슴의 앞부분을 이루는 길고 납작한 뼈.

봉합 수술이나 외상에 의한 상처를 꿰메는 것. 또는 한 두 개의 머리뼈 사이의 관절. 두개골의 봉합은 특별한 이상이 없는 한 조금은 움직여진다. 봉합의 움직임은 두개천골요법의 기초중 하나이다.

부수신경(11번 뇌신경) 목의 흉쇄유돌근과 승모근에 운동신경을 전달한다.

부신피질자극호르몬(ACTH) 시상하부 전엽에서 분비되는 호르몬으로서 부신피질에서 글루코코르티코이드, 코르티솔, 코르티코스테로이드호르몬 등을 분비하게 한다.

붓꼭지구멍 귀의 뒤쪽의 아래쪽에 위치한 작은 구멍. 이는 안면신경(7번 뇌신경)과 붓꼭지동맥을 통과시킨다.

브로카 영역 프랑스인 의사 폴 피에르 브로카의 이름을 따 명명된 대뇌의 언어에 필요한 특정 영역.

사구체 덮개에 위치한 4개의 신경세포체와 연접의 덩어리. 사구체는 두 개의 위둔덕과 아래둔덕으로 나누어진다.

사립체 작고 원형이나 막대기처럼 생긴 세포질로 이루어진 소기관으로 두 겹의 떨어진 막으로 싸여 있는 기관. 안쪽의 막은 접혀 여러 돌기를 생성한다. 사립체는 대부분의 ATP를 합성하는 에너지 생산공장이다. 이는 구연산회로의 효소를 가지고 있으며 지방산화를 위한 산화적 인산화와 다른 많은 생화학적 경로를 가지고 있다. 이들은 자신의 RNA와 리보솜을 가지고 있으며 독립적으로 복제하고 단백질을 생산한다(미토콘드리아).

사시 환자가 의식적으로 제어할 수 없는 눈의 빗나감.

사이신경세포 척수의 분절의 왼쪽과 오른쪽을 연결해 주는 세포. 이는 가끔 뇌안을 연결해주는 짧은 신경세포를 지칭하기도 한다.

3위일체 뇌 모델 폴 맥린 박사에 의해 제창된 모델로서 삼위일체 뇌 모델은 3개의 각기 다른, 그러나 기능적이나 구조적으로는 연결되어 있고 신경몸체를 덮고 있는 뇌들로 이루어져 있다. 이 3개의 '뇌'는 파충류의 뇌, 포유류의 뇌, 그리고 신피질이다.

3차신경(5번 뇌신경) 눈과 코, 이빨과 잇몸에서의 감각을 담당하는 뇌신경. 이는 또한 턱의 근육에 운동신경을 분포시켜 씹는 동작 등을 가능하게 한다.

삼차신경절 저작계와 눈, 코의 수용체 등에 관련되어 있는 큰 신경절 덩어리.

삼투 두 용액이 용질을 여과하는 막으로 가로막혔을 때 용액에서 농도가 낮은 쪽의 용매가 농도가 높은 쪽으로 이동하는 경우.

새궁 새궁은 임신 3주에 나타난다. 물고기에서 새궁은 아가미가 된다. 인간의 배아에서는 목과 머리의 구조물이 된다.

생식샘 동물에서 쌍으로 이루어진 기관으로 남성의 경우 정자를, 여성의 경우 난자를 생산하는 장기. 성호르몬을 분비하기도 한다.

선천성 출생시에 존재함.

설인신경(9번 뇌신경) 이 쌍으로 이루어진 뇌신경은 경정맥공을 통해 미주신경과 부수신경과 함께 지나간다. 이는 혀, 귀, 침샘, 경돌인두근 등에 가지를 보낸다. 이는 미각, 귀의 감각, 침의 분비와 근육의 수축을 담당한다.

설하신경(12번 뇌신경) 혀의 근육을 움직이는 신경.

설하신경관 양쪽에서 뒤통수뼈를 지나며 후두관절융기 안 깊숙히 있는 관으로 설하신경이 지난다.

섬 부채처럼 생긴 하얀(말이집 형성된) 섬유. 이는 대뇌피질을 피질밑 여러 기관과 연결해 준다. 속섬유막은 가장 흔한 뇌졸중의 원인이 되는데 이는 혈액공급이 가장 방해되기 쉽기 때문이다. 이는 기저핵에 속해 있다고 취급되어진다. 만약 손상이 오면 이는 운동연합에 문제를 가져오거나 마비를 가져올 수도 있다. 시각과 청각에도 연관되어 있으며 신생아시기에 발생한 이 감각들의 문제에 연관되어 있을 수도 있다.

섬유모세포 연결조직의 아직 다 자라지 않은 섬유세포로서 연골모세포, 콜라겐모세포 또는 뼈모세포로 분화되어 연골, 콜라겐, 뼈를 생산한다.

섬유화 회복이나 외부자극에 대한 반응으로 섬유조직이 형성되는 것.

성선자극분비호르몬 성선자극호르몬분비호르몬은 시상하부에 의해 뇌하수체 전엽으로 통하는 혈관내로 분비되어 뇌하수체로 하여금 성선자극호르몬을 분비하게 한다.

성숙난포 **난포**. 월경기 중 배란기에 배출될 난자를 가지고 있다.

세레브로시드 스핑고신이 갈락토오스나 포도당과 결합되는 스핑고지질을 이르는 말. 신경조직 속에 주로 분포한다.

세로토닌 중추신경계에서 가장 중요한 신경전달물질 중의 하나. 이는 솔기핵 내에 세포체를 가지고 있는 신경세포에 가장 많이 분포한다.

세포자멸사 신경회로가 발달하면서 일어나는 신경세포의 죽음 중 하나. 이는 병이 아닌 자연적인 결과이다.

세포질 세포핵 안에 있는 것(핵형질)을 제외한 세포 안의 원형질.

세포질그물 신경세포의 세포질(세포체) 안의 미세관과 니슬소체로 이루어진 연결망으로 세포질을 통해 핵이나 세포체 안이나 밖으로 수송되는 단백질의 움직임이나 생산에 관여한다.

세포질분열 진핵세포가 분열할 때 일어나는 세포질의 분열.

소기관 사립체, 골지복합체, 용해소체, 세포질그물, 리보솜, 중심소체 등, 세포나 그 핵 안에 있는 미세한 구조물.

소뇌 뇌의 뒤쪽에 있는 큰 뇌로 교뇌와 숨뇌 위에 위치하며 대뇌의 뒷부분 아래에 위치한다. 두 개의 가로 반구로 되어 있으며 중간에 좁은 부분인 충부로 이어져 있다. 이것의 주요기능은 운동연합과 움직임의 기억이다.

소뇌낫 두 개의 소뇌반구를 갈라주는 경막. 이는 대뇌와 소뇌를 갈라주는 소뇌천막에서 아래로 뻗어 있다.

소뇌천막 후두엽을 받치고 소뇌를 덮는 경막. 천막이라고 불릴 때도 있으며 수직이기보다는 수평이다.

소포 주머니같은 구덩이나 강.

소두증 머리가 비정상적으로 작은 것으로 대부분 정신지체와 여러 가지 신경계장애를 동반한다.

속질 콩팥, 부신, 척수등 여러 가지 장기의 가장 안쪽(수결).

속질핵 가늘고 하얗고 탄성있는 섬유막으로 둘러싸인 반액체 상태의 덩어리. 이는 척추원반의 중심에 있다.

솔기핵 교뇌의 중간선에 있는 신경세포들. 세로토닌은 중추신경계의 중요한 신경전달물질이다. 이는 솔기핵 내에 세포체를 가지고 있는 신경세포에 가장 많이 분포한다. 중추신경계의 나머지 부분의 세로토닌 공급은 솔기핵에서 뻗어나간 신경섬유에 의해 이루어진다.

송과체 제3뇌실의 뒤쪽벽에 줄기로 매달려있는 솔방울처럼 생긴 분비샘. 이는 성적 발달을 촉진하고 하루주기에 영향을 끼친다. 노화를 방지하고 발암을 억제한다고 생각되어지는 멜라토닌을 분비한다.

수두증 대부분의 경우 뇌척수액의 경로가 막혀 일어나는, 뇌척수액의 잔류와 뇌실계의 확장으로 나타나는 선천성이거나 후천성인 증상. 머리의 확장, 이마의 돌출, 뇌의 위축, 정신황폐와 경련을 일으킨다. 수두증은 뇌척수액의 생산과 재흡수 속도에 문제가 생겼을 경우에 생길 수도 있다.

수막계 뇌와 척수를 감싸고 있는 3겹의 막. 경막, 지주막, 연막. 뇌척수막이나 뇌막이라고도 한다.

수막척수탈출 낭성척추이분증 낭성척추이분증에서 수수막과 척수의 신경조직이나 뿌리 역시 탈출했다면 이는 수막척수탈출증을 동반한 낭성척추이분증이라고 한다.

수막탈출 낭성척추이분증 낭성척추이분증에서 수막만이 탈출한 경우.

수조 뇌척수액의 저수지이다. 어떤 경우 이들은 뇌의 아래부분과 두개골의 바닥 사이에 위치한다.

수포 막으로 만들어진 작은 주머니로 액체로 차 있다.

술 난자를 받아들이는 자궁관의 끝쪽에 난 미세한 털.

숨뇌 마름뇌의 숨뇌부분에 있으며 이는 교뇌와 척수를 연결해 준다. 신경섬유의 교차 역시 숨뇌에서 일어난다. 숨뇌연수는 삼키기, 호흡, 혈압제어, 심장박동수, 고른 심장박동 등, 여러 가지 간단한 대사적 기능에 연관이 있다. 이는 머리와 목의 감각과 청각, 시각, 고유감각을 받는 감각신경세포연결망을 가지고 있기도 하다. 숨뇌는 대뇌피질의 운동제어부분과 소뇌간의 신경자극을 중개해 준다(연수).

숨뇌 배아기의 마름뇌 발달기에 생기는 두 개의 소포중 뒤쪽의 소포에서 발달되는 뇌의 부분. 이는 대부분이 숨뇌와 제4뇌실의 아래부분을 이룬다.

숫구멍 물렁물렁한 부분. 태아나 아기의 완전히 골화되지 않은 막으로만 싸여 있는 두개골의 봉합부분(대천문/소천문).

스핑고미엘린 말이집의 중요한 성분 중 하나.

슬상체(내측과 외측) 내측슬상은 작고 쌍으로 이루어져 있으며 타원형이다. 이들은 청각계의 입력을 중개해준다. 외측슬상은 작고 쌍으로 이루어져 있으며 시상후부의 뒤쪽에서 튀어나온 타원형의 돌기이다. 이들은 시각계에서 들어온 입력을 후두피질로 중개해 우리가 보는 영상으로 분류, 판독하게 하는 신경세포덩어리를 가지고 있다.

승모판막 산소가 풍부한 혈액이 왼쪽의 위쪽 방(심방)에서 왼쪽의 아래쪽 방(심실)으로 들어가기 위해 지나야 하는 판막.

시각교차 시각교차는 오른쪽의 시각을 왼쪽의 뇌로, 왼쪽의 시각을 오른쪽의 뇌로 보내주는 기관이다. 이 기관은 두 눈으로 보는 영상을 연합하는 데 도움을 주어 입체적인 영상을 보게 해준다.

시상 대부분 회색질로 이루어진 타원형의 큰 덩어리로 제3뇌실의 양쪽에 위치해 그 옆 벽을 이룬다. 이는 등쪽과 배쪽으로 나누어진다. 아무 수식어가 없는 시상은 대부분 감각입력을 대뇌피질로 중개해 주는 등쪽 시상을 이르는 말이다.

시상상부 시상보다 약간 위와 뒤쪽에 있는 송과체와 그 옆의 조직들로 이루어진 간뇌의 부분.

시상저부 간뇌에서 시상, 시상하부와 중뇌의 뒤판 사이에 있는 부분.

시상하부 자율신경계와 기분과 열정을 불러일으키는 신경장치의 기능을 담당한다. 이는 가장 작은 뇌조직축에 속하지만 가장 많은 기능을 가지고 있다.

시상후부 간뇌의 외쪽과 내쪽슬상체로 이루어진 부분. 시상의 일부로 취급되기도 한다.

신경계 내분비샘과 함께 생체의 내부와 외부적 요인에 반응하고 적응하게 하는 장기계. 이는 뇌, 척수, 신경뿌리, 말초핵, 신경, 수용체를 포함한다.

신경고리 척추궁이나 척추의 신경고리라고도 불린다. 이는 척추뼈의 판들과 줄기들로 이루어진 활로 척수가 지나간다.

신경관 신경계로 발달하는 배아내의 관.

신경관 형성 초기의 배아에서 신경판이 생성되어 신경고랑이 되고 마침내 신경관이 되는 과정이다. 이 신경관은 태아의 뇌와 척수의 전조이다.

신경구멍 배아의 신경관의 양쪽에 있는 구멍. 이 구멍이 자궁내에서 닫히지 않는다면 이는 모소낭, 수막탈출증 등, 많은 선천성 기형을 유발할 수 있다.

신경능선 신경관과 외배엽 사이에 위치하며 신경주름의 세포가 특화되며 만들어진다. 이 신경능선세포들은 척수와 머리내의 모든 신경절을 만든다. 신경능선세포는 몸 전체로 이동해 여러 가지 내부장기, 분비샘, 혈관 근처의 신경세포와 신경절을 형성한다.

신경다발막 말초신경을 이루는 신경섬유들은 둘러싼 막. 이 섬유의 뭉치들이 각각의 척추사이구멍으로 빠져나온 후에는 말초신경계로 분류된다.

신경모세포 신경조직을 형성하는 배아의 세포.

신경몸체 간뇌(전뇌의 뒤쪽부분) 뒤에 있는 모든 부분은 뇌의 해부학적 구조와 대사적 기능과 활동을 연구하는 데 일생을 바친 폴 맥린 박사에 의해 신경몸체라 불린다. 이 신경몸체는 호흡, 소화, 심장박동 등, 생명 유지에 중요한 반사기능을 담당한다. 맥린 모델은 신경몸체가 식물인간 정도의 일밖에 하지 않는다고 한다.

신경분절 발달하는 배아의 신경관의 벽의 융기. 또한 성숙한 마름뇌의 벽의 융기.

신경상피층 척주관 바로 옆에 있는 세포조직. 이는 척주관 주변에 생성되는 3겹의 세포조직 중 하나이다. 신경상페층에서 밖으로 나가면 외투층과 가장자리층을 순서대로 만난다.

신경세포 신경자극을 전달하는 세포로서 신경자극을 전달하지는 않지만 다른 필요한 기능을 가지고 있는 신경아교세포와 혼동하지 말 것.

신경전달물질 연접전 신경세포가 흥분하면 그 축삭의 끝에서 나오는 생화학물질로서 연접틈새로 확산되어 목표 세포를 흥분시키거나 억제한다.

신경절 매듭이나 매듭처럼 생긴 덩어리. 신경해부학에서는 중추신경계 외의 신경세포덩어리를 지칭하는 말. 가끔 뇌와 척수내의 특정 핵을 지칭하기도 한다.

신경창자관 배아의 신경관과 원시창자를 이어주는 관.

심낭막 심장 주위의 막.

심방귀 양쪽의 심방에서 뻗어나온 귓바퀴같은 부분. 예전에는 심방 전체를 의미하는 말이었다. 이제는 이렇게 쓰이지 않는다.

심실 심장의 아래부분에 있는 두 개의 방 중에 하나. 이 심실은 강력한 펌프의 역할을 한다. 오른쪽심실은 혈액을 폐순환계로 보내고 왼쪽심실은 몸 전체로 보낸다.

쌍배수체 체세포처럼 두 벌의 염색체를 가지는 것.

쌍별 이는 유사분열의 핵분열과정에 비염색질 섬유로 만들어진다. 이것은 두 개의 극이 섬유의 방추로 얽힌 구조로 두 개의 별을 닮았다.

아르놀드-키아리 증후군 기형적으로 좁아진 후두공 안으로 뇌줄기와 소뇌조직이 이탈하는 현상.

아세틸콜린 중추신경계, 교감신경계, 부교감신경계와 신경근육이음부의 콜린성 연접에서 신경전달물질로 작용하는 아세트와 콜린의 화합물.

아스파라긴산염 아미노산인 신경전달물질. 4개의 탄소분자를 포함하며 글루탐산염과 비슷한 흥분작용을 하나 약간 강도가 낮다.

아프가점수 신생아의 육체적 상태를 심장박동수, 호흡, 근육긴장, 피부색과 자극에 대한 반응 등, 다섯 가지 항목에서 0~2점을 매겨 평가하는 체계.

안면신경(7번 뇌신경) 두개골의 머리 양쪽, 귓구멍 아래와 뒤쪽에 위치한 붓꼭지구멍을 통해 나가는 신경. 아기가 성장하면서 이 신경은 측두골의 꼭지돌기에 의해 보호된다. 이는 대부분 얼굴근육에 신경분포를 한다.

안장 뇌하수체가 두개골의 바닥으로 내려오는 곳. 이는 접형골에 위치하며 그의 침대돌기주변에 위치한다.

안장가로막 뇌하수체의 줄기를 통하게 하는 경막의 구멍. 이는 접형골의 4개의 침대돌기에 의해 받쳐진 공간에 위치한다.

알프 브리그 스웨덴의 신경외과의사이자 《중추신경계의 유해한 기계적 긴장》의 저자이다. 그는 척수의 손상을 유압적으로 접근하고 있다.

앞맞교차 앞 부분에 있는 봉합을 넘어 양쪽의 대뇌반구를 이어주는 신경섬유. 이들은 피질밑의 백색질에 위치한다. 입쪽맞교차라고도 한다.

양막 자궁내의 배아를 둘러싸고 있는 막중 가장 안쪽의 막으로 양수로 차 있다.

양수 양막 안에 있는 액체로 태아를 상처에서 보호하는 완충제 역할을 한다. 이는 태아의 소변과 섞여 있으며 태아의 폐와 창자를 채우고 있다.

양자방출 단층촬영 PET스캔이라고도 불리는 이 기술은, 방사성 추적자를 환자의 몸에 주입해 양자의 방출을 촬영하는 것이다. 양자는 전자와 비슷한 질량을 가지고 양전하를 가진 분자의 핵에 존재하는 입자이다. 전자는 음전하를 가지고 있다. 양자의 방출 과정에서 분자의 핵은 양자과 중성미자를 동시에 방출한다. 중성미자는 알려진 전하와 질량을 가지고 있지 않은 입자이다.

에스트로겐 여성의 2차성징을 일어나게 하는 호르몬. 월경주기에 여성에 성기에 작용해 정자가 질과 자궁목을 지나기 쉽게 해 주어 수정이 일어날 수 있게 해 준다.

엔돌핀 뇌의 아편제 수용체에 달라붙어 통증역치를 높이는 뇌 내부의 폴리펩티드 물질.

엔케팔린 엔돌핀과 함께 펩티드로 분류되며 내부장기의 기능에 많은 영향을 끼친다. 알려진 펩티드의 대부분은 신경전달물질의 기능을 한다.

연골 특화된 섬유질로 이루어진 결합조직으로 배아내에서 임시뼈를 만든다. 이는 뼈가 자라날 곳을 알려주며 유기체의 성장과정의 일부이다. 성인들 또한 연골을 가지고 있으며 주로 뼈들 사이를 이어주는 역할을 한다.

연골머리뼈 배아의 연골로 이루어진 머리구조물. 이는 두개기저부의 전조이다.

연골모세포 아직 다 자라지 않은 연골을 만드는 세포.

연동운동 소화관이나 다른 관 모양의 장기가 그 내용물을 옮기는 데 사용되는 운동으로 지렁이가 꿈틀거리는 듯하다. 수축의 파도로 이루어진다.

연접 두 개의 신경세포 돌기의 사이에 있는 연결부분으로 신경자극이 전기 혹은 화학자극으로 바뀌어 전달된다.

연접틈새 자극을 전달하는 축삭과 그를 받는 조직 사이의 거리.

열공뼈기형 뼈를 생산하는 세포(뼈모세포)가 뼈를 흡수하는 세포(뼈파괴세포)로 변하거나 그보다 숫자가 적어 뼈가 재흡수되는 과정. 뼈가 약해진다.

염색분체 처음에는 두 개의 나란한 나선형의 미세섬유가 중심에서 만나 염색체가 만들어진다. 배아기의 발달중에 염색체는 두 개의 염색분체로 갈라져 두 개의 딸세포 안에서 각각 하나의 염색체로 성장한다.

염색질 염색체를 이루는 물질. 이는 DNA와 RNA로 만들어져 있다. 염색체가 활성화되면 많은 RNA가 만들어진다. RNA란 DNA의 명령을 세포의 소기관으로 전달해주는 물질이다.

염색체 동물세포 안에 있는 DNA로 만들어진 구조로 유전정보를 전달하고 RNA와 히스톤과 연관이 있다. 세포분열이 일어날 때 염색체를 이루는 물질은 단단히 뭉쳐져 적절한 염색을 하면 보이게 된다. 이렇게 뭉치는 것은 세포 안을 움직이면서 꼬이지 않게 하려는 것이다.

영양막 주머니배의 바깥쪽에 있는 세포들로 수정된 난자를 자궁벽에 붙여 엄마로부터 영양분을 공급받을 수 있게 한다. 이는 태반의 형성에 기여한다.

외경목동맥 목젖이나 그 바로 아래에서 양쪽의 총경동맥은 내경동맥과 외경목동맥으로 갈라진다. 이 외경목동맥은 머리, 얼굴, 목의 바깥쪽으로 혈액을 공급한다.

외배엽 배아의 일차배엽의 3겹 중 가장 바깥쪽 겹. 여기서 피부와 손톱, 털, 분비샘같은 피부조직 등이 생성된다. 신경계. 입과 항문의 바깥쪽 감각기관과 점막.

외전신경(6번 뇌신경) 사시를 막아주는 외직근을 제어한다.

외투층 척주관의 주위에는 3겹의 세포조직들이 자라난다. 척주관 바로 옆의 층은 신경상피층이라 한다. 여기서부터 밖으로 나가면 외투층과 가장자리층을 순서대로 만난다.

요도 방광에서 소변이 밖으로 배출되는 막으로 이루어진 관.

요막 어머니와 배아를 이어주는 혈관이 있는 배아를 둘러싸고 있는 막중의 하나로 임신 15일쯤에 난황주머니에서 유래되었다.

용해소체 동물의 세포의 세포질에 존재하는 막으로 이루어진 주머니. 이는 음식과 반응하는 소화효소들을 가지고 있다. 이 효소들은 박테리아에서 나온 찌꺼기, 병균, 죽은 세포들을 소화하기도 한다.

우방실판막 우심방과 우심실 사이의 판막으로 산소가 부족한 정맥혈이 지나가 폐순환계로 가서 다시 산소를 재공급받는다.

운동전피질 운동제어와 연관되어 있는 피질의 부분으로 중심이랑의 앞쪽 벽을 이룬다.

운동피질 몸의 근육과 다른 효과기관들에 명령을 내리는 뇌의 부분.

원시구강 원시구강내에 형성된 곁주머니로 임신 3주에 나타난다. 임신 6주가 되면 원시구강은 뇌하수체의 전엽이 된다.

원시줄무늬 태아원반이 주머니배의 안쪽벽에 붙어 있는 부분으로부터 주머니배의 안쪽까지 뻗는다. 이 원시줄무늬는 태아원반에 생성된 고랑의 바닥에서 급격히 증식하는 세포들이다. 이렇게 급격히 증식하는 세포들은 내배엽과 외배엽 사이의 중배엽에 기여한다.

원시체절 임신 3주에 신경주름이 자라면서 중배엽의 세포 중 여럿이 척삭과 신경주름의 옆에 늘어선다. 이 확장하는 중배엽의 덩어리는 외배엽 아래의 척삭과 신경주름 양 옆에 쌍을 이루어 늘어선다. 이 쌍으로 이루어진 덩어리들은 초기에 원시체절이라 불린다. 나중에 이는 체절이 된다.

원형질 끈적이며 투명하고 콜로이드성인 물질로 살아있는 세포에 중요한 부분이다. 이는 세포질과 핵형질 모두를 지칭한다.

월경 질을 통해 임신하지 않은 상태의 자궁에서 피와 점액조직이 주기적으로, 대사적으로 방출되는 현상. 이는 호르몬의 제어하에 놓여 있으며 사춘기에서 폐경기까지에 걸쳐 약 4주간의 주기로 반복된다.

위축 쇠약해짐. 세포나 조직, 장기나 특정부위의 크기가 줄어든 것.

유사분열 간접적 분열로서 생성된 두 개의 딸세포가 보통 모세포와 똑같은 염색체와 DNA를 받는 분열.

유전적 두눈먼거리증 얼굴에서 쌍으로 이루어진 조직 사이의 길이가 너무 긴 기형.

음경꺼풀 음경을 덮고 있는 피부조직.

이 치아 또는 치아와 비슷한 구조

이마봉합 신생아에서 이는 이마뼈를 왼쪽과 오른쪽으로 나눈다. 이마봉합은 자라면서 거의 완전히 없어지는 봉합 중 하나이다.

이화 대사의 분해되는 과정으로 생체의 큰 화합물이 작은 화합물로 나누어지는 과정.

인두 목, 비강, 입, 후두 뒤에 있는 근육막 성강. 이는 앞서 말한 조직 이외에 식도와도 연결된다.

임신기간 수정 후부터 지정된 기간까지를 이루는 말. 예를 들면 임신 4주. 가끔 이는 수정이 아닌 착상을 뜻하는 말로 쓰이기도 한다.

입천장 입의 천장. 구강과 비강을 갈라주는 판.

자가면역병 체액이나 세포를 매개로 하여 일어난 반응에 의해 조직이 손상되는 증상. 이는 계통적일 수 있고 특정 장기에 한한 것일 수도 있다. 몸의 면역체계는 몸의 부분을 자신의 일부로 인정하지 않고 공격한다.

자궁관 자궁의 양쪽에 있는 관이다. 이들은 배란중에 난소에서 배출된 난자를 거두어 자궁으로 보낸다. 대부분의 경우에 한 달에 난자 하나, 양쪽의 자궁관에서 번갈아가며 배출된다. 그러므로 각각의 자궁관은 두 달에 한 번씩 난자를 배출한다.

자율신경계 보통 자율적이나 '무의식적' 인 말초신경의 부분. 자율신경계는 움직임만을 담당한다고 생각되어진다. 이는 여러 가지 장기와 분비샘, 체계로 신호를 보내 의식적인 제어없이 움직일 수 있게 한다. 자율적인 움직임을 의식의 제어하에 들여 보내려면 생체피드백이 필요하다.

자율신경계의 교감신경계 비상시의 상황대처를 맡는 부분. 이는 자신의 요구에 대해 장기적인 영향을 고려하지 않는다 (단지 현재 상황을 모면하고자 할 뿐이다).

자율신경계의 부교감신경계 이는 특정 내장에 운동신경을 분포시킨다. 이는 에너지흡수계이다. 예를 들어 이는 장기적인 생존을 위해 필요한 기능을 담당한다. 이는 교감신경계의 담당인 비상시의 반응에는 관여하지 않는다.

자율신경절 중추신경계 밖에 위치한 자율신경계와 관련된 세포의 덩어리. 이러한 신경절들은 감각기관과 종말기관에서 들어온 정보를 알맞은 곳으로 보낸다. 이들은 중추신경계의 고위중추에 의존하지 않고 결정을 내리는 듯하다. 이러한 신경절은 내부장기와 샘체와 관련 있는 것이 대부분이다.

치상인대 연막과 지주막을 느슨하게 연결해 주는 실 같은 연결조직. 이 잔기둥은 두 겹의 막을 독립적으로 움직일 수 있게 해준다. 이 말은 다른 해부학적 상황에서 보조구조물을 지칭하는 데 쓰이기도 한다.

잡음 몸 속에서 들리는 비정상적인 소리나 잡음.

저산소증 조직내의 산소공급이 비정상적으로 낮아지는 경우. 대부분 뇌의 산소결핍을 말한다.

저혈당증 혈액내에 포도당 결핍으로 일어나는 증상으로 신경과민, 체온저하, 두통, 혼란, 무의식 등을 동반한다. 만약 심각하게 지속된다면 경련, 가사상태 또는 죽음에 이를 수도 있다.

전기 유사분열이나 감수분열의 첫 번째 과정.

전뇌 세 개의 원시뇌 수포 중 가장 앞의 수포에서 발달한 뇌이며 종뇌와 간뇌로 나누어진다.

전두피질 전두엽의 피질은 여러 가지 기능을 가진다; 몸의 움직임, 근육의 큰 움직임과 섬세한 움직임과 연합; 무의식적 자세; 눈의 움직임과 초점; 통찰력, 기억, 의사결정 등 생각; 감정에 대한 우리의 반응; 집중력; 정보분류능력; 응용력 등. 전두피질에는 또한 음의 높낮이를 구분하는 영역도 있다.

전정기관 귀의 안쪽에 있는 구조물로 균형을 도와준다.

접합체 정자와 난자의 만남으로 생성되는 세포. 수정된 난자.

접형골 두개골의 중요한 뼈의 하나. 이는 두개천장의 바닥에 이마뼈의 뒤, 측두골과 뒤통수뼈 앞에 위치한다. 이 뼈의 가장자리는 이마뼈 바로 뒤의 벽을 이룬다. 이 뼈에는 뇌하수체가 위치한 안장이 있다.

제3뇌실 중뇌의 중심선에 위치한 뇌실로 측뇌실에서 뇌척수액을 공급받는다. 이는 뇌척수액을 제4뇌실로 중뇌수도관을 통해 보낸다.

제4뇌실 가장 아래쪽에 있는 뇌실. 이는 제3뇌실에서 뇌척수액을 공급받아 마장디공과 루시카공을 통해 지주막하공간과 척수 안에 있는 척주관으로 흘려 보낸다.

조가비핵 기저핵에 속한 기관중 하나.

종뇌 뇌의 가장 앞부분에 있는 부위.

종말기 유사분열의 4과정이나 감수분열의 2과정에서 가장 마지막 과정으로, 염색체들이 세포의 끝부분에 도달하고 세포질이 나뉘는 과정.

종말판 배아기에 종뇌에서 만들어지는 얇은 판. 이는 신경관의 가장 앞부분이다. 결국 이는 제3뇌실의 앞벽을 이룬다.

출생시에 이는 대뇌의 두 개의 반구를 이어주며 간뇌의 천장판과 시각교차 사이에 세로로 뻗어 있다. 이는 종뇌와 간뇌를 갈라놓는다.

좌골 골반대를 이루는 뼈 중 가장 뒤에 있는 뼈. 다른 두 뼈는 엉덩뼈와 치골이다.

주머니배 접합체의 초기 분열단계를 거친 포유류의 배아. 이는 중간이 빈 공을 연상시키며 그 안에는 배아모세포들이 들어 있다. 바깥쪽에 있는 세포들은 영양막이라 한다. 주머니배는 임신 4일쯤에 생성된다(포배).

중간콩팥 배아의 배출기관으로 앞콩팥의 꼬리부분에 있으며 그 관을 사용한다.

중기 (유사분열이나 감수분열) 세포분열의 두 번째 과정으로 두 개의 염색분체로 이루어진 염색체가 갈라지기 전에 방추의 정도평면에 늘어선 것.

중뇌 3개의 원시 뇌 소포중 중간의 소포에서 발달한 뇌로 덮개, 대뇌각을 포함하며 중뇌수도관이 지나간다.

중뇌수도관 뇌척수액이 지나는 제3뇌실과 제4뇌실을 이어주는 길.

중배엽 이는 배아의 3겹의 일차배엽중 중간에 있는 엽이다. 여기서 결합조직, 뼈, 연골, 근육, 혈액, 혈관, 림프계, 중추림프기관, 척삭, 가슴막, 심낭막, 복막, 콩팥, 생식샘 등이 생성된다.

중성미자 분자의 핵 속에 있는 전하나 질량이 없는 미립자.

중신 배아의 비뇨기계통의 시작.

중심소체 중심체에 위치한 두 개의 원통형 조직으로 가장자리에 미세관 3개 묶음을 9개 가지고 있다. 중심소체는 세포분열중에 세포의 반대쪽 극으로 이동하여 무색방추사를 정렬한다. 이들은 개별적으로 복제가 가능하며 이동하여 기저소체를 형성할 수도 있다.

중심체 유사분열에 중요한 역할을 하며 중심소체를 가지고 있는 농축된 세포질로 이루어진 특화된 영역.

지주막 수막계의 3겹의 막 중 가운데 있는 막. 이들 막들은 안에서부터 밖으로 연막, 지주막, 경막이다.

지주막과립체 뇌척수액을 지속적으로 혈액에 재흡수시키는 기관. 한쪽은 지주막하공간에 한쪽은 정맥계에 닿아 있다.

지주막융모 뇌조직을 적신 뇌척수액을 혈관으로 재흡수하는 기관. 모든 정맥동에 분포하며 시상동, 직정맥동 등에 특히 많다.

착상 이는 주머니배가 자궁강 안에 들어가 자궁의 벽에 닿아 융합되었을 때 일어난다.

창백핵 렌즈핵 안의 창백하고 둥근 덩어리.

척삭 배아의 원시고랑 밑에 있는 막대기처럼 생긴 세포들의 집합. 이는 척수와 척주의 생성을 촉진한다. 이 구조물들이 자리를 잡아가면 척삭은 사라진다.

척삭관 배아의 난황주머니에서 영양분을 그 옆에서 분열하는 세포들로 전해주는 관.

척삭돌기 배아에서 원시결절에서 척삭앞판까지 자라나는 세포들을 척삭돌기라 한다. 이는 배아의 축의 윤곽을 그린다.

척삭앞판 원시줄무늬가 증식하는 중 태아원반의 머리부분에 생성되는 보호판. 척삭앞판이라 불리는 이 판은 원시줄무늬가 태아원반의 머리부분으로 들어가는 것을 막아준다. 이 판은 입과 목의 여러 조직의 근원이 되기도 한다.

척수반사 이들은 뇌가 신호를 전달받기 전에 우리의 몸이 반응할 수 있게 해준다. 이 자극은 등쪽 신경을 통해 들어와 배쪽(운동) 신경뿌리(하위운동신경)로 사이신경세포를 통해 전달된다.

척수시상로 척수신경뿌리를 시상과 연결해 분류와 뇌의 고위중추로의 중개를 가능하게 하는 뇌와 척수의 신경로.

척수신경뿌리 척수에서 갈라져 나가는 신경뿌리. 척수의 아래부분에서 이들은 척수가 끝난 후에도 척주관을 따라 내려간다. 이러한 신경뿌리를 말총이라 한다.

척주 이는 7개의 경추, 12개의 척추뼈, 5개의 요추 그리고 천골로 이루어져 있다. 이는 천골 아래쪽의 미골을 포함한다. 미골은 서있는 자세에서 다른 척추뼈들과는 다르게 무게를 지탱하지 않는다.

척주관 척추뼈 안에 있는 관으로 후두공에서부터 천골틈새에 이르기까지 척수가 생성되어 보호되는 곳이다.

척추원반 두 개의 척추뼈 몸통 사이에 자리하고 있다. 이는 액체로 가득 찬 주머니로 척추뼈 몸통 사이에서 완충제 역할을 하여 움직임을 원활하게 한다. 주머니 안에 있는 액체는 젤리 형태이다.

척추이분증 척수를 감싸는 척주뼈가 완전히 닫히지 않은 기형으로 수막이나 척수가 삐져나올 수도 있다.

척추조정 척추를 손으로 움직여 그 움직임과 위치를 바로잡아주거나 기능적 장애를 해소해주는 치료. 이 치료는 대부분 지압요법사와 정골의사에 의해 행해진다. 이는 특히 동양에서 많은 의사들에 의해 오랫동안 사용되어 왔다.

첨단체 정자의 머리부분에 있는 잔 모양의 막이다. 이 막은 난자의 보호막을 용해하는 효소를 가지고 있다.

청반핵 교뇌의 착색된 작은 조직으로 제4뇌실의 바닥의 일부이다. 청반핵은 뇌의 노르에피네프린을 대부분 생산한다. 이는 감정적 흥분, 쾌락, 분노, 공격적 성향 등에 강력한 영향을 끼친다. 이는 학습, 기억, 잠에 중요한 역할을 하기도 한다.

청색증 혈액내의 헤모글로빈이 산소를 공급받지 못해 피부나 점막이 파랗게 탈색된 경우. 헤모글로빈의 산소 결핍은 어떠한 이유에서든지 산소의 공급이 중단되었다는 뜻이다. 또한 헤모글로빈 자체가 결핍된 경우도 청색증을 유발할 수 있다. 이는 대부분 영양결핍 때문에 일어난다.

체절 중배엽의 쌍으로 이루어진 덩어리로 신경관의 양쪽에 존재한다. 이는 척주와 분절근육조직을 이룬다.

촉진된 분절 척수는 머리와 꼬리를 연결해주는 세로연결망이 있다. 이 연결망은 여러 개로 분절들을 지나간다. 척수를 오르락 내리락하는 자극은 건물 안의 승강기에 비유될 수 있다. 만약 승객이 특정 층에서 내린다면 그는 그 층의 어디라도 갈 수 있다(자극이 목적지인 근육이나 장기로 가는것 처럼). 만약 많은 수의 승객이 한 층으로 가기를 원한다면 이는 그 층을 너무 밀집되게 하여 그 층의 모든 것에 영향을 끼칠 수 있다. 이러한 과부하는 척수분절에서 일어날 수 있으며 이를 '촉진되었다' 고 한다. 촉진된 척수분절은 신경전달의 정확성과 제어를 일부 상실한다. 이는 자그마한 자극에도 과민반응을 보인다. 이는 그 효과기관에 근육연축과 과다긴장 등 과활동을 불러일으킨다.

총경동맥 산소가 풍부하고 영양분이 많은 혈액은 왼쪽심실에서 대동맥으로 흘러들어간다. 대동맥은 뇌쪽으로 가지를 먼저 뻗는다. 이 가지를 총경동맥이라 한다. 오른쪽에서는 완두동맥이 대동맥과 총경동맥을 연결해 준다.

추골 중이에 있는 3개의 소골중 가장 바깥쪽에 있는 뼈. 이는 망치와 닮아서 추골이라 불린다(Malleus).

추골동맥 왼쪽과 오른쪽의 추골동맥은 목 아래/가슴 위에서 쇄골하동맥이 갈라져 나온다. 이들은 1~6번 척추뼈의 가로돌기 구멍을 통해 위로 올라가 두개골내로 진입하여 윌리스환과 연결되는 뇌저동맥을 만난다.

추체로 숨뇌에서 교차되는 운동신경로.

추체외로계 숨뇌에서 교차하지 않는 신경섬유로서 다른 신경구조들과 함께 자세, 움직임, 연합등 에 많은 영향을 끼친다.

축 구조물이 회전하는 선. 몸의 부분이 주위에 정렬해있는 선 또는 중쇠뼈(2번 경추).

측뇌실 전뇌는 두 개의 반구로 나누어지며, 이때 신경관의 전뇌 뇌실 역시 두 개로 나누어진다. 이 쌍으로 이루어진 뇌실들은 측뇌실이라 한다. 이들은 그들의 중간에 있는 구멍을 통해 중뇌의 중간선 위에 위치한 제3뇌실로 이어진다.

측두면피질 우리의 단어 선택에 영향을 주는 듯하는 뇌의 영역.

측사 가끔 간뇌의 천장에 기형이 생기기도 한다. 이는 늘어져 측뇌실에서 제3뇌실로 흘러드는 뇌척수액의 유입을 방해한다. 이를 측사라 한다. 만약 이 문제가 출생 후에 발생한다면 이는 수두증을 유발할 수 있다.

침골 중이에 있는 3개의 소골 중 가운데 뼈. 모루와 닮게 생겨서 침골이라 불린다.(Incus)

코르티기관 내이에 위치해 있으며 청각, 특히 음의 높낮이 구분에 연관되어 있다.

코르티솔 부신피질호르몬으로서 양 또는 확실하지는 않지만, 인간의 모체 혈액계에 들어가면 자궁의 수축과 분만의 시작을 가져온다. 이들의 주요기능 중에는 스트레스, 염증예방 등이 있다.

콜레스테롤 스테로이드 알코올분자로 대부분 지방산과 결합되어 있다. 이는 동물지방, 쓸개즙, 혈액, 뇌조직, 우유, 계란 노른자, 신경섬유의 말이집, 콩팥과 부신 등에서 발견된다. 이는 담석의 대부분을 구성하며, 동맥의 죽종, 여러가지 낭, 암종조직 등에 나타난다. 이는 쓸개즙산의 전조이며 스테로이드 호르몬을 만드는 데 중요한 존재이다.

크레브회로 유산소동물에게 중요한 많은 에너지를 생성하는 생화학물의 대사의 주기. 이는 또한 구연산회로나 삼카르복실산회로라고도 한다.

크레틴병 선천적으로 갑상선의 분비가 없어 뼈와 연조직의 퇴행위축과 육체적, 정신적 발달이 제한되는 병.

태반 태아와 어머니의 대사적 교류가 일어나는 기관. 정상적인 경우에 태아의 피와 어머니의 피가 직접적으로 섞이는 경우는 없다. 그러나 태반의 막은 영양분, 산소 그리고 해로운 병균 등의 침투를 허용할 정도로 얇다. 태반은 이산화탄소와 질소폐기물을 태아에서 방출하기도 한다.

태아기 임신 8주에서 출생시까지 이르는 말.

태아유막 태아의 피부기름샘으로부터 분비된 지방성 물질로 태아의 피부를 덮고 있다. 이는 피부기름과 떨어져 나온 죽은 피부세포들의 혼합물이다.

태아적모구증 어머니의 Rh 혈액과 아기의 Rh 혈액이 맞지 않을 때에 어머니의 항체가 태반을 건너가 아기의 적혈구를 파괴하여 일어나는 아기의 용혈빈혈.

투과조명법 신생아의 머리 뒤에서 앞으로 빛을 비추는 검사로 뇌의 크기와 대칭성 등을 검사할 수 있다. 두 눈구멍을 통해 나오는 빛의 양은 같아야 한다. 만약 한쪽의 눈구멍에서 나오는 빛이 다른 쪽보다 밝다면 이는 뇌의 반구들의 크기가 다르다는 뜻이다.

투명경막 뇌천장과 뇌들보 사이에 있는 막으로서 해마에서 뇌천장을 통해 신경자극을 받는 변연계의 일부이다. 이는 해마로 신경자극을 보낸다. 또한 이는 짝짓기, 성행위, 생식에 중요한 것 같다.

투명띠 투명하고 세포로 이루어지지 않은 물질로 질기고 투명한 막으로 난자를 둘러싸고 있는 막으로 둘러싸져 있다.

편도 뇌의 양쪽에 위치한 호두만한 크기의 회색 신경세포의 덩어리이다. 이들은 공격적 성향, 공포반응, 조건공포반사 등에 연관이 있다. 그들은 또한 자기보호감각과 습득, 특히 환경적 적응에 중요한 부분이다.

피절 경절, 근절과 함께 체절이 갈라져 이루는 3개의 분절 중 하나. 피절은 체절 중 피부를 생성하는 분절이다.

피질 안에 있는 물질과 분류되는 장기의 겉부분. 대뇌피질은 대뇌의 겉부분이다. 이것의 표면은 촘촘한 이랑과 고랑에 의해 늘어난다. 이는 말이집이 형성되지 않은 신경세포체로 이루어져 있고 회색을 띈다.

하루주기리듬 밝기가 송과체의 활동량을 조절하고, 이는 우리 몸의 호르몬과 신경전달물질의 양을 조절하며, 이 수치가 낮과 밤에 어떻게 변하는지 조절한다. 하루주기리듬이란 빛의 양에 따라 변동하는 이런 대사적 수치와 다른 많은 주기적 행동을 지칭하는 것이다.

합성대사 대사의 합성하는 과정이다. 반대는 분해를 하고 사용하는 과정인 분해대사이다.

항문 몸의 겉에 있는 직장의 입구이다. 소화관의 먼쪽 구멍이다.

해마 측뇌실의 아래쪽 뿔의 바닥에 있는 굽어 올라온 부분. 이는 기능적으로 변연계의 부분이다. 이는 기억을 분류, 선별한다.

해면정맥동 두개골 안의 접형골의 양쪽에 위치한 경막의 두 겹 사이의 영역. 이들은 뇌하수체의 줄기의 앞과 뒤로 두개골의 중간선을 넘어 서로 연결된다.

핵 신경세포나 다른 세포들 안의 가장 돌출되는 구조물이나 소기관. 이는 회전타원체의 모양을 띄고 있으며 막으로 이루어진 주머니에 싸여 있고 세포 안에서 서서히 돈다. 이는 세포 염색체 안의 DNA와 많은 양의 RNA 그리고 핵소체라고 하는 포함체를 가지고 있다.

핵막 세포핵을 감싸는 주머니를 이루는 막.

핵소체 대부분의 세포핵 안에 있는 둥그런 굴절반사소체이자 리보솜 RNA를 생산하는 곳.

핵형질 세포핵의 원형질.

핵황달 혈액내의 빌리루빈농도가 높을 때 일어나는 증상. 이는 심각한 뇌손상을 일으킬 수 있다.

헨센결절 척삭이 생성될 때 원시줄무늬의 머리부분의 외배엽에 원시적 세포결절이 생긴다. 이 결절을 헨센결절이라 한다. 세포들이 이 결절에서부터 앞으로 뻗어나와 발달하는 중추신경계를 머리쪽으로 늘린다.

혈액뇌장벽 출생 직후에 발달하는 신경아교세포에 의한 연결망. 이는 모세혈관계와 함께 여러 가지 물질들을 혈액에서 뇌로 통과시키거나 여과시킨다.

확산 넓게 퍼져 확산됨. 이는 농도가 다른 두 액체가 섞였을 때 일어나 농도의 균형을 이룬다.

활차신경(4번 뇌신경) 안구의 위빗근에 신경을 분포하는 뇌신경. 이 신경은 안구가 얼굴이 기울어짐에 따라 수평을 유지하려 돌아가는 것에 관여한다. 이는 또한 안구의 수직과 수평적인 움직임을 도와준다.

황달 피부와 공막이 어떠한 이유에서든지 혈액내의 과다한 담즙색소로 인해 노랗게 변하는 것.

황체형성호르몬 여성에서 시상하부에서 분비된 성선자극호르몬에 대한 반응으로 뇌하수체 전엽은 두 종류의 호르몬을 혈관내에 분비한다. 난포자극호르몬과 황체형성호르몬이 그들이다. 남성에서 황체형성호르몬은 고환이 남성호르몬을 분비하게 한다. 여성에서 이는 배란, 황체낭 형성, 황체호르몬의 분비를 촉진한다.

황체호르몬 여성의 호르몬. 이는 자궁이 수정된 난자를 받아들일 준비를 하게 한다.

횡경막 흉곽의 내층인 두 겹의 막으로서 폐를 덮고 있다. 이 두 겹의 막 사이에는 윤활제 역할을 하는 장액이 흐르고 있다.

후각뇌 뇌의 이 부분은 후각수용계와 함께 우리에게 후각을 느낄 수 있게 해준다.

후각망울 후각뇌는 코의 후각수용체를 포함한다. 이 수용체의 섬유는 벌집뼈의 작은 구멍을 통해 이 뼈 위에 위치한 후각망울로 연결된다. 여기서 후각자극은 뇌 아래쪽의 후각로를 지나 후각을 기억, 감정, 식욕 등에 연관시키는 뇌의 여러 기관에 전달된다.

후각엽 후각뇌라고도 불리며 뇌의 가장 앞쪽에 있는 종뇌는 나중에 변연엽이 되는 후각엽을 만들어낸다. 뇌의 이 영역은 감각수용계와 함께 우리에게 후각을 느끼게 해준다.

후기 이는 두 개의 딸염색체(염색분체)가 갈라져 방추섬유를 따라 중심소체로 움직이는 과정이다. 후기는 약 3분이 걸린다.

후뇌 교뇌, 소뇌, 중뇌수도관, 제3뇌실의 뒷부분을 포함하는 뇌의 부분.

후두공 뒤통수뼈의 앞쪽 아래에 있는 두개골과 척주관 사이에 있는 큰 구멍.

후두관절융기 뒤통수의 아래부분에서 뻗어나온 두 개의 둥그런 돌기. 두 개로서 고리뒤통수 관절에 기여한다. 설인신경은 이 융기 아래의 구멍을 지나간다. 만약 이 관절이 끼인다면 이는 설인신경의 기능에 영향을 미쳐 혀 근육의 제어가 되지 않을 수 있다.

후환추후두막 섬유질로 만들어진 1번 경추와 뒤통수를 이어주는 막.

흑색질 대뇌섬유각을 중뇌의 뒤판에서 떨어뜨려 놓는다. 흑색질은 뇌의 여러 고위중추를 뇌줄기의 여러 하위중추와 연결시켜 준다. 이는 흑갈색을 띠어서 흑색질이라 불린다. 이는 기저핵의 일부이다. 흑색질은 부족할 경우 우울증과 정신분열증을 일으킬 수 있는 도파민을 분비한다.

희소돌기아교세포 신경아교세포는 별아교세포와 희소돌기아교세포로 나뉜다. 이 세포들은 신경세포들을 보조해주고 말이집을 형성한다.

역자 후기

《뇌의 탄생(*A Brain is Born*)》을 통해서 우리들이 살아가면서 겪게 되는 질병의 근본적 원인을 알았을 것이다. 이러한 질환들의 해결책이 《인체와의 대화(*Your Inner Physician and You*)》에서 말하고자하는 CST이다. CST는 두개골과 천골사이의 뇌척수액(CSF)의 순환을 조절하는 고차원의 정밀수기의학이다. 누구나 가지고 있는 두 손을 이용하여 두개골 봉합부위 유착과 뇌척수막의 긴장을 해소시키는 방법이다. CST의 궁극적 목적은 자율신경과 중추신경의 긴장을 정상화시켜 뇌기능개선과 체내항상성을 회복하는 것이다. 초등학생은 물론 남녀노소를 막론하고 손쉽게 따라할 수 있으며 부작용이 전혀 없다는 게 가장 큰 장점이라 할 수 있다. 이 책은 일종의 휴머니즘에 관한 책이다. 인간의 존재가 가치 있는 것은 바로 이런 정서를 추구할 수 있다는 점이다. 그 정서의 한가운데 자연의학의 진수라고 부르는 CST가 있다. 이 책을 통해 추구하고자 하는 것은 《인체와의 대화》(지문사), 《뇌의 탄생》를 통해서 질병의 원인을 이해하고, 사람을 이해하고, 손쉽게 자가치유할 수 있는 CST의 확산이다. 고치기 힘든 난치병으로 고통받는 이들에게 한 가정에서 한 사람씩 배우고 익혀서 자기 가정 주치의 역할을 하게 된다면 CST가 건강한 가정과 풍요로운 삶으로 인도할 이정표가 될 것이다. 이제 책을 끝내면서 CST-두개천골요법의 특징들을 간단하게 말하고자 한다.

CST(Cranio Sacral Therapy : 두개천골요법)는 인체의 잠재력을 유도한다. 자연의학의 태동과 그 맥을 같이하고 있다. 서양의학의 역사는 불과 200년 정도. 그러나 자연의학은 인류의 초기부터 등장한 것이다. 사람을 기계로 보는 것이 현대의학이라면, 자연의학은 사람을 사람으로 보려고 한다. 우리 민족의 전통에 깔려 있는 샤머니즘의 세계는 차라리 자연의학에 가까운 것이라고 생각한다. 인체는 놀랍고 신비로운 것, 어떤 물리적인 힘도 인체는 스스로 완충장치 역할을 하며 흡수하려고 한다. 어떤 강한 힘이 가해져도 그것을 인체는 최소화하려고 노력한다.

CST는 율동적인 리듬을 통해 자신을 드러낸다. CST는 자연의학이다.

지금 자기가 자기의 몸을 신적인 존재로서 치유하고 있음을 율동적인 리듬을 통해 보여준다. CST의 율동적인 리듬은 종이 한 장의 두께보다 얇은 40마이크론의 미세한 파장을 지니고 있다. 감미로운 웨이브이지만 강력한 파워를 지니고 있다는 것이 놀라운 사실이다. 실제 임상을 통해서 그것들이 입증되고 있다. 자신의 몸에 안 좋은 부분들이 나타나며 스스로 확인이 가능하다.

CST는 시술자와 피시술자를 구분하지 않는다. 카이로프락틱과 다른 점은 바로 이런 점이다. 나 역시 수년간 카이로프락틱을 공부한 사람으로서 임상경험을 말하는 것뿐이다. CST는 '일심동체' 서로가 하나되어 에너지를 만들고 원래의 상태로 몸이 돌아가도록 조력하는 협력자의 관계가 된다는 점이다. 카이로프락틱이 단단하고 터프하다면 CST는 매우 부드럽다. 그 부드러움 속에 강력한 파워를 지니고 있다는 점이 놀랍다. 카이로프락틱을 '타격' 으로 비유한다면 CST는 '터치' 이다. 다시 말해 '접촉' 만으로 자연스럽게 서로 교감하는 커뮤니케이션이 일어나는 과정인 것이다.

나의 경험에 의하면, 신체의 율동적 리듬은 내가 감지하는 순간 피시술자는 코를 골기 시작한다. 파워 넘치게 코를 골며 세상모르게 잠을 잔다. 몇 년을 불면증에 시달린 사람이 불과 몇 분 만에 이렇게 잠에 빠져드는 것을 상상해 보라. 이것은 현실에서 일어나고 있다. 여러분도 이런 일들을 다반사로 경험하게 될 것이다.

CST는 인간의 근원성을 회복시키는 방법이다. 인간이 살아 있다는 것은 가장 강한 생명력을 지니고 있다는 것이다. 살아 있으되 생명력이 없다면 죽은 것과 다를 바가 없는 것이니,

근원성을 회복하는 것이 가장 파워풀한 생명력이다. 근원적이라는 것은 또한 가장 순수성을 가졌다는 것이다. 그 순수성이란 복잡성에서 비롯되지 않은 단순성의 산물, 이것은 시공을 초월한 믿음이요 우주자연의 질서이다. 더욱 중요한 것은 단순한 개체가 엄청난 과정을 거쳐 복잡한 전체를 이룬다는 점이다. 수소폭탄이 단순한 원조의 결합을 통해 엄청난 파워를 발산하는 것처럼 CST 역시 마찬가지이다. 개체는 전체요 전체는 개체로서 존재하는 것이다. CST를 통해서 단순한 것은 복잡한 것과 따로 존재하지 않는다는 점을 이해하는 것이 중요하다.

CST는 인간의 근원성에 대해 스스로에게 묻고 대답하는 것이다.

인체는 자신을 컨트롤하는 능력을 가지고 있다. 셀프컨트롤! 따라서 외부적 간섭은 몸의 생

체 리듬에 오히려 저항을 유발한다. 인체는 끊임없이 에너지를 만들어낸다. 낮에 일을 할 때는 많은 양의 에너지가 필요하다. 휴식을 취할 때에 필요한 에너지를 보충한다. 자신이 사용한 에너지를 보충하는 것, 적은 양의 배터리를 가지고 최대의 밝은 빛을 만들어내는 것이 최적의 효과이다. 인체 역시 휴식이나 수면을 통해 최소 에너지를 사용하여 자신이 사용한 에너지를 복구한다. 태양의 열기가 지구 전체를 덮고 있을 때 우리는 덥다는 느낌을 갖게 된다. 그러면서 자연스럽게 껴입은 옷을 하나씩 스스로 벗어낸다. 이런 행동은 의도적인 것이 아니라 지극히 자연스런 행동에서 비롯된다는 점이다.

그러나 몸이 아픈 사람은 이런 논리가 성립하지 않는다. 휴식이나 수면 중에도 최소 에너지를 사용하지 못하고 최대 에너지를 사용한다. 몸의 에너지가 너무 부족하기 때문에 항상 그런 에너지를 만들려고 몸은 무리를 하게 마련이다. 아픈 사람은 수면 중에 자신의 에너지를 60% 소비하고, 건강한 사람은 수면 중에 에너지를 소비하는 것이 아니라 복구한다는 연구가 있다. 인체는 가장 안정된 상태일 때 외부로부터 에너지를 끌어 올 수가 있는 법이다. CST는 바로 이처럼 안정된 상태를 조정하는 자연스런 과정이라 할 수 있다. 그래서 CST는자연의학이라고 하는 것이다.

나는 CST시술 중에 문득 내가 인체의 조각가가 되는 듯한 느낌에 사로잡힌다. 피시술자의 문제점이 시각화되어 이미지로 들어온다. 이것이 바로 어플레져 박사가 말하는 치료적 연상과 대화기법이다. SER 체성-감성 릴리즈가 시술 중에 나에게도 동시에 나타나는 것이다. 나의 임상 경험을, 이 땅을 딛고 사는 모든 사람들에게 그 진실성을 맹세하여 말하고자 한다. 손에서 느껴지는 여러 가지 물질들, 열, 바람, 물, 흙, 공기의 이미지를 손에서 느낀다. 용광로처럼 끓는 듯한 열이 발생하고, 바람이 찬 바람, 매서운 바람, 따가운 바람 등, 다양하게 대후두공이나 경정맥공을 통해 빠져나오는 것을 느낀다. 물은 조직액이 흘러가는 듯한 느낌, 혹은 흙더미(칼슘화)가 부서져 정화되는 듯한 느낌, 공기는 쉬이 소리까지 내며 빠져나온다. 귓구멍이 막한 사람의 귀가 열리면서 푹, 우두두둑 하면서 "어, 귀가 들린다"라는 환호성을 들었다. CST 6회 만에 일어난 일이다. 낙뢰와 번개가 피시술자의 두개골 봉합부위에서 번쩍이는 것을 느낀다. 또한, 풍선이 공기가 쉬익 하고 빨리, 어떤 때는 천천히 빠져나가는 소리가 손에서 잡힌다. 놀라지 마라. 이것은 사실이다. 더욱 놀라운 것은 피시술자의 몸에 대한 시각화에 연이어 청각이 시각화되어 손에서 느끼게 된다는 점이다. 청각의 시각화! 처음 책을 접한 초보자들이 직접 경험하지 못한 상태에서 어떻게 이 말을 믿을 수 있을까? 나는 이것을 믿으라고 말하지는 않겠다. 왜냐하면 이것은 나의 지난 15년 임상경험이니까. 하지만 내가 경험한 것들을 여러분들도 직접 경험하게 될 것이다. 그때는 CST 임상가로 상당한 경지에 오르는 것이며, 인체를 리모델링하는 듯한 나의 심경을 이해할 것이다. 이제 많은 분들이 임상경험을 통해 언젠가는 스스로 깨닫게 될 것이므로 그 날을 고대하고 있겠다. 나는 진솔하게 여러분들에게 보이지 않는 길을 안내하고자 한다. 그 날이 찾아오면 차 한잔 같이 나누고 싶다. 3월 중순인데도 함박눈이 내린다. 세상이 참 포근하다.

2007. 3.

BRAIN-DESIGNER 김선애